カラー口絵

本文に掲載している写真のうち、カラーにすべきものをここに一括して掲載しています。

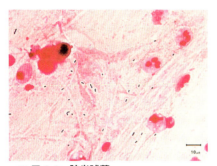

p.54 図 4-1　肺炎球菌
(*Streptococcus pneumoniae*)

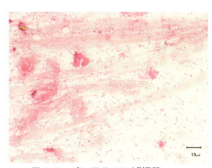

p.54 図 4-2　インフルエンザ桿菌
(*Haemophilus influenzae*)

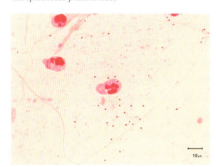

p.54 図 4-3　モラクセラ・カタラリス
(*Moraxella catarrhalis*)

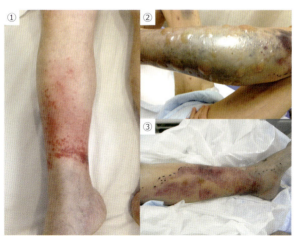

p.105 図 7-1　症例①, ②, ③
　　　　　　─蜂窩織炎, 壊死性軟部組織感染症, その他……
(坂本壮：内科救急のオキテ, 医学書院, 2017.)

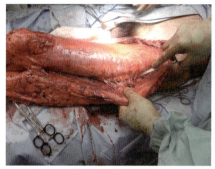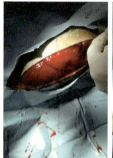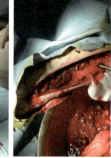

p.107 図 7-2　症例③の術中所見　　p.107 図 7-3　症例②の切開所見

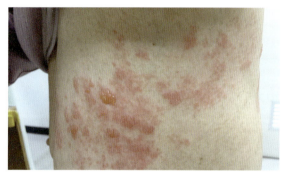

p.301 図 20-1　典型的な所見

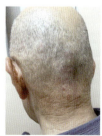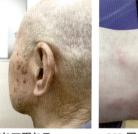

p.302 図 20-2　皮疹は遅れて現れる　　p.303 図 20-3　運動障害を主訴に来院した
　　　　　　　―疑って診ること　　　　　　　　　　　　症例

あたりまえのことをあたりまえに

救急外来
診療の原則集

坂本 壮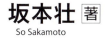
So Sakamoto

ER Basic
Approach

First and foremost follow
standard procedure.

Signe

No Passion,
No Education!

推薦のことば——通読していただきたい良書

　坂本壮先生は，新進気鋭の若手救急医です．『救急外来 ただいま診断中！』（中外医学社）で颯爽と医学書界にデビューすると，あっという間に多くのファンを獲得し，救急診療のかたわら全国各地を巡回しカリスマ的な教育講演を行っています．本書は，その坂本先生が救急診療の「あたりまえ」を単著としてまとめた新刊です．

　本書の「はじめに」にもあるように，「あたりまえのことをあたりまえに」は簡単なようで難しいものです．救急医療の現場においては，病歴・vital signs・身体所見を大切する，という「あたりまえのこと」ですらしっかり行われているとは限らず，後に振り返ると，それが診療を困難にしていたことに気づくこともあります．あたりまえのことを，苦労するでも自慢するでもなく，あたりまえに行いたいものです．

　本書の第2章から第20章までは，救急診療で遭遇する頻度の高い，「敗血症」「肺炎」「頭部外傷」などの病態や「意識障害」「呼吸困難」などの症候に関して，簡潔かつわかりやすくまとめられています．

　特筆すべきは，第1章の「病歴聴取」と最終章（第21章）の「病状説明」です．「病歴聴取」では，原則の第一として「焦ってはいけない，急がば回れ」と述べ，point ①に「患者さんの言葉が途切れるまでは，遮ることなく耳を傾けよう」を挙げています．「病状説明」では「患者さんは一人ではない」「分かりやすい説明を—理解できなければ意味がない！」に続き，最終項は「DNAR（Do Not Attempt Resuscitation：蘇生処置不要）の解釈は適切に」となっています．そこでは「DNARは何もしないということではない！」として，具体例と共にさまざまな「死の受け入れ」がまとめられています．こうした領域は，いわゆるエビデンスが必ずしもあるわけではありませんが，長く患者さんに向き合っていると，多くの反省や少しの喜びとともに少しずつ身に染みてくるものです．2008年に大学を卒業された坂本先生がここまで書けることに驚くとともに，これまで優れた指導を受けられ良い経験を重ねておられること，天性の臨床センスを伺い知る次第です．

　本書は読み物として通読していただきたい良書です．手に取ってパラパラとページをめくり，強調されている文言，一見して内容をつかみやすい図表を見ていただくだけでも，前作『救急外来 ただいま診断中！』とは似て非なるものであると理解されるでしょう．

　医学生，若手医師の皆さまにとっては，良き教師となり，ベテラン医師の方々にとっては「今のあたりまえ」を再確認する指標となるに違いありません．

2017年10月

京都府立医科大学 救急医療学教室　太田　凡

推薦のことば——「怒涛の反復」を

坂本壮先生は当院（西伊豆健育会病院）に2年間，常勤内科医として勤務しました．当院に来る直前まで，坂本先生は順天堂大学医学部附属練馬病院 救急・集中治療科で勤務し，大ベストセラー『救急外来 ただいま診断中！』（中外医学社）を上梓しました．

坂本先生を身近で見ていて大変感心したのは，常にアウトプットを考えながら勉強していることです．勉強と同時にスライドを作っているのです．私自身，知識は人に教えなければ（アウトプットしなければ）身に着かないと考えてきました．知識をまとめてハンドアウトを作り人に教え，さらにそのハンドアウトの「怒涛の反復」を自分で行うことにより，知識は確実に自分の頭に定着します．

坂本先生がいた2年間，彼は毎週毎週，医局でレクチャーをしてくれました．

毎週30分のレクチャーを用意することがどんなに困難なことであるか容易に想像がつくと思います．坂本先生は進んでこのような難行苦行を自らに課し自分を鍛え上げると同時に，医局員，研修医の知識の底上げをしてくれたのです．

「Cum docent, discunt.（クム ドケント ディスクント：人は教えることにより学ぶ）」のです．鋼鉄はかくして鍛えられたのです．

坂本先生が教えてくれた数々のパールはいつの間にか当院医局の常識となりました．

今回，坂本先生が上梓したこの『あたりまえのことをあたりまえに——救急外来診療の原則集』は診療のパール集です．内容を一通り通読してみて，きわめて実戦的かつ役に立つ本であると私は確信しました．読みながら私のアンチョコ手帳に要点を書き写したり，（読んだのは校正紙なので）切り取ってせっせと貼り付けたりしました．中にある数々の表も誠に有用なものばかりです．

日常抱いた疑問を坂本先生は徹底的に調べあげ，実際に患者に接するとき，どのようにすべきか，そのエッセンス（秘術）をまとめたのがこの本です．

まずこの本を通読した後，目次（要点）の「怒涛の反復」をお勧めします．これによりあなたは，カンファレンスでも必ずや一目おかれる存在に，そして頼もしいオーベン（上司）となることでしょう．

2017年9月

西伊豆健育会病院 院長　仲田和正

はじめに

「俺はフランケンシュタイン，偶然から生まれたのだ，生命など〜♩」．これはミュージカル「フランケンシュタイン」（2017年1月 日生劇場）のビッグナンバー「偉大な生命創造の歴史が始まる」の一節です．フランケンシュタインと聞くとみなさんはどのような映像が頭に浮かぶでしょうか？

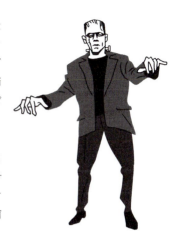

イラストのような怪物をイメージする人が多いと思います（私は漫画『ドラゴンボール』の人造人間8号がすぐに頭に浮かびました）．しかし，実はフランケンシュタインとは，怪物をつくった科学者の名前（ヴィクター・フランケンシュタイン）なのです．

いかなる状況においても病歴，vital signs，身体所見が大切なことは誰もが「あたりまえ」と思っていることでしょう．しかし，緊急度や重症度が高い患者さんが多く，時間や資源，そして人材が限られた救急という状況では，それをいつの間にか忘れてしまい，病歴聴取を疎かにしてしまったり，身体所見を取らずに検査を依頼してしまったりすることが少なくありません．

私は現在，年間20数か所の研修病院で研修医に対してレクチャーをする機会がありますが，どこの病院でも同じような質問を受けます．救急外来の最前線にいる研修医が悩んでいることは最新のエビデンスではなく，基本的な事項です．

本書は救急診療において最低限押さえておくべき基本的事項，「あたりまえ」に行うべき内容をまとめたものです．フランケンシュタインが怪物ではなく博士の名前であったように，あたりまえに思っていたことが実はあたりまえではないことが意外と多いのではないでしょうか．

「あたりまえのことをあたりまえに」——これは簡単なようで実は難しく，普段から意識しておかなければ実践できません．本書が日頃行っている診療を見直すきっかけになれば幸いです．

さいごに，普段私を支えてくれている妻，二人の子どもたちに感謝します．

2017年7月

坂本　壮

目次

カラー口絵 ··· i

第1章　病歴聴取　　　　　　　　　　　　　　　　　　　　　　1

①焦ってはいけない！ ··· 2
②既往歴は具体的に聞くこと！ ··· 5
③家族歴は「若くして」がポイント ··· 7
④内服薬は正確に把握すべし！ ··· 8
⑤妊娠の有無を適切に判断せよ ·· 10
⑥アルコール依存症を見逃すな！ ·· 12
⑦腎機能障害患者では常に高K血症を疑え！ ································ 15
⑧急性か慢性か，それが問題だ！ ·· 17

第2章　消化管出血　　　　　　　　　　　　　　　　　　　　　19

①Hb値で判断するな！ ··· 20
②血圧のみで判断するな！ ·· 23
③緊急内視鏡　適切に判断を！ ·· 26
④輸血の判断は適切に！ ·· 29
⑤抗血栓薬　再開の時期を具体的に指示せよ！ ······························ 31

第3章　敗血症　　　　　　　　　　　　　　　　　　　　　　　35

①定義は正確に ·· 36
②vital signsに注目！ ··· 40
③悪寒戦慄を見逃すな！ ·· 42
④5Dの選択は適切に！ ··· 44
⑤初期輸液は超重要！ ·· 46

第4章　肺炎　　　　　　　　　　　　　　　　　　　　　　　　49

①肺炎は除外診断だ！ ·· 50
②喀痰採取に命をかけろ！ ·· 53
③検体は速やかに検査室へ！ ·· 56
④画像で判断してはいけない ·· 58

⑤尿中抗原をルーティンに提出するな！・・・・・・・・・・・・・・・・・・・・・・・・・・・・ 60
　⑥重症度を正しく評価せよ！・・・・・・・・・・・・・・・・・・・・・・・・・・・・・・・・・・・・・ 62
　⑦ *Legionella* を忘れずに！・・・・・・・・・・・・・・・・・・・・・・・・・・・・・・・・・・・・ 65
　⑧結核を忘れるな！・・・ 68
　⑨むせ込んだからといって　誤嚥性肺炎とは限らない！・・・・・・・・ 71
　⑩予防に勝る治療なし！・・・・・・・・・・・・・・・・・・・・・・・・・・・・・・・・・・・・・・・ 74

第 5 章　尿路感染症　　　　　　　　　　　　　77

　①尿路感染症は除外診断だ！・・・・・・・・・・・・・・・・・・・・・・・・・・・・・・・・・ 78
　②症状がなければ治療するな！・・・・・・・・・・・・・・・・・・・・・・・・・・・・・・ 80
　③閉塞は速やかに解除せよ！・・・・・・・・・・・・・・・・・・・・・・・・・・・・・・・・ 82
　④エコーをやろう！・・・ 84

第 6 章　髄膜炎　　　　　　　　　　　　　　　87

　①意識障害を軽視するな！・・・・・・・・・・・・・・・・・・・・・・・・・・・・・・・・・・・ 88
　②腰椎穿刺を躊躇するな！・・・・・・・・・・・・・・・・・・・・・・・・・・・・・・・・・・・ 91
　③細胞数ではなく培養結果で判断を！・・・・・・・・・・・・・・・・・・・・・・・ 94
　④カルバペネムは使わない！・・・・・・・・・・・・・・・・・・・・・・・・・・・・・・・・ 97
　⑤細菌性髄膜炎を疑ったら　抗ウイルス薬　迷わず併用！・・・・・・ 100

第 7 章　皮膚軟部組織感染症　　　　　　　　103

　①見た目で判断するな！・・・・・・・・・・・・・・・・・・・・・・・・・・・・・・・・・・・・・ 104
　②迷ったら　小切開！・・・・・・・・・・・・・・・・・・・・・・・・・・・・・・・・・・・・・・・ 106

第 8 章　カテーテル関連血流感染症　　　　　109

　①「カテ感染」は血流感染だ！・・・・・・・・・・・・・・・・・・・・・・・・・・・・・・ 110

第 9 章　抗菌薬　　　　　　　　　　　　　　113

　①「広域抗菌薬＝最強」ではない！・・・・・・・・・・・・・・・・・・・・・・・・・ 114
　②抗菌薬は full dose！・・・・・・・・・・・・・・・・・・・・・・・・・・・・・・・・・・・・・・ 116
　③ local factor を把握せよ！・・・・・・・・・・・・・・・・・・・・・・・・・・・・・・・・ 118
　④安易に抗菌薬を処方するな！・・・・・・・・・・・・・・・・・・・・・・・・・・・・・・ 120

⑤経口第3世代セフェムは処方しない！ 122

第10章　意識障害　125

①頭蓋内疾患　血圧は上がるぞ！ 126
②重度の意識障害は気管挿管の適応だ 128
③意識状態は普段と比較 130
④見逃しを防ぐために症候別アプローチの確立を！ 133
⑤左右差に注目！ 136
⑥低血糖の否定は絶対！ 138
⑦出血 vs 梗塞　頭部CTで判断 141
⑧敗血症を見逃さないために　声をかけ　脈を触れ　呼吸をまねよ！ 144
⑨アルコールによる意識障害は除外診断だ！ 149
⑩痙攣と薬剤の関与を忘れずに！ 151
⑪深部体温を check！ 153
⑫確定診断するまで安心するな！ 155
⑬知っておこう！　一過性全健忘 158

第11章　失神　161

①外傷患者　受傷原因を追求せよ！ 162
②まず心血管性失神を考える 164
③病歴聴取を怠るな 167
④目撃者からも病歴聴取 171
⑤めまい　中枢性めまいだけでなく前失神も鑑別に 175
⑥失神患者も痙攣するぞ！ 177
⑦失神 or 痙攣　左右差に注目！ 181

第12章　痙攣　183

①原因検索を怠るな！ 184
②目の前の痙攣を止めるのはジアゼパム 187
③5分続いたら痙攣重積だ！ 190
④抗痙攣薬　投与量と投与方法は正確に 193

第 13 章　呼吸困難　　199

①病歴・身体所見で判断せよ！ 200
②心不全　心臓の動きで判断するな！ 206
③心不全　Nohria-Stevenson 分類を活用し血行動態を把握せよ！ 209
④心不全　原因検索を怠るな！ 212
⑤肺血栓塞栓症　vital signs は普段と比較！ 214
⑥肺血栓塞栓症　D-dimer は unlikely 症例に使用せよ！ 218

第 14 章　疼痛　　221

①突然発症の病歴に要注意！ 222
②痛いのは裂けているとき！ 224
③腹痛患者では虫垂炎を必ず鑑別せよ！ 226
④絞扼性腸閉塞は画像で判断するな！ 229
⑤胸腰椎移行部をチェック！ 233
⑥肩脱臼は早急に整復せよ！ 236

第 15 章　頭部外傷　　241

①後頸部の圧痛を確認せよ！ 242
② CT を撮るべきか，撮らざるべきか，それが問題だ！ 245
③リスクを評価し抗血栓薬の再開を！ 250

第 16 章　脳卒中　　253

①発症時間を確定する努力を怠るな！ 254
② stroke mimics を除外せよ！ 257
③各部署と連携し迅速に対応せよ！ 260
④ stroke chameleons を見逃すな！ 264

第 17 章　心房細動　　267

①発作性だからといって安心するな！ 268
②スコアではなく患者さんを診よ！ 272

第18章　尿路結石　　277

①尿検査ではなくエコーをやろう！　…　278
②急性閉塞性腎盂腎炎を見逃すな！　…　282

第19章　アナフィラキシー　　285

①消化器症状に要注意　…　286
②アドレナリンを躊躇するな！　…　289
③再燃・再発を予防せよ！　…　294
④曝露後すぐに起こるとは限らない！　…　297

第20章　帯状疱疹　　299

①帯状疱疹　症状多彩！　…　300
②誰もが腎障害を起こしうる！　…　304
③危険なサインを見逃すな！　…　308

第21章　病状説明　　313

①患者さんは一人ではない！　…　314
② DNAR の解釈は適切に　…　317

索引　…　323

第 1 章
病歴聴取
history taking

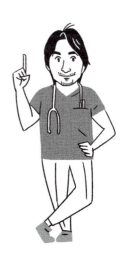

診療の原則 01　病歴聴取①

焦っては
いけない！

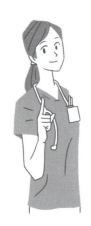

☑ 急がば回れ

- 重症患者や意識障害患者では，病歴聴取より治療や検査を優先することや，病歴聴取自体が困難なこともあります．しかし，多くの救急患者で病歴聴取は可能なのにもかかわらず，適切に行うことができていないのが現状です．

- 救急外来では効率的な病歴聴取が求められますが，そこにはいくつかのポイントがあります．一般の内科外来と異なり，重症患者を短時間で拾い上げなければならないがゆえに，気持ちが焦り，検査に頼りがちになってしまうと感じている人も多いのではないでしょうか．その焦りをぐっとこらえて患者さんの言葉に耳を傾けるほうが，最終的には診断に早くたどり着くことが少なくありません．「今日はどうされたのですか？」と患者さんに問いかけ，まずは遮ることなく患者さんの訴えを聞きましょう．筆者は，問いかけてから最低でも30秒間は待つようにしています．「たった30秒?!」と思うかもしれませんが，一度意識して実践すると意外と長いと感じることでしょう．

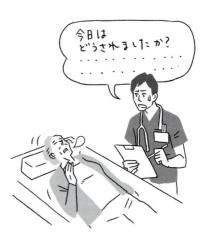

> point ①：患者さんの言葉が途切れるまでは，遮ることなく耳を傾けよう！

☑ 高齢者の診察には時間がかかる

- 救急外来を訪れる患者さんの大半は高齢者です．高齢者から病歴を聴取するのに苦労した経験は誰もがあるでしょう．まず心がけておくことは，高齢者では病歴聴取に時間がかかるということです．時間がかかることを覚悟したうえで，なるべく短時間で適切な情報を聴取する努力をしましょう．以下の2点をまずは意識してください．

1. 認知症のため病歴が分からないことがある

- 程度の差はありますが，つじつまの合わない会話や取り繕うような会話となったり，そもそも会話が困難だったりで，本人からの病歴聴取が難しいことは確かにあります．このような場合の対処法は意外と簡単です．患者さんの状態を把握している人物から情報収集をすればいいのです．たとえ家族が連れてきたとしても，普段の患者さんの状態を把握しているとは限らないことには注意が必要です．介護者や施設職員など，最も患者さんの近くで普段の状態を観察している人を速やかに同定し，情報を集めましょう．救急搬送症例では，現場や自宅の状況も有力な情報となります．

> **point ②：病歴は普段の患者さんの状態を把握している人物からも聴取しよう**

2. 難聴のため病歴が分からないことがある

- 耳が遠い高齢者も多いですね．大声で叫んでも必ずしも伝わるとは限りません．音量を上げることは間違いではありませんが，それとともにゆっくり，はっきり話すことが大切です．また，顔の向き，体の距離も重要です．1m程度の距離で，顔を見ながら話しましょう．口の動きは言葉の理解を助けます．

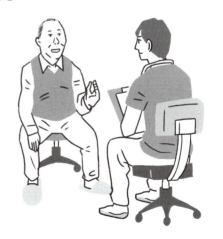

- 聴診器を利用して会話するのも有用です．reverse stethoscope といって，図1-1のように聴診器を患者さんの耳に付け，膜から少し距離を取って声を伝えるのです[1]．

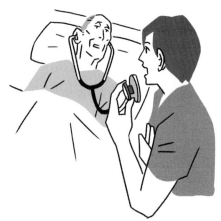

図 1-1　reverse stethoscope

| point ③：難聴患者と適切なコミュニケーションを取ろう |

＊

- 上記のことをまずは認識して病歴聴取を行いましょう．そして，次項から説明する病歴聴取のポイントを用いて，短時間のうちに適切な情報を聞き出しましょう．

参考文献
1) Snyder DR, Shah MN(eds)：Geriatric Education For Emergency Medical Services(GEMS), 2nd edition, Jones & Bartlett Learning, 2015.

診療の原則 02　病歴聴取②

既往歴は具体的に聞くこと！

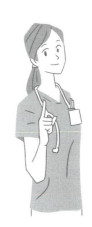

- 皆さんは既往歴をどのように聴取していますか？「今まで大きな病気をしたことはありますか？」「入院を要するような病気に罹ったことはありますか？」などと聞いていませんか？　これではダメです．「既往歴は具体的に聞く」，これがポイントです．患者さんは，「今」問題となっている病気や症状に関しては訴えても，過去の病気に関しては忘れ去っています．もしくは，重要なことだと思っていないため，教えてはくれません．具体的に，「○○という病気に罹ったことはありませんか？」と確認しましょう．

- 「○○」に何が入るでしょうか？　虫垂炎（盲腸），胆石，胃潰瘍，十二指腸潰瘍，女性の場合には帝王切開，子宮筋腫，卵巣嚢腫が代表的です．手術をしていても虫垂炎や胆石の既往を自ら訴えてくれる患者さんはほとんどいません．筆者の場合，最近は問診の段階で拾い上げられるようになりましたが，以前は腹部の診察やエコーを行う際に手術痕に気付き，そこで聞いて判明することがよくありました．手術歴の有無は鑑別診断や緊急性の判断に関わる重要事項であるため，聞き逃してはいけません（腸閉塞は手術歴の有無で鑑別疾患が大きく異なりますよね）．結核の既往の聞き出し方は後述します（☞ p.68：肺炎⑧）．「具体的に」聴取しましょう．

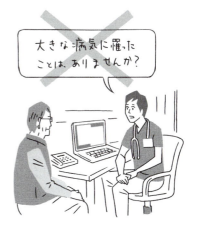

- 救急外来では，尿管結石や膀胱炎など，今までに罹患したことのある病気が再発して受診する患者さんは少なくありません．膀

膀胱炎を経験した女性が「以前，膀胱炎と診断されたときと同じ症状です」と訴えたら，それは膀胱炎でしょう．痛みが非典型的であっても，「以前もこのような症状で，検査をしたら心筋梗塞でした」と言われたら，慌てて心電図を取る必要があります．このように，実際に罹ったことのある病気は患者さん自身が最も詳しいのです．ですから，患者さんには「**前に同じような症状を認めたことはありませんでしたか？**」と必ず確認しましょう．その返事次第で，選択肢や緊急度が変化する可能性があります．

- 逆に，患者さんの既往には気を付けないといけないこともあります．例えば，頭痛を訴える75歳の男性が救急外来を受診したとします．その際に，「前に片頭痛と言われていて，そのときと同様の痛みがある」という訴えがあったら，それを信じていいでしょうか？　片頭痛や良性発作性頭位めまい症，てんかんなどは，救急外来では出合う頻度の比較的高い疾患ですが，診断が正しくなされていないことがあります．片頭痛は基本的に若い女性の病気であり，高齢の，それも男性が発症することは極めてまれです．高齢男性が頭痛を訴えて来院し，片頭痛の既往を認めた場合には，いつ，どこで診断されたのかを確認する必要があります．例えば，それが数年内に救急外来などを受診した際に告げられた病名であった場合には，それを素直に受け入れてはいけません．

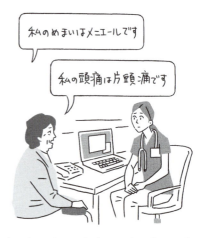

- つまり，疾患によっては「信じていい既往」と「信じてはいけない既往」があるということです．「信じてはいけない既往」の多くが，繰り返すことを前提とする病気です．一度受診しただけで診断されている時点で，あやしいと思わなければなりません．どこで，どのような症状で受診し，どのような検査を行って診断されたのかを必ず確認しましょう．絶対的指標にはなりませんが，以下を参考にしてみてください．
    - **「信じていい既往」**：内視鏡やエコーを行えば診断は難しくなく，また繰り返すことも珍しくない疾患です．
    例：膀胱炎，消化性潰瘍，胆石，尿管結石，etc.
    - **「信じてはいけない既往」**：繰り返すことが診断の条件ですが，初発の段階で診断されているケースが少なくありません．
    例：片頭痛，良性発作性頭位めまい症，メニエール病，てんかん，etc.

診療の原則 03　病歴聴取③

家族歴は「若くして」がポイント

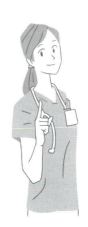

- 前項で既往歴の聞き方は分かりましたね．それでは家族歴はどうでしょうか？「ご家族の中に心筋梗塞や脳卒中の方はいますか？」「がんの方はいますか？」などと聞いていないでしょうか？　これではダメですね．「私のお父さんが85歳で脳梗塞になりました」という家族歴を聞いて何の意味があるでしょう．「はぁ……」って感じですね．85歳にもなれば，脳梗塞や心筋梗塞は珍しくありません．

- 家族歴を聞き出さなければならないのは，遺伝的要因の関与があるかないかを確認するためです．したがって，平均発症年齢よりも10歳以上若くして発症した家族がいる場合には有用な情報となります．例えば，本邦の心筋梗塞の発症平均年齢は，男性65歳，女性75歳です．これを意識して家族歴を聴取することが必要なのです．「若くして心筋梗塞になった方がご家族にいらっしゃいますか？」と聞きましょう．具体的には，平均発症年齢よりも10歳以上若い年齢，心筋梗塞であれば男性は55歳以下，女性は65歳以下であることを確認します．

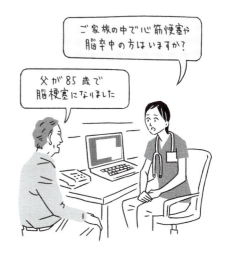

診療の原則 04 　病歴聴取④

内服薬は正確に把握すべし！

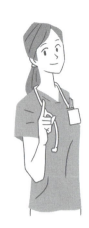

- 昨今，ポリファーマシー※という言葉が話題になっています．救急外来の多くの患者さんは高齢者であり，内服薬がゼロであることは非常に少なく，何らかの薬を内服していることがほとんどです．意識障害，痙攣，電解質異常，浮腫など救急外来で出会う症候・症状の原因が薬剤であることもしばしば経験します．内服薬を正確に把握することが極めて重要ですが，これが意外と難しいのです．

- 患者さんは自身が服用している薬を正確に知らないことも少なくなく，お薬手帳を持ち合わせていないこともよくあります．何のために飲んでいる薬かさえ知らないこともあるのです．また，複数の医療機関を受診して処方を受けていることもあります（内科＋整形外科が典型例）．処方されている薬剤の詳細が分からない場合には，必ず病院やクリニックへ問い合わせて確認しましょう．急がば回れです．

☑ 薬を飲んでいるとは限らない

- お薬手帳を確認するなどして内服内容が把握できた場合にも注意が必要です．処方されている薬を正しく内服しているとは限らないのです．「そこまで疑う必要があるのか？」とも思うかもしれませんが，内服薬の把握は正確に行う必要があり，一つひとつ正しく内服しているか確認する手間を惜しんではいけません．抵抗性高血圧（3種類以上の降圧薬でコントロールできない高血圧）の原因の第1位は，

※ポリファーマシー：臨床的に必要とされている量以上に多くの薬剤が処方されている状態．薬剤数が5種類以上になると薬剤関連有害事象（adverse drug events；ADEs）が増えることなどから，5種類以上をポリファーマシーとすることが一般的です．

原発性アルドステロン症ではなく，薬剤を内服していない（nonadherence）です．「処方された薬は飲んでいるはず」というのは医師の我意なのです．必ず薬の飲み忘れはないかを確認しましょう．認知症などで本人への確認が難しい場合には，家族に残薬の確認をお願いしましょう．

☑ 薬を飲んでいないとは限らない

- 本人への処方薬はなくても，他人の薬をもらって内服していることもあります．代表的なのが，眠れないために奥さんが処方されている眠剤をもらって内服したというケースです．その他，以前に処方された抗菌薬を自己判断で内服していることもあります．サプリメントの内服については聴取していると思いますが，それに加えて，家族の薬や以前処方された薬を内服しなかったかも確認する必要があります．

☑ 漢方薬に注意！

- 近年，漢方薬の処方数は増え，また市販もされていることから内服している患者さんは多いです．漢方薬を一般的な薬とは別のものと認識している患者さんも多いため，サプリメントの聴取と共に漢方薬を内服していないかどうかも必ず確認する癖をもつといいでしょう．尿閉の原因が漢方薬であった，間質性肺炎の原因が漢方薬であった，電解質異常の原因が漢方薬であったなど，決して珍しいことではありません．

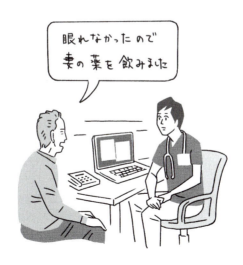

診療の原則 05　病歴聴取⑤

妊娠の有無を適切に判断せよ

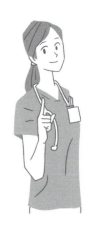

Case
21歳，女性．特記すべき既往なし．来院当日，上腹部痛を自覚して救急外来を受診．vital signsは，意識清明，血圧96/58mmHg，脈拍95回/分，呼吸15回/分，SpO_2 99%（room air），体温35.8℃，瞳孔3/3mm，対光反射両側共に正常．診察時，受け答えはしっかりしているが，心窩部を押さえながらつらそうにしている．

☑ 妊娠を疑え！

- 救急外来では，若い女性患者も多く来院します．特にCaseのように腹痛や嘔吐など消化器症状を主訴に来院することが多いと思います．そのようなときに必ず考えなければならないのが妊娠の可能性です．不用意な検査や薬は控えなければなりません．妊娠の可能性を常に考えるのはもちろんのこととして，皆さんはどのように妊娠の可能性を聞き出しているでしょうか？

- 「妊娠の可能性はありますか？」と聞いてはいけません．痛みや嘔吐でつらいときに「はい，あります」という答えはまず返ってきません．患者さんは「何でこんなつらいときにそんなこと聞くのよ」と思うでしょう．より具体的に，聞く理由を明確にして，正確な情報を聞き出すことがポイントとなります．

- 筆者は，「異常な妊娠の可能性を否定したいので聞きますが，**最後の性交渉はいつですか？**」と聞いています．性交渉に関しては聞きづらいかもしれませんが，確認すべき必要事項だと考えているので必ず聞きます．月経歴を聞くのも悪くはないと思いますが，当てにならないことが多いです．「今，生理中です」「数日前に終わったばかりです」と答えた患者さんで妊娠反応陽性であることは珍しくあり

ません．妊娠の可能性が100%ないと言えるのは，性交渉が一定期間なかったときと考えておいたほうがいいでしょう．「妊娠の可能性は100%ありませんか？」と聞くのもいいかもしれませんが，"Yes or No"で答えられる質問よりは具体的な日にちで答えてもらったほうが正確な情報が得られると思います．

● 実際にこのCaseでは，「妊娠の可能性はありますか？」という問いに対して，「100%ありません．生理が数日前に終わったばかりです」という答えが返ってきました．しかし，腹痛の精査のために腹部エコーを当ててみると，胎児心拍が確認できたのです．患者さんは「生理あり＝妊娠の可能性は100%なし」と考えていることが多く，月経自体が正常であったか否かまではあまり意識していません．その点を意識しながら聴取することが重要となります．

● 注意すべきこととして，場所や状況を気にせず妊娠の可能性を聴取してはいけません．待合室で他の患者さんがいる状態や，両親などの付き添いの前では確認するべきではありません．触診時やエコー施行時など，患者さんが一人のときに確認するようにしましょう．

● 男性医師は月経や性交渉の有無を聞きづらいと感じることもあると思います．聴取する必要性を伝えれば問題なく答えてくれることが多いですが，難しいと判断したら，女性の医師や看護師に聞いてもらうのもいい方法です．「聞きづらいから聞かない」ということは避けなければなりません．

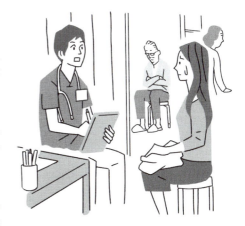

● アメリカでは，妊娠の可能性のある女性の急性腹症に対しては妊娠反応をルーチンに確認することを推奨しています[1]．ルーチンまでの必要はないとは思いますが，**必要と判断したら悩むことなく妊娠反応をチェックするべき**です．

参考文献

1) Clinical policy : critical issues for the initial evaluation and management of patients presenting with a chief complaint of nontraumatic acute abdominal pain. Ann Emerg Med. 2000 Oct ; 36(4) : 406-15.

診療の原則 06 病歴聴取⑥

アルコール依存症を見逃すな！

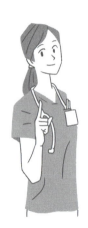

- 皆さんは，嗜好歴をどのように確認していますか？「タバコは何歳から1日何本吸っていますか？」「お酒はどの程度飲みますか？」などが一般的でしょうか．タバコは吸っているか否かが問題になることが多いのに対して，アルコールは適量か否かが問題となるため，飲酒量は正確に把握する必要があります．

- 救急外来ではアルコール関連の患者さんは多く，大変な思いをした人もいるでしょう．その際に，今回たまたま飲み過ぎてしまったのか，それとも普段からアルコール多飲歴があるのか，アルコール依存症なのかは必ず確認する必要があります．また，吐血や痙攣，意識障害を主訴に来院した患者さんでは，普段の飲酒量によっては考えるべき疾患が異なります．アルコール多飲患者，アルコール依存症患者を拾い上げられるようになりましょう．

☑ アルコール依存症の診断基準

- アルコール依存症の診断基準を知っていますか？　表1-1の6項目のうち3項目以上を満たす場合に診断します．「強迫的飲酒」の具体例は，「飲まないと眠れない」「飲んだらまずいと分かっているけど飲んでしまう」などです．「飲酒コントロールの障害」の具体例は，「毎回潰れるまで飲んでしまう」などです．このような患者さんが救急外来にアルコール関連で2度以上の受診歴があれば，その段階でアルコール依存状態と判断していいでしょう．明らかに有害な結果が起きているにもかかわらず飲酒しているわけですからね．

表 1-1 アルコール依存症の診断基準（ICD-10［国際疾病分類 第 10 版］）

以下の項目のうち，3 項目以上を満たす場合に診断．

①強迫的飲酒（飲まずにはいられない）
②飲酒コントロールの障害
③離脱症状
④耐性
⑤趣味や人間関係などの大切なことよりアルコールを優先する
⑥明らかに有害な結果が起きているにもかかわらず飲酒する

表 1-2 CAGE 質問スクリーニング

以下の 4 項目のうち，2 項目以上該当する場合はアルコール依存症を示唆する．

C	Cut down	自分の酒量を減らさねばならないと感じたことがありますか？
A	Annoyed by criticism	誰か他の人に自分の飲酒について批判され困ったことがありますか？
G	Guilty about drinking	自分の飲酒について良くないと感じたり，罪悪感を持ったりしたことがありますか？
E	Eye-openers	神経を落ち着かせるため，また二日酔いを治すために朝真っ先に飲酒したことがありますか？

〔Ewing JA : Detecting alcoholism. The CAGE questionnaire. JAMA. 1984 Oct 12 ; 252（14）: 1905-7.〕

☑ CAGE 質問スクリーニング

- 前述の診断基準をさらに簡略化し，スクリーニングとして使用されているのが CAGE 質問スクリーニング **(表 1-2)** です．それまでの生涯で 4 項目のうち 2 項目以上が当てはまれば，スクリーニング上，アルコール依存症の疑いありと判断するように推奨されています[1]．4 項目であれば覚えられますよね．その他，「やることがないからお酒を飲む」「午前中から酒を飲む」，これらも危険な病歴だと思います．

☑ 飲酒量の確認の仕方 ― 患者さんは嘘をつく

- 皆さんも経験があると思いますが，アルコール多飲患者は正確な飲酒量を教えてくれません．明らかな依存症であっても，「そんなに飲んでないよ．1 日に 2 合ぐらいかな」などと平気で嘘をつきます．このような場合にはどうするべきでしょうか？ 最も確かなのは家族や友人，ヘルパーなど，患者本人の日常生活をよく知っている人に聞くことです．「実際は 1 日に缶ビールを 4 ～ 5 本，焼酎を数杯は必ず飲んでます」と，本人の発言とはかなり乖離した答えが返ってくることもよ

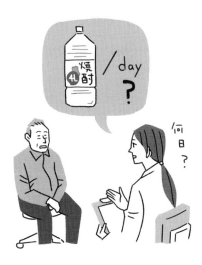

くあります.

● 家族などから聴取できない場合にはどうすればいいでしょうか？ 本人の訴えを信じるしかない場合もありますが，ぜひ確認してほしいことがあります．アルコール依存者の多くは，安くて量の多いお酒を買い込み，自宅で飲んでいることが多いものです．「俺とお前と○○○」で有名な焼酎などは，なんと1本4Lのペットボトルでも販売しています．値段も1本当たり2500～2900円と非常に安価です．これを購入している段階で相当の飲酒量と考えますが，これが何日で空くかを聞いてみるといいでしょう．1週間以内に空いてしまうのであればアルコール依存症と考えて対応するべきでしょう．

参考文献

1) Ewing JA : Detecting alcoholism. The CAGE questionnaire. JAMA. 1984 Oct 12 ; 252(14) : 1905-7.

診療の原則 07　病歴聴取⑦

腎機能障害患者では常に高K血症を疑え！

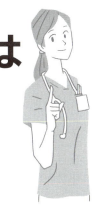

79歳，男性．来院当日の起床時から嘔気を自覚していた．自宅で様子を見ていたが，食事を摂ることができず，娘と共に当院救急外来を受診．vital signsは，意識清明，血圧108/62mmHg，脈拍51回/分，呼吸18回/分，SpO_2 97%（room air），体温36.0℃，瞳孔3/3mm，対光反射両側共に正常．何を考え，どのように対応しますか？

- このような症例のときに，まず確認すべきことは何でしょうか？　Caseの情報だけでは鑑別は多岐にわたりますよね．vital signsは安定しているため，焦る必要はないでしょうか？　まず鑑別してもらいたい疾患があるのです．それが高カリウム血症です．もちろん，どんな人でも疑うわけではありません．慢性腎臓病や透析患者など，普段から腎機能が悪い場合には，まず高カリウム血症を考えてアプローチしてもらいたいのです．なぜか？　それは高カリウム血症が急を要する疾患だからです．介入が遅れれば致死的不整脈が起こり，命を落としかねません．

- 高カリウム血症を示唆する症状は，一般的には動悸や嘔気・嘔吐などの消化器症状，筋痛，倦怠感などが代表的ですが，意識障害やショック状態で来院する場合もあります．救急外来では，vital signsが不安定な場合には血液ガス分析や心電図を速やかに行うことになるため拾い上げることは容易なのですが，倦怠感や食欲低下などの症状で独歩で来院する場合もあるため，頭の片隅に常に高カリウム血症を置いておく必要があります．

☑ 腎機能の具合を具体的に聴取すべし！

- かかりつけの患者さんなど，患者情報が電子カルテなどから事前に把握できてい

る場合には高カリウム血症を疑うことは簡単ですが、初診患者の多い救急外来では難しいものです。患者さんは腎機能が悪いことを医師から指摘されていたとしても、慢性腎臓病（chronic kidney disease；CKD）という病気を抱えているとは思っていません。既往歴を確認するときには具体的に聞く必要があります（☞ p.5：病歴聴取②）。筆者はこのような場合には、「**腎臓が悪いと指摘を受けたことがありませんか？**」「クレアチニンという数値が高いと言われたことはありませんか？」と病歴聴取の早い段階で確認しています。若年者の倦怠感や嘔気・嘔吐で高カリウム血症を疑うことはありませんが、高齢者ではCKD患者も多く、今までに何度もこの問診で救われました。

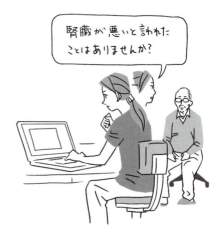

- お薬手帳も必ず確認しましょう。ACE阻害薬やARB，炭酸水素ナトリウム，炭酸カルシウムやループ利尿薬など、CKD患者らしい内服薬があれば高カリウム血症を意識します。エリスロポエチンの注射を行っていたら、まずCKDです。

- CKDの二大原因は糖尿病と高血圧です。高齢者の多くがこの二大疾患を抱えています。病歴がしっかり聴取でき、主訴に対する原因が想定できる場合には慌てる必要はありませんが、病歴聴取がいまいちで、原因がどうもはっきりしない場合で、腎機能が悪いということであれば高カリウム血症を疑ってアプローチするのが救急外来ではお勧めです。

診療の原則 08　病歴聴取⑧

急性か慢性か，それが問題だ！

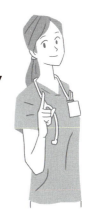

- 救急外来で常に意識しておくこと，それが「**急性か慢性か**」です．強い頭痛や胸痛を訴える患者さんは緊急性が高いわけですが，数か月前からの症状であれば焦る必要はないでしょう．心電図異常や貧血などの検査値異常も同様です．

☑ 急性か慢性かを意識した病歴聴取

- 急性か慢性かを確認したいので，「その症状はいつからですか？」と聞くべきです．あたりまえですね．救急外来では，痛みの問診 OPQRSTA（**表 1-3**）で最も重要な因子は onset（発症様式）ですが，次に意識すべきは time（持続時間，時間経過）です．痛みの部位や強さももちろん大切ですが，緊急性の判断をする

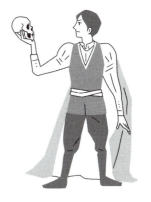

表 1-3　OPQRSTA —疼痛患者では必ずチェック！

O	Onset	発症様式
P	Position	部位
Q	Quality	疼痛の性質
R	Radiation	放散痛
S	Severity	強さ
T	Time	疼痛時間
A	3A Aggravation factor Alleviating factor Associated symptoms	増悪因子 寛解因子 関連症状

第 1 章　病歴聴取⑧

ためにはOとTを意識するといいでしょう．

● 「前に同じような症状が出たことはありませんでしたか？」が重要な病歴聴取であることは，病歴聴取②（☞ p.5）で述べましたね．新規発症か否かとともに，急性か慢性かは必ず意識して聴取しましょう．

☑ 以前の結果と比較せよ！

● 心電図異常や貧血，腎機能障害などの検査値の異常があれば，急性の変化なのか否かはすぐに確認するようにしましょう．実際に患者さんに聞いても，検査結果を覚えている人はほとんどいません．その際には以前の検査結果を自ら探す必要があります．かかりつけの患者さんであればデータの検索は簡単だと思いますが（紙カルテでは大変なこともありますが），初診患者などデータが存在しない場合にも，かかりつけ医に確認する，健康診断の結果を患者さんに聞くなどの努力は怠ってはいけません．面倒に思うかもしれませんが，これが最も近道です．急がば回れです．

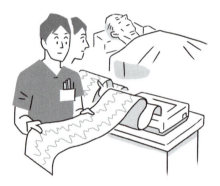

● 前のデータと比較することは，検査のエラーの発見にも有用です．あってはならないことですが，検体の取り違えや機械の故障は，まれですが経験します．以前のデータから逸脱や明らかに異なっている点があれば，検査のエラーも鑑別に挙げましょう．

第2章
消化管出血
gastrointestinal bleeding

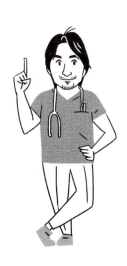

診療の原則 09 ▶ 消化管出血①

Hb値で判断するな！

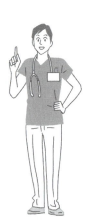

 Case 65歳，男性．病院受診歴なし．来院前日から体調が悪く，自宅で安静にしていた．来院当日，自宅で洗面器1杯程度の吐血を認め，救急要請．意識清明，血圧142/82mmHg，脈拍98回/分，呼吸15回/分，SpO_2 98%（room air），体温36.0℃，瞳孔3/3mm，対光反射両側共に正常．どのように対応しますか？

☑ 目の前の患者さんは上部消化管出血か？

- 吐血を認めているわけですから，胃潰瘍に代表される上部消化管出血を考えますよね．救急外来で上部消化管出血を疑ったときに最も悩むのは，**「いつ内視鏡を行うか」**ではないでしょうか．いつでもすぐに上部内視鏡が施行可能な施設であれば，悩むことはありません．しかし，夜間は消化器内科医を呼ばなければならないなど，対応に困る状況も少なくありません．緊急なのか，数時間の時間的余裕はあるのか，明日でもいいのかを正しく判断し，内視鏡施行医にコンサルトする必要があります．診るべきポイントを正しい指標に基づいて判断し，対応できるようになりましょう．

- 上部消化管出血はいつ疑うべきでしょうか．それは吐血を認める場合，下血を認める場合，貧血所見を認める場合（眼瞼結膜蒼白，Hb値低下，失神などの起立性低血圧症状），ショック状態の場合などです．しかしこれらを疑うことはできても判断を誤り，上部消化管出血を安易に否定してしまったり，緊急性の判断を見誤ったりすることはしばしば経験します．診るべきポイントを整理しておきましょう．

☑ 吐血 ― 認めないからといって上部消化管出血は否定できない！

- Caseのように明らかな吐血を認めれば，上部消化管出血を疑うことは簡単です．しかし，上部消化管出血の50%程度では吐血を認めないことも知っておかなければなりません．十二指腸からの出血は胃と比較して解剖学的に吐血を認める頻度は低くなります．また，吐血だと思ったら結核や気管支拡張症による喀血だった，吐血だと思ったら鼻血を飲み込み吐き出しているだけだった，なんてこともあります．上部消化管出血では吐血を認めるとは限らないこと，認めた場合にはそれが本当に吐血なのか吟味する必要があることは意識しておきましょう．

- 嘔吐を繰り返した後に吐血を認めた場合には，出血性胃潰瘍や食道静脈瘤破裂というよりは，**Mallory-Weiss症候群**を疑います．吐血患者では，初めから吐血を認めたのか，嘔吐後に吐血を認めたのかを確認しましょう．Mallory-Weiss症候群であった場合には，そもそもなぜ嘔吐を繰り返したのかを考えなければなりません．くも膜下出血，心筋梗塞，アルコール性ケトアシドーシス（alcoholic ketoacidosis；AKA）など，怖い病気が隠れているかもしれません．

☑ 下血

- 下血（melena）と血便（hematochezia），似て非なる言葉ですが違いを説明できますか？　下血は肛門から遠い部位（上部消化管，上部小腸）からの出血を指します．それに対して血便は，肛門から近い部位からの出血を指します．つまり，吐血・下血は上部消化管出血によるものということです．一般的に黒色便（タール便）は下血，新鮮血・暗赤色便は血便と判断しますが，以下の通り注意が必要です．
  - 上部消化管出血の20%程度では下血のみと言われています．注意点は，黒色便とは限らないという点です．黒色便の上部消化管出血に対する感度・特異度はそれぞれ80%程度と，絶対的な所見ではありません[1]．
  - 黒色便の発生機序を確認しておきましょう．血管外へ流出したヘモグロビンが消化管内で酸化されてヘマチンに変化するために黒色となります．そのため，黒色になるまでには一定の時間が必要となります．つまり，急性の出血の場合には黒色便ではなく鮮血便となるということです．また，腸内細菌の影響で，下部消化管出血でも黒色便になり得ます．上部消化管出血は非常に多い疾患であり，黒色便を見たらまずは考えますが，これらの基本的事項も踏まえた解釈が必要です．

☑ Hb値

● 明らかなHb値の低下を認めれば，誰もが貧血をプロブレムリストに挙げ，出血性病変として多い上部消化管出血を鑑別に挙げるでしょう．問題はHb値の値が正常ないしごく軽度の低下であった場合に正しい判断ができるかということです．例えば，Caseの患者さんのHb値が10g/dLであった場合を考えてみましょう．「Hbが10g/dLならば大丈夫」と言えるでしょうか．言えませんよね．単位を見れば分かると思いますが，Hb値は濃度であって量ではありません．**図2-1**のように，コップの大きさ（循環血漿量）が変わったとしても，占める割合（Hb値）は変わりません．つまり，急性の出血ではHb値は不変であり，**数値で出血の有無を判断してはいけません**．

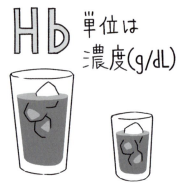

図2-1　Hb値—単位は濃度（g/dL）

● 以前のデータが確認できる場合には必ず比較しましょう．直近の採血結果でHb値が14g/dLであった患者さんが10g/dLへ低下していれば，緊急事態です．逆に，Hb値が7g/dLであったとしても，以前から7g/dLであれば焦る必要はありません．Hb値が3g/dLでも歩いて来院した患者さんもいました．数値で判断してはいけないのです．

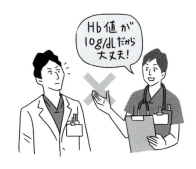

● 採血の解釈の注意点をもう1点だけ述べておきます．高齢者の小球性貧血（鉄欠乏性貧血）を診たら，消化性潰瘍や悪性腫瘍に伴う消化管出血を積極的に疑いますが，これはあくまで慢性経過の場合です．急性期には網状赤血球が増加し，正球性〜大球性貧血となります．小球性貧血にはならないことに注意です．この点からも急性出血の判断を採血で行ってはいけません．

参考文献

1）Witting MD, et al : ED predictors of upper gastrointestinal tract bleeding in patients without hematemesis. Am J Emerg Med. 2006 May ; 24(3) : 280-5.

診療の原則 10　消化管出血②

血圧のみで判断するな！

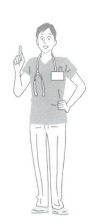

- 急性の出血の判断において，吐下血の有無や Hb 値に頼ってはいけないことは分かりましたね．これら以外で判断を見誤りやすいのが vital signs です．Case（☞ p.20）のように血圧が 142/82mmHg であった場合には，何となく大丈夫そうと思っていませんか．vital signs を正しく解釈し，緊急性の判断を行いましょう．

☑ vital signs ― 総合的に判断せよ！

- 出血が継続して止血が得られていなければ，一般的には脈拍は上昇し，代償ができなくなって初めて血圧が低下します．また，循環血漿量の 30% 以上が失われると血圧は低下すると言われています**（表 2-1）**[1]．そのため，早期に異常に気付くためには，血圧単独で評価するのではなく，vital signs を総合的に判断する必要があります．各 vital signs の解釈の注意点は以下の通りです．
  - 意識：意識障害を認めている場合には，脳血流が不十分である可能性を考えましょう．つまり，循環血漿量が低下しているサインということです．意識障害を

表 2-1　推定出血量と vital signs の変化

推定出血量 （循環血漿量に対する割合）	<15%	15-30%	30-40%	40%<
起立性変化	心拍数増加 ≧ 30/分	収縮期血圧低下 ≧ 20mmHg	拡張期血圧低下 ≧ 10mmHg	拡張期血圧低下 ≧ 10mmHg
脈（/分）	<100	>100	>120	>140
脈圧	正常	低下	低下	低下
収縮期血圧	正常	正常	<90mmHg	<70mmHg

（McGee S, et al : The rational clinical examination. Is this patient hypovolemic? JAMA. 1999 Mar 17 ; 281(11) : 1022-9.）

認めている場合には，たとえ血圧や脈拍が落ち着いていても要注意です．

- **血圧**：血圧が低下していたら，その段階で緊急事態です．90mmHg 以下など数値で判断するのではなく，脈拍と合わせて総合的に判断することが重要です．ショックインデックス（shock index；SI）で評価する癖を付けましょう（**表 2-2**）．SI＝1 で 1L，SI＝1.5 で 1.5L の出血があると大まかに判断して対応します．逆に血圧が高い場合には，二次性の Mallory-Weiss 症候群の可能性も考えましょう．頭蓋内疾患など嘔吐を誘発する疾患が背景に隠れているかもしれません．

表 2-2　shock index と推定出血量
―血圧が下がってからでは遅すぎる
shock index＝脈拍数/収縮期血圧
（基準値＝0.54 ± 0.07）

shock index	推定出血量
1	約 1.0L
1.5	約 1.5L
2	約 2.0L

- **脈拍**：SI で評価するのは前述の通りですが，それ以外の注意点としては**薬剤**の影響があります．β遮断薬など脈拍を抑える薬剤を内服している場合には，本来上がるはずの脈拍が上昇しないことがあります．つまり，血圧や脈拍が安定しているように見えても出血が持続していることがありうるのです．
- **呼吸**：上部消化管出血患者で呼吸数に異常をきたすことはまれですが，頻呼吸を認める場合には要注意です．救急外来で**頻呼吸を見たら代謝性アシドーシスを考える**ことは鉄則です．循環不全に伴う影響を考えなければなりません．単純な胃潰瘍からの出血ではなく，アルコール性ケトアシドーシス（alcoholic ketoacidosis；AKA）に伴う Mallory-Weiss 症候群や敗血症の合併の可能性を考慮しましょう．
- **体温**：低体温は危険なサインです．出血性ショックが進行すると，低体温に加え，代謝性アシドーシス，凝固異常を認めます．四肢を必ず触って体温を感じ取るとともに，冷や汗の有無を確認しましょう．冷や汗はショックの徴候の一つです．

● これらの注意点を頭に入れて初療に当たる必要があります．そして，どの項目にも共通することですが，必ず**普段の vital signs と比較**することを意識しましょう．血圧が 120/70mmHg と正常値のように思えても，普段の血圧が 150/90mmHg である患者さんでは，それは血圧低下ととらなければなりません．言われればあたりまえと思うかもしれませんが，常に意識しておかなければ見落とします．本人や家族から普段の状態を確認するだけでなく，かかりつけの患者さんでは以前のカルテを，施設入所中の患者さんでは普段の記録を必ず確認し，状態安定時の vital signs を把握しましょう．

参考文献

1) McGee S, et al : The rational clinical examination. Is this patient hypovolemic? JAMA. 1999 Mar 17 ; 281 (11) : 1022-9.

診療の原則 11　消化管出血③

緊急内視鏡
適切に判断を！

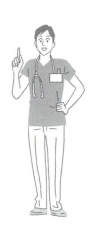

● それでは実際に，緊急内視鏡の適応について考えていきましょう．筆者は**表 2-3**を緊急内視鏡の適応と考えています[1]．前項までの内容を意識しながら，1 つずつ見ていきましょう．

☑ **出血**が継続している場合

● これはあたりまえのようで実は判断に悩むことが少なくありません．上部消化管出血で吐血を認めるのは 50% 程度でしたね．黒色便など下血も絶対的な指標ではありませんでした（☞ p.20：消化管出血①）．黒色便は認めるものの吐血を認めないとき，鮮血便で下部消化管出血を疑うものの上部消化管出血を否定できないときにはどうすればいいでしょうか．そこで役立つのが胃洗浄です．実際に胃の中の状態を確認し，出血が持続している所見（いつまでたっても鮮血が引けるなど）を認めれば，出血が持続していると判断して緊急内視鏡の適応です．

● 何でもかんでも胃洗浄を行うのはよろしくありません．吐血が継続している場合には，その段階で緊急内視鏡の適応であって，視野確保目的や止血目的の胃洗浄は推奨されません．また，食道静脈瘤が疑われるときは胃洗浄は禁忌と考えておきましょう．胃洗浄を行うのは，下血（黒色便）を認めるけれども明らかな吐血の継続が確認できない場合，鮮血を認めて下部消化管出血が疑われるけれども上部消化管出血を否定したいときと理解しておくといいでしょう．

☑ **食道静脈瘤破裂**の可能性がある場合

● これは説明不要ですね．食道静脈瘤からの出血は止まりづらく自然止血は得られ

表 2-3　緊急内視鏡の適応

出血が継続している場合（胃洗浄考慮）
食道静脈瘤破裂の可能性がある場合 　食道静脈瘤・肝硬変の既往 　アルコール多飲歴や脾腫など食道静脈瘤を疑わせる所見
失神など，動脈性出血のエピソードがある場合
初期蘇生後も vital signs の異常がある場合 　shock index が細胞外液投与後も ≧ 0.9 の場合 　頻脈が継続している場合（HR ≧ 100 回/分）

（坂本壮：救急外来 ただいま診断中！．中外医学社．2015．p.256-8.）

ないため，緊急で止血処置が必要になります．様々な理由ですぐに内視鏡を行うことができない場合には SB チューブ（Sengstaken Blakemore tube）で一次止血を試みます．

☑ 失神など，動脈性出血のエピソードがある場合

- ここは特に意識してください．細胞外液投与による初期蘇生で vital signs が安定したとしても，病歴上失神を認める場合には要注意です．失神は一時的な脳血流低下によって引き起こされます．出血に伴う起立性低血圧が原因で失神した場合には，血圧が下がって一時的に出血が止まっても，再度血圧が上昇すると再出血を起こします．

- このことから，失神に至らなくても，立ちくらみやめまいなど失神の前段階の症状にも注意が必要なことが分かると思います．緊急内視鏡の適応は，「今まさに出血が継続している場合」だけでなく，「再出血のリスクが高い症例」も含まれるわけです．

☑ vital signs の異常がある場合

- vital signs が安定しなければ緊急内視鏡を行って止血を得るしかない，これは誰でも納得してもらえるでしょう．難しいのは，何をもって安定したと判断するかです．普段の vital signs が把握できている場合には，そこを目標に初期蘇生を行い，細胞外液投与のみで達成できたのであれば待機的な内視鏡でいいでしょう．

- 初診患者の多い救急外来では，普段の vital signs が分からないことも多いため，筆者は SI（shock index：☞ p.24：消化管出血②；表2-2）＜0.9，脈拍＜100 回/分が初期蘇生で達成できなければ緊急内視鏡を考慮することにしています．

- vital signs が安定しない場合（ショックと判断する場合）には，気管挿管を行って確実に気道を確保することが極めて重要です（☞ p.128：意識障害②）．酸素化が問題なくても気管挿管の適応であることを改めて意識しておきましょう．

- いつ何時でもすぐに内視鏡を行うことが可能な施設では，何も迷うことなく緊急内視鏡を行えばいいでしょう．吐血患者や上部消化管出血を疑う患者さんの内視鏡を待つ理由はありませんから．しかし，現実には内視鏡の敷居は高いため，施設ごとに内視鏡施行のタイミングを決めておくことをお勧めします．

参考文献
1) 坂本壮：救急外来 ただいま診断中！，中外医学社，2015，p.256-8.

診療の原則 12　消化管出血④

輸血の判断は適切に！

- Hb値が低い症例に対して何でもかんでも輸血してはいけません．輸血関連急性肺障害（transfusion-related acute lung injury；TRALI）や移植片対宿主病（graft versus host disease；GVHD），高齢者では輸血関連循環負荷（transfusion-associated circulatory overload；TACO）や高カリウム血症などの副作用を認めることがあります．投与する必要のない輸血は害でしかありません．緊急内視鏡の適応症例では速やかに内視鏡を行うことを大前提として，やむを得ない場合には以下の通り輸血を考慮します．

☑ Hb＜7g/dL

- 赤血球輸血の適応は「血行動態が安定している場合にはHb 7g/dL未満」と覚えておきましょう．この背景には，上部消化管出血に対する輸血において，目標Hb値を7〜9g/dLとした群と9〜11g/dLとした群では，前者のほうが相対危険度が低いことが示されたことがあります[1]．急性期に基準値を目標に輸血する必要がないことが分かりますね．

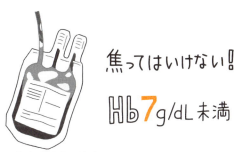

赤血球輸血の適応—血行動態が安定している場合

- しかし，あくまで上記の基準は「血行動態が安定している場合」です．つまり，来院時のHb値が9g/dLであったとしても，現在まで出血が継続しており，その

後に低下することが予想される場合には，それを予測して投与する必要があります．出血量を正確に把握することは難しいため，最終的には輸液の反応性が乏しい場合には輸血を考慮することになります．具体的には，乳酸リンゲルや生理食塩水などの細胞外液を 30mL/kg 投与しても，SI（shock index）＜0.9，脈拍＜100 回/分が達成できない場合には輸血を考慮するべきでしょう．血液ガス測定が速やかに行える施設では，輸液投与後に Hb 値を確認し，輸血の必要性の判断に利用するといいでしょう．

- 例えば，来院時 Hb 9.2g/dL で血行動態が不安定であったため，細胞外液を 1500mL 程度投与し，SI＝1 程度になった症例において，再検した血液ガスにおける Hb 値が 7.5g/dL であった場合には，その後 7g/dL を下回ることが予想されるため輸血の適応でしょう．

- 輸血というと赤血球輸血のみを考えがちですが，血小板や新鮮凍結血漿の投与基準も把握しておく必要があります．以下の 2 つを目安として覚えておきましょう．
    - 活動性出血を認める場合には，血小板値＜50,000/μL では血小板輸血．
    - 活動性出血を認め，PT-INR＞1.5 では新鮮凍結血漿を考慮，PT-INR＞2.5 では輸血．

- Hb 値＜7g/dL であったとしても，必ず輸血をしなければいけないというわけではありません．上記の輸血の適応はあくまで消化管出血に対する輸血の適応であって，現在症状がなく慢性経過の貧血では，たとえ Hb 値が 7g/dL を下回っていても焦って輸血を行う必要はありません．また，消化管出血であったとしても，慢性の経過であれば鉄剤の投与で比較的速やかに Hb 値の上昇を認めます．「**急性か慢性か**」を意識して適切な輸血の判断を行いましょう．

参考文献

1) Villanueva C, et al : Transfusion strategies for acute upper gastrointestinal bleeding. N Engl J Med. 2013 Jan 3 ; 368(1) : 11-21.

診療の原則 13　消化管出血⑤

抗血栓薬
再開の時期を具体的に指示せよ！

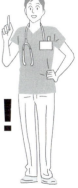

☑ 消化管出血患者の抗血栓薬をどうするか

- 消化管出血では，アスピリンやワルファリンなどの抗血栓薬を内服している患者さんが多いものです．まさに出血しているときに内服を中止することは簡単ですが，再開はいつ行うべきでしょうか．まずは以下のことを頭に入れておきましょう．

①アスピリン
- 休薬すると心血管イベント，脳梗塞が約3倍に増加する[1]．
- 再開しなければ消化管出血の頻度は低下するが死亡率は上昇する[2]．

②ワルファリン
- 休薬すると約1%の患者さんが血栓塞栓症を発症する[3]．
- 再開しなければ消化管出血の頻度は低下するが死亡率は上昇する[4]．

- 消化管出血は多くの場合で内視鏡的に止血が可能です．それに対して脳梗塞や心筋梗塞は，一度起こしてしまうとADLがかなり低下してしまいます．一次予防のアスピリンなど内服を再開する必要のない抗血栓薬以外は，早期に内服を再開させる必要があるのです．もちろん，消化管出血を認めたという事実から，今後の抗血栓薬を内服し続けるか中止するかは，患者背景を考慮して十分に考える必要があります．繰り返し消化管出血を起こしている患者さん，数種類の抗血栓薬を内服している患者さんでは中止ないし一部中止を指示しますが，中止するリスクが高く内服を継続するべきと判断した患者さんでは適切なタイミングで内服を再開させる必要があります．

✅ 内服再開の具体的タイミング

- 内服再開のタイミングは「止血が確認できたら速やかに」です．実際には初回の内視鏡所見において，Forrest 分類（**表 2-4**）[5] でⅡb～Ⅲであれば食事開始と一緒に抗血栓薬も再開して OK です．Ⅰa，Ⅰb，Ⅱa の場合には止血処置が必要な患者さんであり，second look※ が必要となります（second look が必要な Ⅰa，Ⅰb，Ⅱa は高リスクの患者さん，それ以外は低リスクの患者さんと判断します）．second look を行い，止血が確認できれば再開です．「心配だから」「週末だから」という理由で休薬期間を延長させることは避けなければなりません．その間に脳梗塞を起こしてしまっては悔やんでも悔やみきれません．

表 2-4　改変 Forrest 分類
― Ⅰ & Ⅱa が緊急内視鏡の適応

	活動性出血
Ⅰ	a. 噴出性出血
	b. 湧出性出血
	出血の痕跡を認める潰瘍
Ⅱ	a. 非出血性露出血管
	b. 血餅付着
	c. 黒色潰瘍底
Ⅲ	きれいな潰瘍底

(Kohler B, Riemann JF : Upper GI-bleeding — value and consequences of emergency endoscopy and endoscopic treatment. Hepatogastroenterology. 1991 Jun ; 38(3) : 198-200.)

✅ 食事の再開

- 食事再開も内服薬と同様に「止血が確認できたら速やかに」です．低リスク患者では常食から開始して OK です．高リスク患者では clear liquid から開始です．病院ごとに食事形態は異なるかもしれませんが，流動食から開始すればまず問題ありません．その後数日かけて常食へ食上げをしていきます．とにかく絶食期間は極力短くする必要があります．使える臓器は使いましょう！

*

- 止血をして安心するのではなく，個々の患者さんが抱えているリスクを評価し，抗血栓薬の内服継続のメリットがあると判断した場合には速やかに再開することを意識しましょう．「何となく心配だから」「高齢だから」などの理由で内服再開を躊躇してはいけません．

※ second look：初回から 24 時間以内に再度内視鏡を行うことを意味します．止血処置を要する出血の高リスク患者に対して行います（改変 Forrest 分類でⅠa，Ⅰb，Ⅱa）．

参考文献

1）Sibon I, Orgogozo JM : Antiplatelet drug discontinuation is a risk factor for ischemic stroke. Neurology. 2004 Apr 13 ; 62（7）: 1187-9.
2）Sung JJ, et al : Continuation of low-dose aspirin therapy in peptic ulcer bleeding : a randomized trial. Ann Intern Med. 2010 Jan 5 ; 152（1）: 1-9.
3）Blacker DJ, et al : Stroke risk in anticoagulated patients with atrial fibrillation undergoing endoscopy. Neurology. 2003 Oct 14 ; 61（7）: 964-8.
4）Witt DM, et al : Risk of thromboembolism, recurrent hemorrhage, and death after warfarin therapy interruption for gastrointestinal tract bleeding. Arch Intern Med. 2012 Oct 22 ; 172（19）: 1484-91.
5）Kohler B, Riemann JF : Upper GI-bleeding ― value and consequences of emergency endoscopy and endoscopic treatment. Hepatogastroenterology. 1991 Jun ; 38（3）: 198-200.

第 3 章

敗血症

sepsis

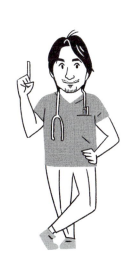

診療の原則 14 敗血症①

定義は正確に

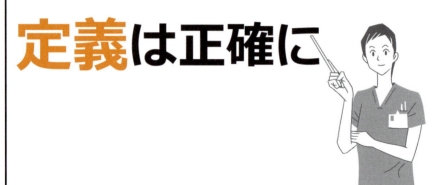

78歳，男性．高血圧，2型糖尿病，脂質異常症で近医受診中．来院前日夕食後に寒気を自覚したため，普段よりも早めに就寝した．来院当日，38℃台の発熱，右下腹部痛を主訴に当院救急外来を受診．意識レベル 2/JCS，血圧 120/68mmHg，脈拍 120 回/分，呼吸 24 回/分，SpO_2 96%（room air），体温 38.6℃，瞳孔 3/3mm，対光反射両側共に正常．Murphy's signs 陽性．この患者さんに対してどのようにアプローチするべきでしょうか？

☑ 敗血症の定義と診断基準

- 敗血症の定義を知っていますか？ 意識障害の項でも述べますが（☞ p.144：意識障害⑧），2016年に定義が大きく変わりました．敗血症は「**感染による制御不能な宿主反応によって引き起こされる生命を脅かす臓器障害**」と定義されます[1]．以前は感染症が原因で全身性炎症反応症候群（systemic inflammatory response syndrome；SIRS）の条件（**表 3-1**）を満たす状態と定義されていましたが，SIRS という言葉がなくなり臓器障害が条件に含まれたのです．

表 3-1 SIRS criteria
下記の2項目以上を満たせば SIRS と診断．

体温	<36.0℃ or >38.0℃
脈拍	>90 回/分
呼吸数	>20 回/分 or $PaCO_2$<32mmHg
白血球	>12,000/μL，<4,000/μL or >10% 桿状核球

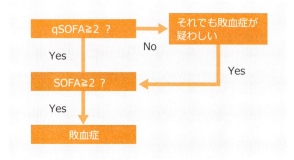

図 3-1　敗血症の診断基準
—救急外来で感染が疑われる患者さんに出会ったら
(Singer M, et al : The Third International Consensus Definitions for Sepsis and Septic Shock (Sepsis-3). JAMA. 2016 Feb 23 ; 315(8) : 801-10.)

- 敗血症はどのように疑うべきでしょうか？　**図3-1**[1]を見てください．敗血症の診断は quick SOFA score（qSOFA，**表3-2**）[1]，SOFA score（**表3-3**）[1]を用いて行います．qSOFA は，①呼吸数，②意識障害，③収縮期血圧の3項目から成ります．体温ではなく，呼吸数と意識障害が項目に入っていることがポイントです．発熱がないから感染症，敗血症ではないとは言えないということです．呼吸数の増加，軽度の意識障害に敏感になりましょう．

表 3-2　qSOFA score
以下の1項目が1点．

呼吸数 ≧ 22 回/分
意識障害（意識変容）
収縮期血圧 ≦ 100mmHg

(Singer M, et al : The Third International Consensus Definitions for Sepsis and Septic Shock (Sepsis-3). JAMA. 2016 Feb 23 ; 315(8) : 801-10.)

☑ 敗血症性ショックの定義と診断基準

- 敗血症と共に敗血症性ショックの定義も変わりました．以前は，敗血症，重症敗血症，敗血症性ショックと区分されていましたが，重症敗血症という言葉がなくなり，敗血症，敗血症性ショックの2段階で分類されます．敗血症性ショックは，「**敗血症の部分集合であり，実質的に死亡率を上昇させる重度の循環・細胞・代謝の異常を呈するもの**」と定義され，診断基準は，**十分な輸液（30mL/kg）を行ったにもかかわらず，平均動脈圧 ≧ 65mmHg を維持するのに昇圧薬（ノルアドレナリン）を要する，乳酸値 > 2mmol/L（18mg/dL）の状態**と変更されました（**表3-4**）[1]．ポイントは**平均動脈圧**ということと，乳酸値が含まれたという2点です．

- なぜ，収縮期血圧ではなく平均動脈圧を見る必要があるのでしょうか？　それは，臓器灌流を規定するものが平均動脈圧だからです．収縮期血圧が高くても脈圧が

表 3-3 SOFA score (Sequential [Sepsis-related] Organ Failure Assessment score)

	0 点	1 点	2 点	3 点	4 点
呼吸機能					
PaO_2/FiO_2 (mmHg)	≧ 400	<400	<300	<200 呼吸補助下	<100 呼吸補助下
凝固機能					
血小板数 ($\times 10^3/\mu L$)	≧ 150	<150	<100	<50	<20
肝機能					
ビリルビン値 (mg/dL)	<1.2	1.2-1.9	2.0-5.9	6.0-11.9	>12.0
循環機能					
血圧	MAP ≧ 70mmHg	MAP < 70mmHg	ドパミン <5γ or ドブタミン(投与量を問わない)	ドパミン 5.1-15γ or アドレナリン ≦ 0.1γ or ノルアドレナリン ≦ 0.1γ	ドパミン >15γ or アドレナリン >0.1γ or ノルアドレナリン >0.1γ
中枢神経機能					
Glasgow Coma Scale score	15	13-14	10-12	6-9	<6
腎機能					
クレアチニン (mg/dL)	<1.2	1.2-1.9	2.0-3.4	3.5-4.9	>5.0
尿量 (mL/日)				<500	<200

(Singer M, et al : The Third International Consensus Definitions for Sepsis and Septic Shock (Sepsis-3). JAMA. 2016 Feb 23 ; 315 (8) : 801-10.)

表 3-4 敗血症性ショックの診断基準

敗血症患者で以下の①，②を共に満たすもの
十分な輸液を行ったにもかかわらず ①平均動脈圧 ≧ 65mmHg を維持するのに昇圧薬を要する ②血清乳酸値 > 2mmol/L

(Singer M, et al : The Third International Consensus Definitions for Sepsis and Septic Shock (Sepsis-3). JAMA. 2016 Feb 23 ; 315 (8) : 801-10.)

大きければ，十分な循環血漿量は得られないわけです．これが理解できていれば，敗血症性ショックの患者さんに関するプレゼンテーションでは，収縮期血圧ではなく平均動脈圧を伝えたくなります．

- 乳酸値は血液ガス分析や簡易測定器で測定可能な施設が多いと思います．「乳酸値が高い＝循環不全」というわけではありませんが，敗血症を疑わせる病歴や vital signs の状況下で乳酸値の上昇を認める場合には，重症度の指標として重要です．上昇を認める場合には，治療介入後に乳酸値が低下していることを確認しましょう．

- 敗血症と似た言葉に菌血症があります．菌血症は読んで字のごとく血液の中に菌が存在する状態，すなわち血液培養陽性です．敗血症と菌血症は独立した概念であり，共存することもしないこともあります．敗血症，敗血症性ショック，菌血症，それぞれの言葉の定義を正確に理解しておきましょう．

- 敗血症の定義が変わり，今までのように SIRS criteria を利用していたときと比べて対応は変わってくるでしょうか？　次項以降で実際のアプローチ方法を学んでいきましょう．

参考文献
1) Singer M, et al : The Third International Consensus Definitions for Sepsis and Septic Shock（Sepsis-3）. JAMA. 2016 Feb 23 ; 315(8) : 801-10.

診療の原則 15　敗血症②

vital signs に注目！

- 敗血症と敗血症性ショックの定義は分かりましたね．SIRS criteria ではなく qSOFA score を用いてアプローチするわけですが，救急外来で対応していると，SIRS criteria は満たすものの qSOFA score は満たさない症例にしばしば出合います．最終的に敗血症と判断されることも多々あるわけですが，このような症例に対してどのようにアプローチするべきでしょうか？

- Case（☞ p.36）を考えてみましょう．この患者さんは敗血症でしょうか？　意識レベル 2/JCS，呼吸 24 回/分という vital signs から qSOFA は 2 点であり敗血症が疑われるわけですが，本当にそれでいいでしょうか？　2/JCS という意識状態が意識清明か意識障害かは，普段の意識状態と比較しなければ判断はできません．普段から見当識障害を認める患者さんについて「意識障害なし」と判断した場合には，qSOFA 1 点となります．この場合は敗血症ではないと判断していいのでしょうか？　p.37 の図 3-1 を見ると分かると思いますが，qSOFA＜2 であれば敗血症ではないとは言えません．「それでも敗血症が疑わしい」と判断した場合には，SOFA score を計算するアルゴリズムになっています．

- 「それでも敗血症が疑わしい」とは，どのような状態を指すのでしょうか？　発熱を認める，感冒症状後に意識障害を認める，悪寒戦慄を伴う腹痛を認めるなどが代表的です．敗血症の可能性を vital signs の視点から判断する場合には，SIRS criteria が有用です．SIRS criteria は敗血症の定義からはなくなりましたが，感染症を拾い上げるためには非常に有用です．敗血症診療には SIRS criteria は用いずに qSOFA を使用するというわけではなく，SIRS criteria も用いて敗血症疑い症例を早期にキャッチするというスタンスが，救急外来など初療の場では重要です．もちろん，あくまで敗血症は臓器障害と定義されたため，今までのように感染症

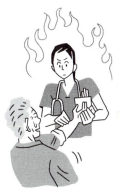

が原因で SIRS criteria を満たす場合を敗血症と定義するのではなくなったということは，正しく理解することが必要です．

- qSOFA が SIRS criteria よりも魅力的なのは，すべての項目が vital signs であり，そこに意識レベルと呼吸数が含まれている点です※．SIRS criteria には体温や脈拍が含まれますが，体温は高いよりも低いほうが重症であること，薬剤の影響などで脈拍が上昇しないことは，高齢者の敗血症患者ではよくあることです．ですから，敗血症であっても発熱や頻脈を認めないこともあるのです．もっとも，qSOFA に関しても，意識障害を発熱のせいと判断してしまったり，重要な vital signs を見落として（呼吸数に注目していないなど）重症度を見誤ってしまったりすることもあるでしょう．軽度の意識障害も見逃さないこと，呼吸数は常に確認することを肝に銘じておきましょう．

- 救急外来では敗血症患者を早期にキャッチする必要があるため，qSOFA や SIRS criteria に含まれる vital signs を総合的に判断するといいでしょう．患者さんに声をかけて意識状態を確認し，四肢や体幹部を触って脈拍や体温を感じ，呼吸様式をまねることで異常な呼吸を拾い上げましょう[1]．

参考文献
1) 坂本壮：救急外来ただいま診断中！，中外医学社，2015，p.109-133．

※意識と呼吸は軽視されがちな vital signs です．

診療の原則 16　敗血症③

悪寒戦慄を見逃すな！

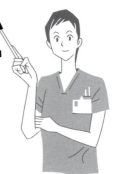

☑ 悪寒戦慄があれば菌血症を疑え！

- 敗血症は qSOFA や SIRS criteria に注目し，病歴や身体所見と併せて疑いますが，菌血症はいつ疑うべきでしょうか？　敗血症と菌血症が似て非なるものであることは前述の通りですが，敗血症が重症化すると菌血症を合併する頻度が高まることも事実です（**表 3-5**)[1]．救急外来では，菌血症が疑われる病歴があれば重症の兆しありと考えて対応したほうがいいでしょう．

- 菌血症は血液培養が陽性となり初めて確定されるわけですが，重症度や緊急度を早期にキャッチするためにも病歴から疑いたいものです．そこで注目するのが「**悪寒戦慄**」です．悪寒戦慄を認める場合には菌血症のリスクが高いことが報告されています（**表 3-6**)[2]．「布団をかぶっても寒くてブルブル震えてしまう」など悪寒戦慄を示唆する病歴があったら，菌血症を考えて対応しましょう．

- 悪寒戦慄を認めて「菌血症かもしれない？」と思ったら，起こすべきアクションは何でしょうか？　血液の中に菌がいるかもしれないと考えているわけですから，血液培養を採取するのはあたりまえです．それ以外に重要な点として，菌血症を伴いやすい感染症を探す必要があります．その代表が，尿路感染症や胆管炎です．

表 3-5　敗血症と菌血症合併率

	敗血症	重症敗血症	敗血症性ショック
血液培養陽性	17%	25%	69%

敗血症，重症敗血症，敗血症性ショックは 2016 年の改訂前の定義に基づく．
(Rangel-Frausto MS, et al : The natural history of the systemic inflammatory response syndrome (SIRS). A prospective study. JAMA. 1995 Jan 11 ; 273(2) : 117-23.)

表 3-6　悪寒の程度と菌血症のリスク

悪寒の程度	菌血症の相対リスク※
①軽度悪寒 mild chills	2 倍
②中等度悪寒 moderate chills （重ね着でもブルブル）	4 倍
③悪寒戦慄 shaking chills （布団の中でもブルブル，歯はガチガチ）	12 倍

※相対リスクは，悪寒なし患者と比較した場合のデータ．
(Tokuda Y, et al : The degree of chills for risk of bacteremia in acute febrile illness. Am J Med. 2005 Dec ; 118(12) : 1417.)

　フォーカス検索は臓器特異的所見に注目して身体所見を取ったうえで判断するわけですが，尿路感染症に特異的な腎叩打痛や排尿時痛，頻尿，胆管炎に特異的な腹部の所見は，高齢者でははっきりしないことも多いものです．有意な所見が発熱のみで，翌日血液培養からグラム陰性桿菌が生えて気付かされることも珍しくありません．ただ，だからといって身体所見を疎かにしていいはずはありません．ここに所見があるはずだと積極的に疑い，わずかな所見も見落とさないようにしましょう．救急外来では，「悪寒戦慄あり→尿路感染症や胆管炎？」と考えて身体所見を取りにいく姿勢が必要です．

- 菌血症であった場合には，一般的には治療期間が最低でも 10 〜 14 日は必要となります[3]．敗血症が疑われ，入院加療が必要と判断した症例では，血液培養を 2 セット採取し，菌血症か否かを必ず確認しましょう．菌血症を見逃して治療が不十分となってはいけません．

参考文献

1) Rangel-Frausto MS, et al : The natural history of the systemic inflammatory response syndrome(SIRS). A prospective study. JAMA. 1995 Jan 11 ; 273(2) : 117-23.
2) Tokuda Y, et al : The degree of chills for risk of bacteremia in acute febrile illness. Am J Med. 2005 Dec ; 118(12) : 1417.
3) Raad II, Sabbagh MF : Optimal duration of therapy for catheter-related Staphylococcus aureus bacteremia : a study of 55 cases and review. Clin Infect Dis. 1992 Jan ; 14(1) : 75-82.

診療の原則 17 ＞ 敗血症④

5Dの選択は適切に！

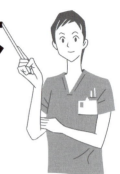

- Case（☞ p.36）の患者さんは，普段は見当識障害を認めない方でした（ご家族に確認）．qSOFA 2項目陽性，SIRS criteria 3項目陽性であり，敗血症が疑われます．敗血症が疑われたらSOFA score（☞ p.38）を計算するわけですが，フォーカス検索を同時に行って敗血症である根拠をつかむ必要があります．Caseの患者さんはMurphy's signs陽性であり，胆嚢炎や胆管炎が疑われます．確定診断はエコーやCTで行うことになりますが，どのようにマネジメントしますか？

- 敗血症患者に対して抗菌薬を投与して安心してはいけません．5Dの選択を適切に行うこと，これが重要です（**表3-7**）．5Dとは，次の5項目を指します．

  表3-7　5D

  - **D**rug
  - **D**rainage
  - **D**ebridement
  - **D**evice removal
  - **D**efinitive control

  - **Drug（抗菌薬）**：抗菌薬は，細菌感染症治療において最も重要な治療であることは言うまでもありません．しかし，安易に投与してはいけません．「何となく」「不安だから」「念のため」の抗菌薬投与は禁忌です．また，救急外来という場面では重症・緊急であることを理由に広域な抗菌薬を投与することもありますが，広域であることと強力であることは違うと認識したうえで選択しましょう（☞ p.114：抗菌薬①）．
  - **Drainage（ドレナージ）**：尿管結石に伴う急性閉塞性腎盂腎炎，総胆管結石に伴う胆管炎のように閉塞機転を認める場合には，解除の必要があります．前者であれば尿管ステントや腎瘻造設を，後者であれば内視鏡的逆行性胆道膵管造影（endoscopic retrograde cholangiopancreatography；ERCP）のタイミングを逃してはいけません．
  - **Debridement（デブリードマン）**：寝たきりの高齢者では，仙骨部などの褥瘡感染を認めることがあります．フォーカス検索として背面や殿部も必ず観察し，

処置を施さなければなりません．
- **Device removal（異物除去）**：カテーテル関連血流感染症や人工関節感染では，患者背景や全身状態によっては抗菌薬治療で経過を見ることもありますが，原則抜去が必要となります．
- **Definitive control（手術）**：消化管穿孔，ドレナージが困難な膿瘍などは手術が必要となります．

● 救急外来で仕事を適切に行うためには，他科との連携が必須です．日頃から気軽に相談し合える関係を築いておくことが非常に重要です．

● Case の患者さんは，寒気について詳しく聞いてみると悪寒戦慄であり，腹部所見と併せると胆管炎に伴う敗血症，菌血症が考えられました．採血にて肝胆道系酵素の上昇，エコーや CT にて総胆管結石を認めたため，fever work up※を施行しつつ，消化器内科医へ連絡して緊急で ERCP を行ったところ，処置後速やかに vital signs が安定しました．翌日に血液培養からグラム陰性桿菌（のちに大腸菌）が検出され，計 2 週間の抗菌薬治療を行い，独歩退院となりました．

● 最後に SOFA score（☞ p.38）に関して少しだけ述べておきます．SOFA score は点数が高いほど重症度が高く，早期に目の前の患者さんがどの程度重症なのかを見極めるためには有用な指標ですが，やや煩雑で瞬時に点数を付けるのは慣れないと難しいかもしれません．救急外来（初療時）では「敗血症か否か」の判断が重要であり，まずは大まかに以下の 3 点を頭に入れておきましょう．このうち 2 項目以上該当していれば敗血症です．
- 酸素を要する状態であれば最低 1 点．
- 平均動脈圧＜70mmHg であれば最低 1 点．
- 意識障害を認めれば最低 1 点．

※ fever work up：感染症のフォーカス検索のため，喀痰や尿の検鏡，培養，血液培養 2 セットを行うことです．胸部 X 線や必要時は髄液の検鏡，培養も含みます．

診療の原則 18　敗血症⑤

初期輸液は超重要！

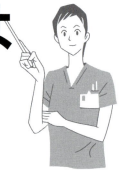

☑ 十分な量の初期輸液を！

- 敗血症の治療では抗菌薬をはじめとした 5D の選択が重要ですが，初期輸液も適切に投与しなければなりません．敗血症性ショックの診断基準は，十分な輸液を行ったにもかかわらず，①平均動脈圧（MAP）≧ 65mmHg を維持するのに昇圧薬を要する，②血清乳酸値＞ 2mmol/L です（☞ p.38：敗血症①；表3-4）．「十分な輸液」「昇圧薬」という点を正しく理解し，適切な投与量，適切な昇圧薬を選択する必要があります．

- 十分な輸液とは，どれくらいの量を指すのでしょうか？　乳酸リンゲルや生理食塩水などの**細胞外液を 30mL/kg**（もしくは 2000mL 程度）は最低投与するようにしましょう[1]．50kg の患者さんであれば，初期輸液として最低 1500mL は投与する必要があります．敗血症はある日突然に起こるわけではなく，数日前，少なくとも数時間前から十分な経口摂取ができていないことがほとんどです．血管内容量が減少していることを身体所見やエコー所見などから評価し，細胞外液投与を躊躇してはいけません．

- 十分な輸液を行っても MAP ≧ 65mmHg を維持できなければ昇圧薬を使用します．代表的な昇圧薬としてノルアドレナリンやドパミンがありますが，敗血症性ショック患者で使用するのは**ノルアドレナリン**です[1]．ドパミンはノルアドレナリンと比較して有意に不整脈などの有害事象が多く認められることから推奨されません[2]．

- ノルアドレナリンを使用しても MAP ≧ 65mmHg を維持できない場合にはどうするべきでしょうか？　アドレナリン，ドブタミン，バソプレシンの併用などの選

択肢がありますが,「ノルアドレナリンの次はこれ」といった明確な基準はありません.

- 敗血症性ショックでは SIMD※ と呼ばれる心機能障害を認めることが多く（約 40%）,重症化との関連が示されています[3].アドレナリンは,心収縮改善や,徐脈を伴う症例では心拍数増加も期待できるため,SMID を示唆する心機能の低下が認められる場合には考慮します.また,ドブタミンは,心機能が低下している場合,十分な血管内容量であるにもかかわらず低灌流所見が続く場合に 20μg/kg/分までの投与が勧められています.SIMD のように心機能が低下した状態ではドブタミンは有効と考えられますが,基礎疾患に心疾患や不整脈が存在する場合には,不整脈が誘発されるなどの問題もあり,個別の対応が必要となります.

- バソプレシンはカテコールアミンの投与量を減らすことが示されており,平均動脈圧を上げる,もしくはノルアドレナリンを減量するために 0.03 単位/分を併用することが推奨されています[1].

- 敗血症性ショックに対して,30mL/kg 程度の十分な輸液を行うこと,昇圧薬はノルアドレナリンが第一選択であることは絶対事項です.それでもダメなら上記のような薬剤を考慮しましょう.

- 過剰な輸液は避ける必要があるため,実際には 30mL/kg も投与しないこともありえます.経時的な vital signs の変化やエコー所見を踏まえ投与量を決めますが,十分な輸液を入れることは意識しておく必要があります.

参考文献

1) Dellinger RP, et al : Surviving sepsis campaign : international guidelines for management of severe sepsis and septic shock : 2012. Crit Care Med. 2013 Feb ; 41(2) : 580-637.
2) De Backer D, et al : Comparison of dopamine and norepinephrine in the treatment of shock. N Engl J Med. 2010 Mar 4 ; 362(9) : 779-89.
3) Bouhemad B, et al : Acute left ventricular dilatation and shock-induced myocardial dysfunction. Crit Care Med. 2009 Feb ; 37(2) : 441-7.

※敗血症性ショックでは血管内容量減少によるショックと sepsis-induced myocardial dysfuncion（SIMD）と呼ばれる心機能障害によるショックが混在しており,治療方針の決定にはエコーを用いて,心機能を大まかに評価するといいでしょう.

第 4 章

肺炎

pneumonia

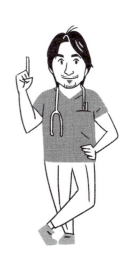

診療の原則 19　肺炎①

肺炎は除外診断だ！

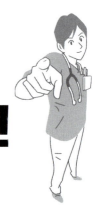

Case　74歳，男性．高血圧以外，特記すべき既往なし．来院前日の就寝前に悪寒を自覚した．当日の朝，起床後から倦怠感，咳嗽，38℃台の発熱を認め，当院救急外来を受診．vital signsは，意識清明，血圧138/78mmHg，脈拍120回/分，呼吸18回/分，SpO₂ 95%（room air），体温38.2℃，瞳孔3/3mm，対光反射両側共に正常．何を考え，どのように対応しますか？

☑ 身体所見をすっ飛ばすことなかれ

● 高齢者がこのような病歴，vital signsで来院した場合に，原因となる疾患はどのようなものが挙げられるでしょうか？　多くの人が肺炎の可能性を考えるでしょう．ここでやってはいけないのは，身体所見を取ることをすっ飛ばし，胸部X線撮影やCTなどの画像検査を行うことです．「肺炎かな？→画像」という思考回路ではいけません．必ず病歴，vital signs，身体所見から肺炎らしい所見を集め，さらに鑑別となりうる疾患の除外を行って初めて診断できるということを意識して対応しなければなりません．

● しばしば出合う肺炎の誤診例は，①酸素化が悪いから肺炎，②肺炎像があるから肺炎，③心不全徴候を認めるから肺炎ではない，④むせ込んだから誤嚥性肺炎，などでしょうか．酸素化が悪くなる原因は肺炎だけではなく，肺炎像があったとしても肺炎とは限らず，心不全だからといって肺炎がないとはいえず，誤嚥性肺炎はむせ込んで起こるものではないことを理解しておかなければなりません．

● それでは，肺炎らしい所見とはどのようなものでしょうか？　よくある病歴は，

表 4-1 Diehr rule ―目の前の患者さんは肺炎か

症状	ポイント
鼻汁	−2
咽頭痛	−1
筋肉痛	1
寝汗	1
1日中痰が出る	1
呼吸数>25回/分	2
体温>37.8℃	2

合計ポイント数	肺炎の可能性（％）
−3	0
−2	0.7
−1	1.6
0	2.2
1	8.8
2	10.3
3	25
4	29.4

(Diehr P, et al : Prediction of pneumonia in outpatients with acute cough ― a statistical approach. J Chronic Dis. 1984 ; 37(3) : 215-25. /Metlay JP, Fine MJ : Testing strategies in the initial management of patients with community-acquired pneumonia. Ann Intern Med. 2003 Jan 21 ; 138(2) : 109-18.)

表 4-2 Heckerling score ―目の前の患者さんは肺炎か

	合計ポイント数	肺炎の可能性（％）
体温>37.8℃	0	<1
心拍数>100回/分	1	1
crackleを聴取する	2	3
聴診で呼吸音が低下する部位が存在する	3	10
喘息がない	4	25
	5	50

(Metlay JP, et al : Does this patient have community-acquired pneumonia? Diagnosing pneumonia by history and physical examination. JAMA. 1997 Nov 5 ; 278(17) : 1440-5.)

咳嗽に加えて**悪寒戦慄**を認める場合，そして**二峰性の病歴**（感冒症状の改善後，再度の咳嗽や発熱などをきたす）です．肺炎の臓器特異的所見は，聴診所見や咳嗽，喀痰量増加などが代表的です．目の前の患者さんが肺炎か否かを評価するscoringに，Diehr rule（**表 4-1**）[1,2]，Heckerling score（**表 4-2**）[3] があります．これら2つを見てもらうと分かる通り，病歴，vital signs，身体所見が重要です．

● 聴診のポイントを1つだけ押さえておきましょう．ただ何となく聴診するのではなく，**左右差に着目して聴診**することをお勧めします．右の肺野に比べて左の肺野の呼吸音が低下している，crackleを聴取する，触覚振盪/声音振盪※が亢進しているなど差が認められる部位が存在すれば，そこが病変である可能性が高いでしょう．これは腎盂腎炎の際の腎叩打痛を見るときも同様です．左右にある臓器の身体所見は，左右差に注目です．

- 肺炎の診断では，病歴，vital signs，身体所見が重要であることは分かったと思います．上記の内容さえ理解してしまえば簡単に診断できそうですか？ しかし，現実はそんなに甘くはありません．肺炎患者，特に高齢者では注意しなければならない点があります．それは，来院時に多くの高齢者で脱水を認め，そして脱水を伴っていると聴診所見が乏しく，喀痰も十分に認められず，肺炎らしい所見が取れないことが少なくないという点です．そのため，肺炎を考えながらも他の感染症を除外するプロセスを踏まないといけないのです．また，肺炎らしい所見を認めたとしても，そこに炎症所見を認めるだけで肺がfocusとは限りません．例えば，肝膿瘍，胆管炎，胆嚢炎などは，あたかも右下葉の肺炎であるかのような身体所見や胸部X像を呈します．肺炎を疑いながらも，肝膿瘍ではないか，胆管炎や胆嚢炎ではないかを疑って精査することが必要なのです．「肺炎は除外診断」なのです．

参考文献

1) Diehr P, et al : Prediction of pneumonia in outpatients with acute cough — a statistical approach. J Chronic Dis. 1984 ; 37(3) : 215-25.
2) Metlay JP, Fine MJ : Testing strategies in the initial management of patients with community-acquired pneumonia. Ann Intern Med. 2003 Jan 21 ; 138(2) : 109-18.
3) Metlay JP, et al : Does this patient have community-acquired pneumonia? Diagnosing pneumonia by history and physical examination. JAMA. 1997 Nov 5 ; 278(17) : 1440-5.

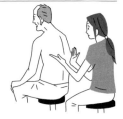

※触覚振盪と声音振盪に関して少し述べておきます．聴診はしても，患者さんに声を出してもらって，これらの所見を取っている人は少ないのではないでしょうか． 触覚振盪は手で，声音振盪は手の代わりに聴診器を当てて音の伝わり方を感じる方法です．肺炎のように肺胞に炎症が起こり，肺が硬化したり水がたまっていたりする状態では音が伝わりやすく，触覚振盪や声音振盪は亢進します．

診療の原則 20　肺炎②

喀痰採取に命をかけろ！

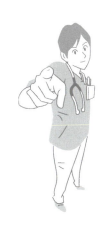

☑ 「評価に値する痰」を確保せよ！

- 肺炎の診断をする際に，最も有用な検査は何でしょうか？　それはズバリ，グラム染色です．もちろん，胸部X線撮影や，場合によってはCTも行います．しかし，原則として画像のみでは診断は困難です．また，画像は起因菌を教えてはくれません．

- 肺炎における血液培養陽性率は決して高くなく（10％程度），**起因菌は喀痰からのみ同定することができる**と考えておくべきでしょう．グラム染色の肺炎の診断に対する特異度は非常に高く，評価に値する喀痰を採取し，グラム染色を行って単一の菌が有意に認められれば，まずその菌が起因菌です（**表4-3**）[1]．

表4-3　喀痰グラム染色—感度・特異度

	感度	特異度
肺炎球菌	57.0%	97.3%
インフルエンザ桿菌	82.3%	99.2%

（Rosón B, et al : Prospective study of the usefulness of sputum Gram stain in the initial approach to community-acquired pneumonia requiring hospitalization. Clin Infect Dis. 2000 Oct ; 31 (4) : 869-74.）

表4-4　Miller & Jones 分類—良質な痰を提出

M1	唾液，完全な粘性痰
M2	粘性痰の中に膿性痰が少量含まれる
P1	膿性痰で膿性部分が1/3以下
P2	膿性痰で膿性部分が1/3〜2/3
P3	膿性痰で膿性部分が2/3以上

- 痰はどんなものでもいいかというと，そんなことはありません．**「評価に値する痰」**が必要です．唾液を採っても意味がありません．喀痰採取は，まずMiller & Jones 分類のP痰を採取することから始まります（**表4-4**）．粘性痰ではなく膿性痰を出してもらいましょう．そして顕微鏡で，その痰が本当に評価に値するかを再度確認します．

表 4-5 Geckler の分類基準—適切な検体を採取

分類	細胞数/1 視野（100 倍）		評価
	白血球数（好中球数）	扁平上皮細胞数	
I	<10	>25	唾液
II	10〜25	>25	唾液
III	>25	>25	痰と唾液
IV	>25	10〜25	ほぼ良質の痰
V	>25	<10	良質の痰
VI	<25	<25	希釈

（Geckler RW, et al : Microscopic and bacteriological comparison of paired sputa and transtracheal aspirates. J Clin Microbiol. 1977 Oct ; 6(4) : 396-9.）

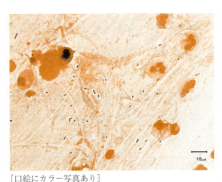

[口絵にカラー写真あり]
図 4-1　肺炎球菌
　　　　（*Streptococcus pneumoniae*）

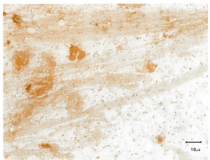

[口絵にカラー写真あり]
図 4-2　インフルエンザ桿菌
　　　　（*Haemophilus influenzae*）

この際に用いる指標が Geckler 分類です**（表 4-5）**[2]．白血球数と扁平上皮細胞数に注目し，Geckler 分類IV・V の痰であれば評価対象です．

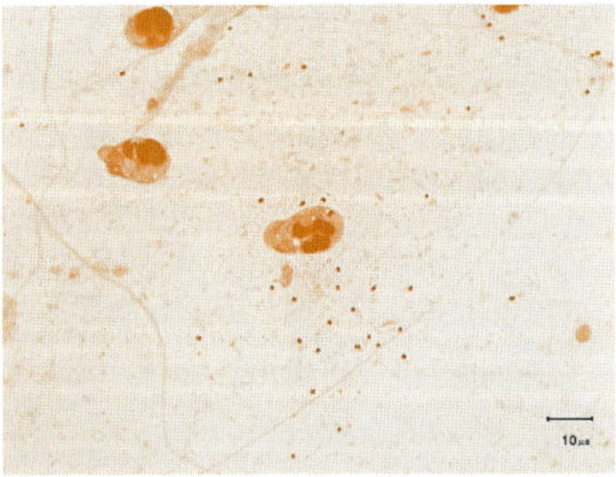

- よく出合う起因菌のグラム染色所見は，目に焼き付けておきましょう．積極的にこれらの菌がいるはずだと思って検鏡しましょう．
  - 肺炎球菌（*Streptococcus pneumoniae*）はグラム陽性双球菌で，莢膜を持っていることが特徴です**（図 4-1）**．
  - インフルエンザ桿菌（*Haemophilus influenzae*）はグラム陰性球桿菌で，小さな球菌，短桿菌が認められます．とにかく，小さいグラム陰性桿菌を見たら可能

[口絵にカラー写真あり]
図 4-3　モラクセラ・カタラリス
　　　　（*Moraxella catarrhalis*）

性が高くなります．疑って探しにいかなければ見逃します**（図4-2）**．
- モラクセラ・カタラリス（*Moraxella catarrhalis*）は，グラム陰性球菌であることが特徴です**（図4-3）**．

☑ 痰が出ない最大の原因は脱水

- 喀痰が重要なことは分かっていても，採れないことも少なくないですよね．そのときに，「痰が出ますか？ 出ませんか．分かりました」とあっさり引き下がってはいけません．とにかく痰を採ることが極めて重要なのです．何としてでも痰を採りたいのです．

- 痰が出ない最大の原因は脱水にあります．そのため，来院時に出なくても点滴（外液）を投与すると痰を得られることはしばしば経験します．しかし，肺炎であった場合には，なるべく早めに抗菌薬を投与開始したいため，輸液の反応を見るよりは，喀痰を誘発して採取したほうがいいでしょう．3〜5％の生理食塩水を吸入させ，痰を出してもらうのです．それでも難しければ，濃度をさらに濃くして行っている施設もあるようです．3〜5％の生理食塩水の吸入でも「ポンッ」と出る人は結構います．それでもダメなら，サクションチューブを使って採取します．ここまでやっても「評価に値する痰」が採取できなければ，仕方がないと思います．「そこまでやるか？」と思う人もいるかもしれませんが，ここまでやらなければ初回の抗菌薬を de-escalation することはできず，いつまでも広域の抗菌薬を投与し続けることになってしまいます．また，痰の検鏡をしなければ，そもそも目の前の患者さんが肺炎かどうかも怪しくなります．

参考文献

1) Rosón B, et al : Prospective study of the usefulness of sputum Gram stain in the initial approach to community-acquired pneumonia requiring hospitalization. Clin Infect Dis. 2000 Oct ; 31(4) : 869-74.
2) Geckler RW, et al : Microscopic and bacteriological comparison of paired sputa and transtracheal aspirates. J Clin Microbiol. 1977 Oct ; 6(4) : 396-9.

診療の原則 21 肺炎③

検体は速やかに検査室へ！

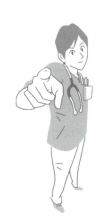

☑ 肺炎球菌は培養しづらい

● 肺炎の診断には喀痰の採取が重要で，それを怠ると起因菌の同定ができないことが分かったと思います．皆さんは，採取した喀痰をどうしているでしょうか？正しく扱っていますか？

● 肺炎を疑い，Miller & Jones 分類 P2 であり，顕微鏡上も Geckler の分類基準で V と評価に値する痰を採取し，肺炎球菌が確認できたとします．自信を持って「今回の肺炎の起因菌は肺炎球菌です！ ペニシリン G で治療しましょう！」と宣言し，治療をしました．臨床経過も良好で，当然喀痰培養でも肺炎球菌が生えると思っていたら，返ってきた培養結果には肺炎球菌の菌名はありませんでした．培養結果が間違っているとは思えません．ということは，グラム染色所見が間違っていたのでしょうか？

● **肺炎球菌は培養で生えづらい**ということを知っておきましょう．喀痰培養から生えたら，それは極めて有力な指標です．肺炎球菌は autolysin という自己融解酵素を持っているため，すぐに壊れてしまうのです．すぐに培地に塗らなければ生えてきません．細菌検査室がない病院では同定が難しいということです．検査に値する痰が採れたら，ただちに培地に塗ら

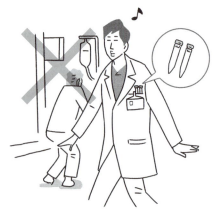

なければなりません．スピッツに痰を採って，それを白衣のポケットに入れてうろうろしてはいけないわけです．

● 喀痰でなくても，採取した検体は速やかに検査室へ提出するようにしましょう．採血や血液ガス分析でも同様です．常温で放置しておくと，どんどん数値は変化していきます．異常な結果が，患者さんの状態を反映しているのではなく，不適切な検体の取り扱いによるものだとしたら困ってしまいます．

診療の原則 22 ▶ 肺炎④

画像で判断してはいけない

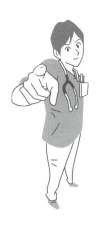

Case
74歳，男性．高血圧以外，特記すべき既往なし．来院前日の就寝前に悪寒を自覚した．当日の朝，起床後から倦怠感，咳嗽，38℃台の発熱を認め，当院救急外来を受診．vital signs は，意識清明，血圧 138/78mmHg，脈拍 120 回/分，呼吸 18 回/分，SpO_2 95%（room air），体温 38.2℃，瞳孔 3/3mm，対光反射両側共に正常．

☑ 画像は診断の答え合わせに使うべし

- 「肺炎は除外診断だ」（☞ p.50：肺炎①）でも述べましたが，肺炎を画像で診断していると誤診につながります．胸部 X 線や CT が撮影できなければ診断できないようでは，画像が撮れない場合に自身で診断ができなくなってしまいます．**画像はあくまで答え合わせ**に使用するようにしましょう．

- Case の患者さんの胸部 X 線撮影を行い，明らかな肺炎像が認められなかった場合には肺炎が否定できるでしょうか？ できないことは前述しましたね．脱水状態である場合，急性期である場合には，はっきりしないことが少なくありません．それでは，胸部異常陰影を認めたら，それは肺炎でしょうか？ これもまた，そうではありません．他部位の感染に伴う急性呼吸窮迫症候群（ARDS），心不全などの可能性もあります．

- 診断だけでなく治療効果判定においても，胸部 X 線はいまいちです．明らかに状態は改善しているにもかかわらず，画像ではばっちり肺炎像が残存している……よくありますよね．実際，重症市中肺炎で入院した患者さんの治療が奏効していても，画像が 7 日以内に正常化していたのは 4 人に 1 人であったという報告もあ

ります[1]．感染症は臓器特異的な所見で評価することが重要です．肺炎であれば，呼吸数や酸素化，聴診所見のほうが画像よりも大切ということです．また，全身状態の指標として，食事摂取量に注目するといいでしょう．画像がひどくなっているように見えても，食事を全量食べられていれば，治療が奏効していないはずはありませんよね．

●「画像を撮影するな！」と言っているわけではありません．筆者も肺炎が疑わしい患者さんでは画像を撮影します．CTが撮影できる環境であれば，胸部X線撮影と併せて行うでしょう．画像で診断するのではなく，画像で裏を取る．これを意識してほしいと思います．

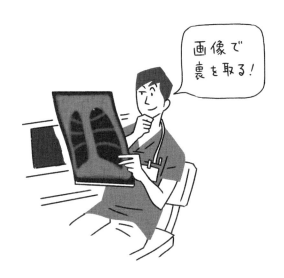

参考文献

1) Bruns AH, et al : Patterns of resolution of chest radiograph abnormalities in adults hospitalized with severe community-acquired pneumonia. Clin Infect Dis. 2007 Oct 15 ; 45(8) : 983-91.

尿中抗原をルーティンに提出するな！

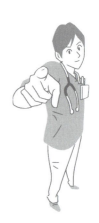

- 肺炎球菌（*Streptococcus pneumoniae*），レジオネラ（*Legionella pneumophila*）に対する尿中抗原は，皆さん使用したことがあるでしょう．どのようなときに使用しているでしょうか？　尿中抗原を使用するには，いくつかの条件があります．

☑ 条件1：グラム染色が最優先である

- 肺炎の起因菌を同定するのに最も優れた検査は，何といってもグラム染色です．グラム染色をすることなく尿中抗原で起因菌検索を行ってはいけません．あたりまえですが，尿中抗原では，肺炎球菌とレジオネラ以外は検出すらされません．

☑ 条件2：偽陽性・偽陰性を意識して結果を解釈しなければならない

- 偽陽性：共通抗原を持つ *Streptococcus mitis* により偽陽性となります．また一度陽性となると数週間から数か月は陽性となります．既感染か新規感染かを見極めなければなりません．肺炎球菌ワクチン接種後も1週間程度は陽性となります．病歴，予防接種の有無の聴取を忘れずに．

- 偽陰性：肺炎球菌およびレジオネラ尿中抗原の感度は70％程度です．陰性だからといって否定できません．また，レジオネラには血清型が複数種類存在しますが，レジオネラ尿中抗原はⅠ型以外は検出できません．

☑ 条件3：陽性であった場合には，肺炎球菌性肺炎として抗菌薬を選択しなければならない

- 肺炎球菌性肺炎であれば，ペニシリンG（カリウム値を気にするのであればアンピシリン）を使用して治療します．肺炎球菌性肺炎だと思っていながら，セフトリアキソンを使用するのはおかしいですよね．だったら，何のために尿中抗原を調べるんだという話です．

- 初期の悪寒の病歴，重度の胸膜炎を認めているため肺炎球菌が考えられるものの，すでに抗菌薬投与後でグラム染色がはっきりしないときなど，あと一歩「この肺炎の原因は肺炎球菌である」と後押ししてほしいときには尿中抗原を使用してもいいかもしれません．とにかく，肺炎球菌尿中抗原を提出するということは，陽性であったときにペニシリンGを選択するということと同義です．注意点は，肺炎球菌性髄膜炎を合併しているときには，まったく話が違うということです．その場合には，セフトリアキソンに加えてバンコマイシンを使用します（☞ p.97：髄膜炎④）．

*

- 最低限，上記のことを意識して尿中抗原を使用するようにしましょう．これらを踏まえると，実臨床で肺炎症例に対して肺炎球菌抗原を使用することはほぼありません．それに対して，レジオネラに関しては，少し話が違います．尿中抗原が陽性であった場合には，特異度は 95～100%[1] と報告されています．本邦の診断の 96% は尿中抗原でなされています．陰性であっても否定できないのは前述の通りですが，陽性であった場合には特異度が高く，目の前の肺炎はレジオネラ肺炎であると診断していいでしょう．その他，培養検査，遺伝子検査である LAMP 法が保険収載されていますが，迅速に結果が出るわけではなく，救急外来では使用しづらい検査です．また，PCR 法や抗体検査などもありますが，実施できるのは一部の施設に限られます．

参考文献

1) Mercante JW, Winchell JM : Current and emerging Legionella diagnostics for laboratory and outbreak investigations. Clin Microbiol Rev. 2015 Jan ; 28(1) : 95-133.

診療の原則 24 　肺炎⑥

重症度を正しく評価せよ！

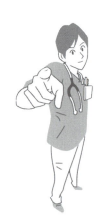

Case

82歳，男性．高血圧，2型糖尿病で近医かかりつけの方．来院数日前から咳嗽と微熱を認め，近医で点滴を受けていた．その後も症状が改善しないため胸部X線撮影を行ったところ，右下葉に浸潤影を認め，細菌性肺炎の疑いで当院へ紹介受診となった．vital signsは，意識レベル2/JCS，血圧146/88mmHg，脈拍110回/分，呼吸24回/分，SpO_2 94%（room air），体温38.0℃，瞳孔3/3mm，対光反射両側共に正常．この患者さんが肺炎だとしましょう．重症でしょうか？

☑ 重症度評価に有効なscoreは？

- 肺炎を正しく診断・治療するためには，重症度の評価が非常に重要です．重症度の評価を怠ると，通院・入院の判断，入院させる場所（一般床 or 集中治療室）の判断を誤り，後で慌てることになってしまいます．

- 肺炎の重症度はどのように評価するのでしょうか？　間違っても画像で評価してはいけません．確かに，浸潤影が広範囲になればなるほど重症の肺炎が多いですが，それだけを頼りにしていると痛い目に遭います．重症度を評価するための有効なscoreがあります．いくつか報告されていますが，CURB-65（**表4-6**）[1)2)]とA-DROP（**表4-7**）[3)]は覚えておくといいでしょう．CURB-65を日本版に作り替えたのがA-DROPです．実際に項目は似ています．これらに該当する項目が多ければ多いほど，重症肺炎ということになります．画像所見はどちらにも入っていませんね．また，A-DROPでは採血結果がなくても重症度の判断が可能です．CURB-65では，BUN以外の4項目（CRB-65）でも重症度評価が可能だと報告されており，やはり重要なのは，検査結果ではなくvital signsということです．

表 4-6 **CURB-65 score** ─ vital signs が重要だ！

C	Consciousness	意識レベル低下あり
U	Uremia	BUN＞20mg/dL
R	Respiratory rate	呼吸回数 30 回/分以上
B	Low Blood pressure	収縮期血圧 90mmHg 以下 or 拡張期血圧 60mmHg 以下
65	65	65 歳以上

(Lim WS, et al : Defining community acquired pneumonia severity on presentation to hospital : an international derivation and validation study. Thorax. 2003 May ; 58(5) : 377-82.)

スコア	リスク	治療場所	30 日死亡率
0 点	低リスク	外来治療	3%未満
1 点	低リスク	外来治療	3%未満
2 点	中リスク	入院を考慮	3〜15%
3 点	高リスク	入院治療	15〜40%
4 点	高リスク	ICU を考慮	15〜40%
5 点	高リスク	ICU を考慮	15〜40%

(林清二・監，倉原優・著：ポケット呼吸器診療 2017．シーニュ，2017．p.39．[Pneumonia in adults: diagnosis and management. NICE Clinical guideline. より引用改変])

表 4-7 **A-DROP score** ─ 検査結果は必要なし？

A	Age	男性 70 歳以上 / 女性 75 歳以上
D	Dehydration	BUN 21mg/dL 以上あるいは脱水あり
R	Respiration	SpO_2 90%以下（あるいは PaO_2 60Torr 以下）
O	DisOrientation	意識障害
P	low blood Pressure	収縮期血圧 90mmHg

重症度分類		治療の場
軽症	0 項目	外来治療
中等症	1 or 2 項目	外来または入院
重症	3 項目	入院治療
超重症	4 or 5 項目 or ショック	ICU 入院

(日本呼吸器学会市中肺炎診療ガイドライン作成委員会・編：成人市中肺炎診療ガイドライン．日本呼吸器学会，2017．)

- CURB-65 と A-DROP では，それぞれ評価項目が 5 項目ありますが，年齢や血圧，SpO_2 は数値化されるため，評価を誤ることはまずありません．しかし，意識，呼吸数，脱水の評価には注意が必要です．
  - **意識**：軽度の意識障害を見逃さないことです．発熱のせい，認知症のせいなどと勝手に判断するのではなく，必ず普段の意識状態と比較しましょう．家族や付き

添いの方に確認すれば分かるはずです．
- **呼吸数**：必ず呼吸数は確認しましょう．まず患者さんの呼吸を真似し，ペースが速いこと，呼吸様式がおかしいことを早期にキャッチし，正確な呼吸数を数えます．間違ってもモニターに出ている呼吸数を鵜呑みにしてはいけません[※]．
- **脱水**の有無：これが最も間違って評価されていると思います．肺炎（特に細菌性肺炎）は，ある日突然に起こるわけではありません．発症の数日前から咳嗽や発熱などがあり，食欲低下を認めていることがほとんどです．救急外来を訪れる多くの肺炎患者は脱水をきたしています．何となく下大静脈径を測定し，脱水の有無を判断してはいけません．病歴や身体所見から脱水の有無を評価するようにしましょう．初診時に痰が出ない，肺炎像がはっきりしない理由は，身体が脱水状態に陥っているからであって，外液などの点滴投与によって喀痰量が増え，翌日の胸部X線撮影ではばっちり浸潤影が認められるというのはよくあることです．

● Case は，82歳の男性で意識障害を認めます．血圧や酸素化は A-DROP の基準に該当しません．現段階では A-DROP 2点です．脱水の有無によって，外来治療が可能か，入院がふさわしいかを判断することになるわけです．もちろん，点数は絶対的なものではありません．患者背景や基礎疾患など考慮する因子はたくさんあります．総合的に判断することが重要なのはもちろんですが，脱水の評価を怠り，重症患者を軽症に見積もってしまっているケースをよく目にします．高齢者では脱水はあるものと考えて身体所見を取り，経口摂取が可能かどうか必ず確認するようにしましょう．

● Case の患者さんは，経口摂取も不十分であり，A-DROP 3点と判断して入院加療としました．救急外来では酸素化が保たれ，酸素投与は不要でしたが，輸液開始後に喀痰排泄量が増え，酸素が必要な状態となりました．これを予期しておかなければなりません．一般床へ入院後，夜間に呼吸状態が悪化し，慌てて集中治療室へ転床させるようではいけません．

参考文献

1) Lim WS, et al : Defining community acquired pneumonia severity on presentation to hospital : an international derivation and validation study. Thorax. 2003 May ; 58(5) : 377-82.
2) 林清二・監，倉原優・著：ポケット呼吸器診療2017，シーニュ，2017．p.39．［Pneumonia in adults: diagnosis and management. NICE Clinical guideline． より引用改変］
3) 日本呼吸器学会市中肺炎診療ガイドライン作成委員会・編：成人市中肺炎診療ガイドライン，日本呼吸器学会，2017．

※ ベッドサイドモニターでは呼吸回数や呼吸の波形が表示されていますが，これは電極間の電気抵抗変化から呼吸回数を測定しています．患者さんの体動などで容易に変化してしまいあてにならないことが多いため，モニターで判断してはいけません．

診療の原則 25　肺炎⑦

*Legionella*を忘れずに！

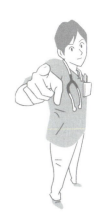

56歳，男性．最近の病院受診歴なし．来院2日前から仕事を休んでいた．来院当日，職場の敷地内で倒れているところを発見され，救急要請．vital signsは，意識レベル2/JCS，血圧160/98mmHg，脈拍113回/分，呼吸30回/分，SpO$_2$ 98%（room air），体温38.2℃，瞳孔3/3mm，対光反射両側共に正常．左下肺野にcrackleを認め，同部位に肺炎像を認めた．喀痰グラム染色を行ったところ菌は同定できなかった[1]．さあ，抗菌薬の選択は？

- この患者さんは，タイトルにもある通り，レジオネラ肺炎でした．皆さん，疑うことができたでしょうか？　レジオネラ肺炎というと，「温泉」「クレアチンキナーゼ上昇」「低ナトリウム血症」などがキーワードですが，疑うポイントはそれだけではありません．実際に救急外来で経験するレジオネラ肺炎症例は，①重症肺炎，②βラクタム系抗菌薬が無効な肺炎，③肺炎像は認めるもののグラム染色で起因菌がはっきりしない肺炎，④肺外症状を認める肺炎，⑤比較的徐脈を伴う肺炎，です．それぞれ確認していきましょう．

☑ ①重症肺炎

- 敗血症性ショック，人工呼吸を要する重症肺炎では，必ずレジオネラ肺炎を鑑別の上位に挙げましょう．グラム染色で明らかな起因菌が同定できれば，それをターゲットに抗菌薬を選択すればいいですが，同定できない場合には，初回の抗菌薬としてアジスロマイシンやレボフロキサシンなど，レジオネラ肺炎をカバーできる抗菌薬を選択しましょう．重症だからといって，メロペネムやピペラシリン・タゾバクタムを選択して安心してはいけません．

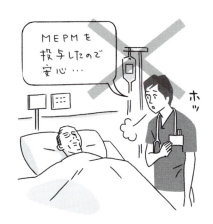

☑ ② βラクタム系抗菌薬が無効な肺炎

- 近医からの紹介で多いパターンです．セフトリアキソンやアンピシリン・スルバクタムを肺炎に対して投与しても良くならなかった場合には，レジオネラ肺炎も考える必要があります．もちろん，投与量や投与間隔が正しくなかった場合には，その限りではありません．膿胸，肺膿瘍，閉塞性肺炎だってあり得ます．しかし，上記の通り，レジオネラ肺炎を考えるか否かで抗菌薬の選択は大きく変わるため，意識しておく必要があるわけです．

☑ ③肺炎像は認めるもののグラム染色で起因菌がはっきりしない肺炎

- レジオネラ肺炎以外に，マイコプラズマ，クラミドフィラは，原則としてグラム染色では菌が見えません．評価に値する喀痰を採取してグラム染色したにもかかわらず，菌が認められない場合には，レジオネラ肺炎も鑑別に入れる必要があります．

☑ ④肺外症状を認める肺炎

- 肺炎を疑わせる呼吸器症状ではなく，意識障害や頭痛，腹痛などの肺外症状を主訴に来院するパターンです（表4-8）[2]．主訴からレジオネラ肺炎が鑑別に挙がらなければ，肺の所見を取りにいくことができないかもしれま

表4-8 レジオネラ肺炎の肺外症状

中枢神経系	意識障害，頭痛，めまい，昏迷
心血管系	比較的徐脈，心筋炎，心内膜炎
消化器	軟便，水様性下痢，腹痛
腎	顕微鏡的血尿，乏尿，腎不全
検査値異常	肝機能上昇，電解質異常，CPK上昇（まれに横紋筋融解症）

(Cunha BA : Legionnaires' disease : clinical differentiation from typical and other atypical pneumonias. Infect Dis Clin North Am. 2010 Mar ; 24(1) : 73-105.)

せん．何となく画像を撮影しても，あるものと思って読影しなければ容易に見落とします．頭痛を認める患者さんでなんだか酸素化が若干悪い，Case のように意識障害患者で年齢のわりに酸素化が悪いという所見から疑えるかがカギとなります．

☑ ⑤比較的徐脈を伴う肺炎

- これは有名ですね．β 遮断薬など薬剤の影響で脈が上がらない患者さんが多いですが，意識しておくと助けられることもあります．覚えておきましょう．

- 比較的徐脈は，体温が上昇しているにもかかわらず，適切な脈拍増加を見ない状態です．一般的には，体温が 1℃上昇すると最大 18 回の脈拍上昇が認められます．39℃以上にもかかわらず脈拍が 110 回/分未満の場合，40℃以上にもかかわらず脈拍が 130 回/分未満であった場合に比較的徐脈と呼びます．39℃未満の場合や，β 遮断薬などの薬剤を内服している患者さんでは，比較的徐脈の有無は言及しないほうがいいでしょう．

*

- 以上，5 つの項目を意識して，該当するような症例ではレジオネラ肺炎を鑑別の上位に入れて鑑別します．重症肺炎で，グラム染色所見がはっきりしない場合などが典型的です．たとえ尿中抗原が陰性であったとしても感度は高くなく，重症であるという理由のみでもレジオネラをカバーできる抗菌薬を選択する根拠となるのです．

参考文献

1）坂本壮：レジオネラ肺炎に横紋筋融解症，急性腎不全を合併し，血液浄化を必要とした 1 例．ICU と CCU．2009；33（別冊号）：S171-3．
2）Cunha BA：Legionnaires' disease：clinical differentiation from typical and other atypical pneumonias. Infect Dis Clin North Am. 2010 Mar；24（1）：73-105．

診療の原則 26 ▶ 肺炎⑧

結核を忘れるな！

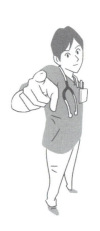

✓ 結核を忌み嫌うことなかれ

● 肺炎と常に鑑別しなければならないのが結核です．結核をいつ疑うか，これは本当に難しい問いです．あらゆる症状において結核で説明できないものはないと言っても過言ではありません．カンファレンスの鑑別疾患で結核を挙げておけば，おそらく誰も絶対に違うとは言えないでしょう．だからといって，肺炎疑いの患者さんが来るたびに「結核の可能性も否定できない」と言っていては，個室がいくつあっても足りません．ここでは，最低限疑わなければならない状況を理解し，疑った場合にはどのようにするべきかを学びましょう．

● 結核をいつ疑うか─．感染症コンサルタントの岸田直樹先生は，**誰かが「結核かも？」と言ったら，結核疑いとして対応する**のが望ましいと話されていました．救急外来で多くの患者さんを診ている医師であれば，誰もが一度は結核を見逃したことがあるのではないでしょうか？　その際，鑑別にすら挙がらなかった場合には仕方ありませんが，鑑別に挙がっていながら，「まさか結核ではないよな」と根拠のない理由で否定していることが少なくありません．このように考えてしまう理由の一つに，結核であった場合には入院対応がしづらいことが挙げられます．日本は結核の中蔓延国であり，結核の可能性が高い場合や，結核の診断が付いた場合には，指定病院で治療が行われます．特定の病院でのみ治療が行われることが多いため，一般の病院では「結核の疑い」だけで恐れ，対応を嫌がる傾向にあります．「先生，結核なんて，この病院じゃ診ることができませんよ」とベテランの看護師から言われた経験のある人もいるでしょう．しかし，本当にそうでしょうか？　結核の治療は専門性が高いかもしれませんが，結核を疑ったときの対応はそれほど難しくありません．やることは限られているのです．以下の2点です．

1. 疑ったら「結核扱い」として隔離する

- これが一番大切です．これができないから難しいのです．できないがゆえに「結核ではないだろう」といとも簡単に否定してしまうのです．「根拠のない楽観は禁物です」[※1]．

- 本来は陰圧室で隔離するのが望ましいですが，陰圧室を作るのは意外と難しく，病室の前に前室を作るなど条件がたくさんあります．多くの病院で陰圧室は数少なく，ない病院も多いでしょう．その場合には個室に隔離すればOKです．ただし，条件があります．それは，患者さんにはマスクをしてもらい，接する医師・看護師などはN95マスクを着用して対応することです．つまり，「結核ではない」と判るまで，「結核である」として対応するのです．気軽に隔離できる環境が作り上げられれば最高です．

2. 喀痰の3連痰，PCR，培養を提出する

- 結核の恐ろしい点は空気感染するということです．感染力が高いからこそ怖いのです．塗抹検査が陰性でも，PCRが陰性でも，培養検査が陰性でも，結核である可能性はあります（culture-negative TB）．ただし，塗抹検査が陰性であれば，感染力はグッと下がります．PCRも陰性であればさらに下がります．病院ごとに多少の違いはあると思いますが，培養の結果が判明するまでには数週間かかるのに対して，3連痰，PCRは2日程度で判明します．

- 喀痰の3連痰は，8時間以上空けて提出すればOKです．来院時，8時間後，隔離の翌日に採取すればいいでしょう（3日は必要なく2日で対応可能です[※2]）．塗抹検査が陽性であれば結核対応が可能な病院へ連絡です．

- 「結核の可能性が高い」と考えている場合には，いかなる検査結果であっても隔離は解除できません．しかし，「結核の可能性が低い」と考えている症例では，塗抹検査，PCRが陰性であれば基本的には隔離解除でOKでしょう（各病院のプロトコールに従ってください）．

*

※1：映画『シン・ゴジラ』（東宝，2016）より．
※2：施設によって対応が異なることがあるため，必ず当該施設のマニュアルを確認してください．

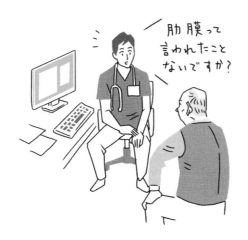

- 結核をいつ疑うか，この問いに明確に答えることはできませんが，長引く咳，空洞病変などの胸部画像は代表的な疑うきっかけです．その他，高齢者の結核の既往には要注意です．たとえ治療をしっかり行ったと患者さんが訴えたとしても，です．結核の治療が確立したのは1996年と意外と最近なのです．つまり，いつ結核の治療をしたのかが重要です．例えば，80歳の方が20歳代に結核の治療を受けていた場合，それは十分ではないと考えなければならないのです．「以前に結核に罹ったけれども治療した」という病歴を聞いたら，安心するのではなく焦りましょう．

- ところで，結核の既往を正しく聞き出せますか？「結核に罹ったことはありませんか？」と聞くだけでは不十分です．結核はまたの名を「肋膜」「肺浸潤」と呼ばれていました．明治初期までは「労咳」と呼ばれていたそうです．これらを踏まえて結核の既往を聞き出しましょう．

- 「結核かな？」と思ったら，隔離して3連痰，PCR，培養を提出．検査前確率を意識して，その後の結果を解釈し，しかるべき対応を取る．ただそれだけです．医師だけでなく，看護師や臨床検査技師など，病院全体での対応の統一が不可欠です．

診療の原則 27　肺炎⑨

むせ込んだからといって誤嚥性肺炎とは限らない！

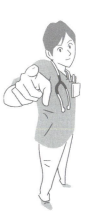

84歳，女性．認知症のため特別養護老人ホームに入所中．夕方の検温時に38.2℃の発熱を認め，SpO_2が92％と普段と比べて低下していた．心配した施設職員と共に救急外来を受診した．何を考え，どのように対応しますか？

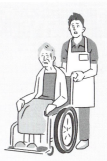

☑ 誤嚥性肺炎を正しく知ろう！

- Caseのような病歴で救急外来を受診する患者さんは多く，すぐに思い付く鑑別は「誤嚥性肺炎」でしょう．誤嚥性肺炎は罹患率が高く，実際に年間で多くの症例を経験します．Caseのような病歴以外に院内発症例も多く，誰しも経験があると思います．しかし，診断する際に意識しておかなければならないのは，「本当に誤嚥性肺炎か？」ということです．コモンな疾患だけに，高齢者がむせ込んだ後に酸素化が悪化すると「誤嚥性肺炎でしょ？」と考えたくなる気持ちは分かりますが，他にも常に鑑別として意識しておくべき病態があります．それが化学性肺臓炎です．

☑ 化学性肺臓炎 vs. 誤嚥性肺炎

- 誤嚥性肺炎と肺臓炎，似て非なる病態です．肺臓炎は簡単に言うと，誤嚥した食事などの物質が一時的な炎症の原因となり，発熱や酸素化の低下を引き起こす病

態です．そこに細菌感染は無関係ですから，炎症が治まるのを待てばいいのです．当然，抗菌薬は不要です．それに対して，誤嚥性肺炎は口腔内の常在菌を中心とした細菌が関与した肺炎です．この場合には抗菌薬治療が必要になります．抗菌薬を使用するか否か，これは患者さんにとって非常に大きな問題であり，安易な抗菌薬処方は避けなければなりません．

● 誤嚥性肺炎と肺臓炎，どのように鑑別するのでしょうか？ X線撮影でしょうか？ グラム染色でしょうか？ 両者の鑑別に役立つのは検査ではありません．重要なのは患者背景です．私たちも勢いよく食べたり飲んだりしたときにむせ込んだ経験はありますよね．しかし，それが原因で酸素吸入を要することはありません．また，睡眠中には健常者でも少量の誤嚥をしていますが，肺炎を起こすことはまずありません．なぜなら，肺胞マクロファージなどの機能によって肺炎発症が予防されているからです．つまり，防御機能が低下した場合や，防御機能を超える量の細菌を誤嚥しない限り，誤嚥性肺炎は起こらないのです．

● 意識障害患者で考えてみましょう．意識がしっかりしていれば喀痰排泄可能でも，重度の意識障害を認めればそれができず肺炎を発症します．脳卒中後，薬物過量内服後などの発症はよく経験します．それ以外に経鼻胃管，気管挿管，気管切開などで異物が挿入されている場合にも，外と交通があるため誤嚥のリスクとなります．つまり，誤嚥性肺炎は，このような防御機能が破綻している患者さん以外では通常は起こり得ないのです．食事をむせ込んだからといってそう簡単に肺炎は起こさず，起こすとしても抗菌薬が不要な肺臓炎ということです．酸素化の低下を認めた場合でも，酸素は必要でも抗菌薬は不要です．

● 実際の臨床では，誤嚥性肺炎なのか肺臓炎なのか悩む状況も少なくありません．脳梗塞後で失語や麻痺は認めるものの，今まで問題なく食事を摂っていた方が誤嚥性肺炎らしい所見を認めた場合などが典型的です．酸素化を維持するのに 2L 程度の酸素を要するような状況として，皆さんは抗菌薬を投与するでしょうか？議論が分かれるところではあるかもしれませんが，待てる状況であれば急いで抗菌薬を投与する必要はないと筆者は考えます．細菌性肺炎を考える状況であれば早期の抗菌薬投与が推奨されますが，vital signs が比較的安定していて，肺臓炎も鑑別に挙がる状況であれば慎重に経過を見るという方針も取れると思います（もちろん，fever work up などのしかるべき対応は行います）．

● 繰り返し誤嚥性肺炎を起こしている患者さん，訪問診療中でどうしてもこまめに経過を見ることができない患者さんでは，肺臓炎を鑑別に挙げながら抗菌薬投与を行うこともありますが，入院中の患者さんでは経過を見ながら，vital signs，身

体所見を評価して判断することをお勧めします．数日内に酸素を終了することができれば肺臓炎であったと判断し，抗菌薬は不要です．時間経過とともに呼吸状態が悪化するような場合には，抗菌薬投与へ踏み切ればいいでしょう．とにかく，「むせ込んだから誤嚥性肺炎→抗菌薬投与」という安直な考えはやめましょう．

☑ 胃瘻でも誤嚥性肺炎は防げない！

- 誤嚥性肺炎が起こる機序が理解できていれば，胃瘻で栄養を管理していても誤嚥性肺炎は起こりうることが分かると思います．食事の経口摂取でむせ込んだために肺炎が起こるのだと思っている人は多いですが，そうではなく誤嚥性肺炎は唾液を知らず知らずのうちに誤嚥してしまうこと（不顕性誤嚥），そして防御機構が正常に機能していないことで起こりうるものであることを理解しておきましょう．

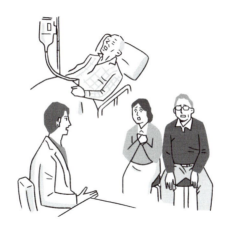

診療の原則 28　肺炎⑩

予防に勝る治療なし！

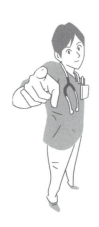

- 細菌性肺炎，誤嚥性肺炎，どちらにしても起こってしまったらなかったことにはできません．肺炎球菌性肺炎には重篤化を防ぐために肺炎球菌ワクチンが推奨されていますが，誤嚥性肺炎にはワクチンは存在しません．肺炎に罹患しないために，うがいや手洗い，マスク着用などはあたりまえとして，その他，誤嚥性肺炎を起こさないために心がけておくことはあるでしょうか？　誤嚥性肺炎は残念ながら繰り返す病気です．その繰り返す原因が自分たちにあるかもしれないことを知っておく必要があります．誤嚥性肺炎を起こさないために以下の4点は必ず意識しておきましょう．

1. 口腔ケア

- 誤嚥性肺炎の患者さんの口腔内を見ると，齲歯が多発していることが多いことに気づきます．これをそのまま放置してはいけません．口腔衛生を改善させることで10％程度，呼吸器感染症のリスクを下げることができます[1]．

2. リハビリテーション

- 入院後3日以内に理学療法士によるリハビリテーションを開始すると，肺炎の発症予防，さらには予後改善効果があります．離床を促し，臥床による筋力低下を起こさないように心がける必要があります．

3. head up 30°

- 誤嚥しづらい体位で管理する必要があります．日中，夜間ともにベッドを30° up

し，管理しましょう．

4. 薬剤管理

- 「くすりもりすく」，これは常に意識しておく必要があります．誤嚥性肺炎患者に出会ったら，処方されている薬を確認し，継続する必要があるか否か見直しましょう (**表4-9**)[2)3)]．不眠に対するベンゾジアゼピン系薬剤，抗コリン作用のある薬，利尿薬を内服している患者さんは非常に多いものです．

表4-9　誤嚥性肺炎と薬剤
　　　　―この薬剤に要注意

①抗精神病薬
②ベンゾジアゼピン系薬剤
③口腔乾燥を起こす薬剤（抗コリン作用のある薬，三環系抗うつ薬，SSRI，利尿薬）

(Nosè M, et al : Antipsychotic drug exposure and risk of pneumonia : a systematic review and meta-analysis of observational studies. Pharmacoepidemiol Drug Saf. 2015 Aug ; 24(8) : 812-20. /Teramoto S, et al : Update on the pathogenesis and management of pneumonia in the elderly-roles of aspiration pneumonia. Respir Investig. 2015 Sep ; 53(5) : 178-84.)

参考文献

1) Sjögren P, et al : A systematic review of the preventive effect of oral hygiene on pneumonia and respiratory tract infection in elderly people in hospitals and nursing homes : effect estimates and methodological quality of randomized controlled trials. J Am Geriatr Soc 2008 Nov ; 56(11) : 2124-30.
2) Nosè M, et al : Antipsychotic drug exposure and risk of pneumonia : a systematic review and meta-analysis of observational studies. Pharmacoepidemiol Drug Saf. 2015 Aug ; 24(8) : 812-20.
3) Teramoto S, et al : Update on the pathogenesis and management of pneumonia in the elderly-roles of aspiration pneumonia. Respir Investig. 2015 Sep ; 53(5) : 178-84.

第 5 章
尿路感染症
urinary tract infection

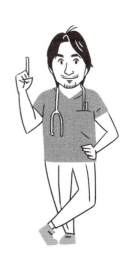

診療の原則 29　尿路感染症①

尿路感染症は除外診断だ！

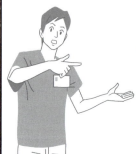

Case　80歳，女性．高血圧，2型糖尿病，骨粗鬆症で当院内科かかりつけ．来院当日の起床時から悪寒戦慄を伴う38℃台の発熱，下腹部の違和感を認め，以前に処方されたアセトアミノフェンを内服して自宅で様子を見ていたが，嘔気を伴い食事摂取も困難となり，心配した娘と共に救急外来を独歩受診した．vital signsは，意識清明，血圧128/72mmHg，脈拍118回/分，呼吸18回/分，SpO_2 98%（room air），体温38.4℃，瞳孔3/3mm，対光反射両側共に正常．何を考え，どのように対応しますか？

☑ 何でもかんでも尿路感染症にしてはならない

- この患者さんはどのような状態でしょうか？　qSOFAは満たしませんがSIRS criteriaは満たす状態ですね（☞p.36：敗血症①）．救急外来で重要なことは，「敗血症である」と確定することよりも「敗血症の可能性がある」ことを早期に認識して対応することです．敗血症を見逃さないために重要なことは，「声をかけ，脈を触れ，呼吸をまねよ」です（☞p.144：意識障害⑧）．発熱や頻脈を認め，感染症が考えられたら，次に行うことはfocus検索ということになります．focus検索を行い，「感染巣は○○の可能性が高い」と判断して検査を行わなければ検査結果の解釈を誤ります．

- 疫学を頭に入れておきましょう．まずは頻度の高い原因から考えるのが救急外来における鑑別の王道です．敗血症，敗血症性ショックのfocusとして頻度が高いのはどこでしょうか．肺炎，尿路感染症，腹腔内感染症，皮膚軟部組織感染症の頻度が高く，敗血症性ショックではおおよそ表5-1[1]の通りです（Sepsis-3以前

の定義ですが，頻度は変わらないでしょう）．重症度が増すと，蜂窩織炎などの皮膚軟部組織感染症よりも胆管炎などの腹腔内感染症の頻度が上昇します．さらに，若年成人と比較して高齢者は，市中肺炎は3倍，尿路感染症はなんと20倍のリスクがあると言われています[2]．高齢者の敗血症症例では，肺炎と尿路感染症はまず考える必要があるのです．特にCaseのように女性の場合には，尿路感染症の可能性がさらに上がることは想像にかたくないでしょう．

表 5-1　敗血症性ショックの focus

感染巣	頻度
肺	33.0%
尿路	21.2%
腹腔内	13.2%
皮膚軟部組織	7.2%
中枢神経	0.7%
不明	12.7%

（ProCESS Investigators, et al : A randomized trial of protocol-based care for early septic shock. N Engl J Med. 2014 May 1 ; 370(18) : 1683-93.）

- 上記の理由から，高齢者の多い救急外来では，敗血症を疑ったら肺炎や尿路感染症を考え，女性の場合には尿路感染症を積極的に疑って鑑別を進めます．ポイントは，肺炎の章（☞ p.50）でも述べましたが，**尿路感染症も肺炎と同様に除外診断である**ということです．尿路感染症の臓器特異的な所見である頻尿，排尿時痛，残尿感，腎叩打痛などは高齢者でははっきりしないことが多く，また意識障害を伴う症例も多いことから身体所見を取りづらいことが少なくありません．それがゆえに，尿が濁っているから，尿が臭うから，尿検査で白血球が陽性だから，尿に菌を認めるからという誤った判断材料から尿路感染症と診断してしまうのです[3]．これらの所見は，尿路感染症の際に認めることはありますが，絶対的なものではありません．尿路感染症は高齢女性で頻度が高いのは事実ですが，だからといって何でもかんでも尿路感染症と判断してはいけません．いつ疑い，どのように診断するのか，この章でいま一度確認しておきましょう．

参考文献

1) ProCESS Investigators, et al : A randomized trial of protocol-based care for early septic shock. N Engl J Med. 2014 May 1 ; 370(18) : 1683-93.
2) Gavazzi G, Krause KH : Ageing and infection. Lancet Infect Dis. 2002 Nov ; 2(11) : 659-66.
3) Schulz L, et al : Top Ten Myths Regarding the Diagnosis and Treatment of Urinary Tract Infections. J Emerg Med. 2016 Jul ; 51(1) : 25-30.

診療の原則 30　尿路感染症②

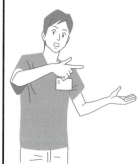

症状がなければ治療するな!

- 尿路感染症はどのように診断するべきでしょうか？ 頻尿，排尿時痛，残尿感，腎叩打痛などの臓器特異的所見を認める場合には，尿所見と合わせて診断することは問題ありません．問題となるのは，これらの臓器特異的所見を認めない場合，はっきりしない場合です．しばしば経験する高齢者の発熱では，頻度からも尿路感染症を考えて精査しますが，そこにはいくつかの注意点が存在することを常に意識しておかなければならないのです．

☑ 尿路感染症は除外診断である

- 前項で述べた通り，尿路感染症は頻度が高いため，高齢者（特に女性）の発熱，意識障害，敗血症患者では鑑別の上位に挙げますが，絶対的な指標が存在しないため他の原因がないかを常に意識して診療に当たる必要があります．急性腎盂腎炎だと思ったら胆管炎であった，蜂窩織炎であった，肝膿瘍であった，インフルエンザであった，偽痛風であった……．皆さんも経験あるのではないでしょうか．尿路感染症以外の「らしい所見」も意識して対応しましょう．

☑ 無症候性細菌尿の可能性を考える

- 無症候性細菌尿とは，尿路感染症を示唆する所見がないにもかかわらず，尿を培養すると女性なら2回続けて同一菌が 10^5 cfu/mL 以上，男性なら1回でも 10^5 cfu/mL 以上の菌が検出される病態をいいます（尿道カテーテル挿入中は 10^2 cfu/mL 以上）．高齢者，特に糖尿病患者ではしばしば見られる現象です．

- 細かな数値は置いておいて，症状を認めなくても検査結果では尿路感染症のよう

に見えてしまう状態があるということを知っておけば OK です.

- 「無症候性細菌尿は無視をする！」と覚えておきましょう．無症候性細菌尿を治療しても将来の尿路感染の予防につながらないことが分かっています．症状がなければ放置です．ただし，何にでも例外は付き物で，妊婦，泌尿器科手術前の患者さんでは治療対象です．

☑ 尿の細菌は菌血症の結果かもしれない

- 尿に菌が存在するときに，無症候性細菌尿以外にもう一つ考えるべき病態があります．それは，菌血症の存在です．他部位の感染症によって菌血症となり，結果として尿に菌を認めるということです．日常診療でよく経験するのは，尿から黄色ブドウ球菌が検出され，その原因は感染性心内膜炎や椎体炎であったという症例です．腎臓は血管の豊富な臓器であり，黄色ブドウ球菌にかかわらず，菌血症の状態では尿中からも菌が検出されうるということを覚えておきましょう．

- 黄色ブドウ球菌など，通常は尿路感染症を起こし得ない菌が尿から検出されたら要注意なのです．尿路感染症として治療するのも間違い，尿路感染症ではないと考えて放置するのも間違いです．

- 尿路感染症に絶対的な診断基準が存在しないこと，無症候性細菌尿という病態があること，菌血症の結果として細菌尿を認めることがあることから，尿路感染症の診断は侮れないことが分かったと思います．重要なことは病歴や身体所見を重視すること，検査結果を正しく解釈することというあたりまえのことですが，常に意識しておかなければ容易に罠にはまってしまいます．注意しましょう．

診療の原則 31　尿路感染症③

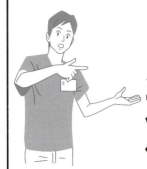

閉塞は速やかに解除せよ

- 尿路感染症——．この言葉には膀胱炎，急性腎盂腎炎，前立腺炎などいくつかの疾患が含まれています．疾患ごとに治療期間が異なることから，これらは正確に分ける必要があります．「○歳の女性，尿路感染症の方です」という研修医のプレゼンテーションをよく耳にしますが，これではダメなのです．

- 尿路感染症の中で最も緊急性が高く，重症化しやすいのはどのような状態でしょうか．それは急性閉塞性腎盂腎炎です．尿管結石など閉塞機転を伴う急性腎盂腎炎は適切な対応を取らなければあっという間に敗血症性ショックに陥ります．このスピードの単位は days でなく hours です．安定しているように見えても，あれよあれよという間にショックに陥ります．

☑ 5D の選択を適切に！

- 細菌感染症の治療は抗菌薬だけではありませんでしたね．5D の選択を適切に行うことが重要でした（☞ p.44：敗血症④）．当然，抗菌薬も培養採取後に投与しますが，閉塞を解除しない限り，いくら適切な抗菌薬を投与しても救命できません．drug だけではなく drainage が必要ということです．

☑ 泌尿器科医への連絡を怠るな！

- 急性閉塞性腎盂腎炎に対しては，迅速な閉塞解除が推奨されています[1]．しかし，いつ，どのタイミングで外科的な介入を行うべきかは明確には決まっていません．敗血症性ショックに陥っている状態であれば迷うことはありませんが，初期輸液や抗菌薬投与で状態は安定している場合には迷うことがよくあります．

- 泌尿器科医が 24 時間体制でいる病院，泌尿器科がない病院，泌尿器科医はいるけれども夜間はオンコール体制の病院など，施設ごとに状況は異なるとは思います．すぐに相談可能な状況では困りませんが，一報する必要がある場合には迷うものです．しかし，迷っている暇はないのです．今すぐにドレナージを行わなくても，経過次第では行うこともあるため，急性閉塞性腎盂腎炎患者が来たら泌尿器科へ連絡し，情報を共有しておきましょう．泌尿器科医が多数いる病院は少なく，定時の手術や外来の合間を見て処置を行ってもらうことも多いため，事前に情報を伝えておくことは非常に重要なのです．

- ちなみに，閉塞を解除するためには，尿管ステント，腎瘻造設の 2 つの選択肢があり，いずれも同等の効果があります[2]．

☑ 備えあれば憂いなし

- 自分が働いている病院で急性閉塞性腎盂腎炎患者が来院したら，どのように対応するのか確認しておきましょう．何でもかんでも呼び出されては泌尿器科医も大変です．しかし，不安定な状態に陥ってから呼ばれても，また困ってしまいます．来院した段階で一報を入れる，結石の位置や大きさから自然排石が困難と考えられる場合には連絡する，患者背景で○○を満たす場合には連絡する……など，あらかじめ決まっていると迷うことはなくなるでしょう．

参考文献

1) Pearle MS, et al : American Urological Assocation : Medical management of kidney stones : AUA guideline. J Urol. 2014 Aug ; 192(2) : 316-24.
2) Pearle MS, et al : Optimal method of urgent decompression of the collecting system for obstruction and infection due to ureteral calculi. Urol. 1998 Oct ; 160(4) : 1260-4.

診療の原則 32 ▶ 尿路感染症④

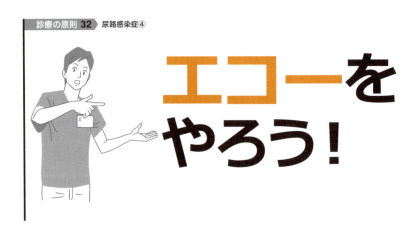

エコーをやろう！

✓ 尿路感染症の診断には既往歴が大事！

- 尿路感染症は除外診断であり，閉塞機転がある場合には要注意であることは分かったと思います．それでは，Case（☞ p.78）の患者さんに対して具体的にどのようにアプローチしていくのが適切でしょうか．

- 病歴や身体所見に重きを置くことは大前提です．感染症のfocus検索は非常に重要であり，検査結果ではなく臓器特異的な所見を身体所見から見出すことが重要です．高齢女性の発熱であるため，感染症であればfocusとして尿路は考えます（☞ p.78：尿路感染症①）．尿路感染症の臓器特異的所見は頻尿，残尿感，排尿時痛，腎叩打痛が代表的であるため，その有無を確認します．

- また，膀胱炎に代表される尿路感染症は繰り返すことも多く，一度罹患したことのある疾患は患者自身が症状を最も理解しているものです．以前にかかったことがある場合には，そのときの症状と同様か否かを確認しましょう．尿路感染症に関しては，臓器特異的な所見よりも患者さんの既往歴のほうが診断に寄与します[1]．「以前に膀胱炎や腎盂腎炎にかかったことはありませんか？」と確認し，既往があれば，そのときの症状と同様か否かを確認しましょう．

- 臓器特異的所見や既往歴があれば診断は比較的容易ですが，どちらもないことが多いため診断を難しくさせます．ここで何となく尿を提出してしまうと検査結果に依存してしまうことになるため，検査前確率を上げるために「らしい病歴や所見」を集めることが重要です．

☑ 悪寒戦慄に注目！

- 悪寒戦慄は，菌血症を疑う一つのサインです（☞ p.42：敗血症③）．悪寒戦慄を疑わせる病歴を認める場合には，尿路感染症（急性腎盂腎炎）や胆管炎を積極的に疑い，身体所見を注意深く取りにいきましょう．その際のポイントは，表情を見ながら触診することです．高齢者や意思疎通が難しい患者さんでは，わずかな表情の変化を見逃さないことが重要です．

☑ 尿路感染症を疑ったらエコー！

- 尿路感染症を疑ったらエコーをやる癖を付けておきましょう．①閉塞機転の有無を確認する，②尿路感染症以外の疾患を除外することが主な目的です．

1. 閉塞機転の有無を確認する

- 閉塞機転を伴う疾患としては，前項で述べた尿管結石などによる急性閉塞性腎盂腎炎が代表的です．それ以外に膀胱結石に伴って繰り返し尿路感染症を起こす場合もあります．水腎症の有無を確認するとともに，膀胱にもエコーを当てましょう．

2. 尿路感染症以外の疾患を除外する

- 尿路感染症は除外診断でした．急性腎盂腎炎だと思ったら胆管炎であった，肝膿瘍であった，虫垂炎であった，憩室炎であったなど，皆さんも経験があると思います．胆嚢や肝臓をはじめとして腹腔内の臓器をエコーで確認し，尿路感染症以外の可能性がないかを確認しましょう．

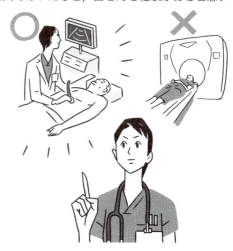

- エコーで水腎症があったら要注意です．急性閉塞性腎盂腎炎が考えられ，外科的な介入が必要になるからです．完全閉塞の場合には，尿中に菌が認められないこともあります．尿検査が当てにならず，エコーの所見で疑うしかないのです．

- Case（☞ p.78）では急性腎盂腎炎を疑いエコーを行ったところ右水腎症を認め，最終的に尿管結石に伴う急性閉塞性腎盂腎炎と診断し，泌尿器科医と共に対応しました．CT が迅速に撮影可能な施設や時間帯であれば悩むことは少ないかもしれませんが，いつでも撮れると思ってはいけません．また，来院時に vital signs が安定しているように見えても，閉塞機転のある感染症はあっという間にショックに陥る可能性があります．病歴，身体所見，vital signs に重きを置き，検査では非侵襲的でベッドサイドで施行可能なエコーを行いましょう．

参考文献

1) Bent S, et al : Does this woman have an acute uncomplicated urinary tract infection? JAMA. 2002 May 22-29 ; 287(20) : 2701-10.

第 6 章

髄膜炎

meningitis

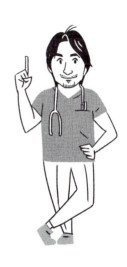

診療の原則 33 ▶ 髄膜炎①

意識障害を軽視するな!

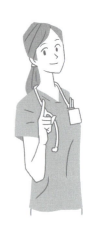

Case

71歳，男性．病院受診歴なし．来院数日前から38℃台の発熱，頭痛を認め，近医を受診．副鼻腔炎の診断でアセトアミノフェン，レボフロキサシンの処方を受け，自宅で様子を見ていた．その後，解熱傾向にはあったが，元気がなく，食事が摂れないため，心配した娘が救急要請し，当院へ救急搬送となった．意識レベル E3V4M6/GCS，血圧140/80mmHg，脈拍100回/分，呼吸22回/分，SpO$_2$ 98%（room air），体温37.2℃，瞳孔3/3mm，対光反射両側共に正常．どのように対応しますか？

☑ 意識障害を伴う感染症で鑑別に挙げるべきは？

● このような症例は，救急外来では非常に多く経験しますよね．原因は何でしょうか？　何らかの感染症であることは推測されますが，この病歴や vital signs からだけでは，鑑別を1つに絞ることは難しいでしょう．それでは，必ず鑑別疾患に入れ，かつ早期に精査するべき疾患は何でしょうか？　救急外来の初診時にまず考えておかなければならないのは，細菌性髄膜炎，閉塞機転の解除が必要な感染症（胆管炎，急性閉塞性腎盂腎炎）です．もう1つ加えるのであれば，レジオネラ肺炎でしょうか．鑑別に挙がっていましたか？　もちろん，細菌性肺炎や閉塞機転のない腎盂腎炎，細菌性副鼻腔炎の可能性もあります．むしろ，その可能性のほうが高いでしょう．しかし，救急外来で見逃しは厳禁です．そして，治療の遅れが予後を左右する疾患に関しては，早期に対応する必要があります．その代表例が，細菌性髄膜炎，急性閉塞性腎盂腎炎，胆管炎です．

● 細菌性髄膜炎は，肺炎球菌ワクチンやインフルエンザ菌（Hib）ワクチンによって，

出合う頻度が劇的に減少しています．しかし，年に数例は経験します．今までまったく診たことがない人は，見逃していたかもしれないと思ったほうがいいかもしれません．例えば，肺炎の診断で入院し，適切な抗菌薬で治療していたものの救命することができなかった症例の中に，細菌性髄膜炎患者がいたかもしれません．肺炎球菌による肺炎は細菌性髄膜炎を合併することが珍しくありません．

☑ 細菌性髄膜炎を安易に否定してはならない

- Case を見てみましょう．前医でレボフロキサシンの処方を受けて内服しているにもかかわらず，状態が悪化しています．抗菌薬の投与量や投与期間，耐性菌の問題もあるかもしれませんが，それ以外に臓器移行性の問題もあります．また，前述した通り，ドレナージが必要な感染症では，抗菌薬の内服治療だけでは不十分です．救急外来では，これらを頭に入れながら対応します．発熱，意識障害，頻脈，頻呼吸を認めていることから，何らかの感染症による症状であることは比較的容易に想像できます．頻度から考えれば肺炎や尿路感染症が多いですが，緊急性の面から，やはり細菌性髄膜炎は考えなければなりません．細菌性髄膜炎は，意識障害に加え，発熱と項部硬直をすべて認めなければ可能性は極めて低いと言われています[1]．逆に言えば，意識障害を認めている患者さんでは，安易に否定できないということです．**否定していいのは，目の前の患者さんの意識障害の原因が同定できたときのみ**と心得ておきましょう．

- 「意識状態が悪いのは発熱を認めるからでは？」と思っている人も多いのではないでしょうか？ 確かに，発熱や食事摂取量低下に伴って活気が低下し，ぐったりとしている高齢者は多く経験します．生理食塩水に代表される細胞外液を投与しただけで意識状態が改善する方も少なくありません．救急外来で出合う感染症の中で最も頻度の高い肺炎も，意識障害を伴うことがあります．CURB-65 や A-DROP の項目にも含まれていますよね（☞ p.63：肺炎⑥）．しかし，これは経過を見て初めて分かることであって，救急外来で瞬時に判断することは困難です．細菌性髄膜炎は内科エマージェンシー疾患であり，疑ったら迅速に対応する必要があることを考えると，**発熱によって意識状態が悪いという考えは，少なくとも救急外来では捨てたほうがいいでしょう**．

- 髄膜炎における身体所見と言えば髄膜刺激徴候です．項部硬直，Kernig sign, Brudzinski's sign, jolt accentuaion, neck flexion test は有名ですね．Kernig sign, Brudinski's sign は特異度が高いのに対して，jolt accentuation, neck flexion test は感度が高い所見です[2]．そのため，jolt accentuation や neck flexion test が陰性であれば髄膜炎の可能性は下がるわけですが，**意識障害患者に対し**

て他動的に首を動かして評価してはいけません．患者自身に首を振ってもらうことが絶対条件です．実際の臨床において，細菌性髄膜炎は，ほぼ全例で意識障害を伴い，これらの所見を評価できる患者さんは少ないでしょう．また，近年，髄膜炎に対する jolt accentuation の感度はそれほど高くないという報告も散見されます[3]．Jolt accentuation が陰性だから否定的と考えるのではなく，わずかでも意識障害を認める場合や他の髄膜刺激徴候所見を認める場合には，腰椎穿刺を躊躇するべきではないでしょう．

参考文献

1) van de Beek D, et al : Clinical features and prognostic factors in adults with bacterial meningitis. N Engl J Med. 2004 Oct 28 ; 351(18) : 1849-59.
2) Uchihara T, Tsukagoshi H : Jolt accentuation of headache : the most sensitive sign of CSF pleocytosis. Headache. 1991 Mar ; 31(3) : 167-71.
3) Mofidi M, et al : Jolt accentuation and its value as a sign in diagnosis of meningitis in patients with fever and headache. Turk J Emerg Med. 2016 Nov 24 ; 17(1) : 29-31.

診療の原則 34 髄膜炎②

腰椎穿刺を躊躇するな！

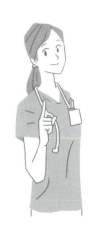

☑ 髄膜炎の確定診断に腰椎穿刺は必須！

- 髄膜炎の診断において，最も重要な検査は何でしょうか？ もちろん，腰椎穿刺です．**腰椎穿刺なくして，髄膜炎の確定診断はできません**．逆に言えば，腰椎穿刺さえすれば，髄膜炎を見逃すことはまずありません．しかし，なぜか腰椎穿刺はかなり敬遠されています．「腰椎穿刺はいらないんじゃない？」と，根拠のないアドバイスをもらうことも少なくありません．「髄膜炎？→腰椎穿刺」，これを実践することは極めて重要であることを理解してください．「根拠のない楽観は禁物です」※．

- 細菌性髄膜炎は，ご存じの通り内科エマージェンシー疾患であり，疑ったら30分以内に適切な抗菌薬を投与する必要があります．なぜなら，予後が極めて不良な疾患だからです．肺炎や尿路感染症も重篤化することはありますが，細菌性髄膜炎と比べれば時間的猶予はあります．とにかく，他の感染症と比較して，細菌性髄膜炎は急いで治療介入する必要があるのです．

- 腰椎穿刺は，なぜスルーされてしまうのでしょうか？ 診断を確固たるものにするには，起因菌を同定するためにはグラム染色が必須ですが，そのためには肺炎であれば痰を，尿路感染症であれば尿を採取すればいいわけです．これらは比較的簡単です．それに対して腰椎穿刺は，体位を取らせ，針を刺し，髄液が十分に採れるのをひたすら待ち……と面倒なのです．さらに，痰や尿は頻繁に採取しますが，髄液を採取する機会は少ないため，自信がないというのも避けられる理由

※映画『シン・ゴジラ』（東宝，2016）より．

かもしれません.

✅ 腰椎穿刺のポイント

- 腰椎穿刺の禁忌は何でしょうか？　禁忌事項は決して多くなく，①循環動態が不安定な場合，②頭蓋内圧亢進所見を認める場合，③穿刺部の感染を認める場合，④出血性素因があるか，抗凝固療法中（血小板＜5万/μL，PT-INR＞1.4）などです．②や③のために腰椎穿刺を施行できないことは，ほとんどありません．①に関しては，まずは輸液や昇圧薬によって循環動態を安定させることが大切です．④は時に経験しますが，敗血症性の播種性血管内凝固症候群（disseminated intravascular coagulation；DIC）を合併し，過度な凝固異常を伴う場合には断念することはあるものの，軽度の亢進状態で vital signs が安定している場合には，拮抗薬を使用して実施します．腰椎の術後や亀背の方など手技的に難しい場合には仕方ありませんが，簡単にあきらめるのではなく，可能な限り腰椎穿刺を行うことを意識しましょう．

- 腰椎穿刺はいつ行うべきでしょうか？　「髄膜炎を疑ったとき」に行うのですが，血液培養，一般採血，頭部 CT，抗菌薬の投与，ステロイドの投与など，いろいろと行うことがある中で，いつ行うべきなのでしょうか？　感染症診療の原則は「**No culture, No therapy**（培養を採取することなく抗菌薬を投与してはいけない）」です．つまり，血液培養や髄液培養を採取してから，抗菌薬を投与しなければなりません．しかし，髄膜炎診療においては少し異なります．髄液の採取は，血液培養や喀痰，尿と比較すると，検体採取に時間がかかります．**腰椎穿刺を行うために抗菌薬の投与が遅れることだけは避けなければなりません**．そのため，理想は血液培養・腰椎穿刺を施行後に抗菌薬投与ですが，実際は血液培養後に抗菌薬を投与しながら腰椎穿刺を行います．ここで，「抗菌薬を投与してしまっては，髄液の培養から菌が検出されないのでは？」という疑問が生じますね．しかし，抗菌薬投与後であっても，4時間以内であれば髄液の培養陽性率は 70％ 以上と比較的高いことが分かっています．さすがに4時間かかることはなく，通常は長くても 30 分以内に終了するため，心配はいりません．また，細菌性髄膜炎患者は，ほぼ全例で意識障害を認めます．意識障害の鑑別として，頭部 CT を撮影することになりますが，迅速に施行可能な施設では血液培養などの fever work up を行い，腰椎穿刺や抗菌薬，ステロイドの準備をしている間に撮影するのがいいでしょう．これを実践すれば，30 分以内の抗菌薬投与が可能となります．

- 最後に，実際に腰椎穿刺実施時の注意点を述べておきます．間違った姿勢を患者さんに指示し，腰椎穿刺を行っているところをよく目にします．足を抱え込んで

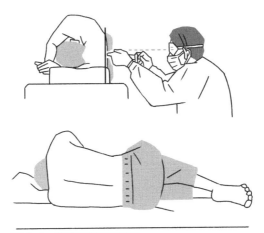

図 6-1 腰椎穿刺時の姿勢

もらうのはいいのですが，無理に前屈位にさせる必要はありません．実際に髄膜炎であった場合には，この姿勢は患者さんにとって拷問です．neck flexion testを常に行っているようなものです．ポイントは，背中を垂直にすること，目線を合わせることです**（図 6-1）**．手技に自信がない人は，一度動画で確認しておきましょう[1]．

参考文献
1) Ellenby MS, et al : Videos in clinical medicine. Lumbar puncture. N Engl J Med. 2006 Sep 28 ; 355(13) : e12.

診療の原則 35　髄膜炎③

細胞数ではなく培養結果で判断を！

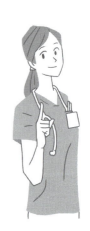

☑ 細胞数がゼロで細菌性髄膜炎だった例も

- せっかく腰椎穿刺を行っても，検査結果の解釈を誤っては仕方がありません．「髄膜炎ではない」「細菌性ではなく無菌性」と判断し，抗菌薬治療が遅れたら困ってしまいます．髄液検査の結果でまず気になるのが細胞数（白血球数）だと思いますが，細胞数の上昇が顕著でなかったとしても，細菌性髄膜炎は否定できないことを覚えておきましょう．

- 一般的に，髄液中の細胞数の基準値は１立方ミリメートル（$mm^3=\mu L$）当たり5個以下です．そして，典型的な髄膜炎の際の髄液所見は**表 6-1** のように知られています．細菌性の場合には，無菌性に対して細胞数の上昇は大きいわけです．しかし，これはあくまで一般的なもので絶対的なものではないことに注意が必要です．実際，細菌性髄膜炎の 7% は $100/\mu L$ 以下であり，細胞数がゼロでも細菌性髄膜炎であった例まで報告されています[1)2)]．**数で判断してはいけない**のです．

- 髄液の一般的な分画所見は，**表 6-1** のように，細菌性では多角球優位，無菌性ではリンパ球優位になりますが，Case（☞ p.88）のように中途半端に治療された細菌性髄膜炎もリンパ球優位となります．また，髄液を室温で保存した場合，白血球は 2 時間で 50% 減少するのに対してリンパ球は減少しません．**細菌性か無菌性かは，髄液所見のみでは判断できない**と心得ておきましょう．

☑ 培養も必ず提出すべし！

- それでは，何を根拠に細菌性髄膜炎と診断すればいいのでしょうか？　感染症診

表 6-1　典型的な髄液所見—細菌性 vs 無菌性

髄液所見	細菌性	無菌性
白血球数（/μL）	＞500	＜300
分画	多角球優位	リンパ球優位
糖	低下 血清の4割以下	正常
タンパク（mg/dL）	著明に上昇 100〜500	正常〜上昇

療において重要な検査はグラム染色ですね．見えづらい菌もありますが，髄膜炎の最も多い起因菌である肺炎球菌のグラム染色の感度は90％と高率です．見えづらい菌の代表がリステリア菌です**（表 6-2）**[3]．

表 6-2　髄液のグラム染色の感度

起因菌	グラム染色の感度
肺炎球菌	90％
インフルエンザ菌	86％
髄膜炎菌	75％
グラム陰性桿菌	50％
リステリア菌	30％

〔Gray LD, Fedorko DP：Laboratory diagnosis of bacterial meningitis. Clin Microbiol Rev. 1992 Apr；5（2）：130-45.〕

● グラム染色で菌が認められればいいですが，認められなかった場合やそもそもグラム染色ができない環境であった場合にはどうすればいいでしょうか？　答えは簡単です．細胞数の解釈と同様に，疑わしい場合には，否定されるまでは細菌性髄膜炎として扱いましょう．また，髄液の一般検査やグラム染色だけでなく培養も必ず提出しましょう．細菌性髄膜炎の培養陽性率は80〜90％と高率です．細胞数の明らかな上昇がなくても，グラム染色で菌がはっきりしなくても，培養で髄膜炎に矛盾のない菌が生えたら，細菌性髄膜炎です．

● **血液培養も必ず2セット採取**しましょう．抗菌薬の前投与がある場合には陽性率が低下しますが，一般的に血液培養により50〜80％の確率で起因菌が同定可能です．治療期間にも関わるため採取必須です．また，血液培養結果で感染のフォーカスがはっきりすることも少なくありません．例えば，急性腎盂腎炎だとは思ったけれども意識も悪く，腰椎穿刺を行った症例では，症状の時間経過とともに血液培養結果が非常に大きな役割を果たします．血液培養から大腸菌が検出されれば尿路感染症でも矛盾はありませんが，肺炎球菌が検出された場合には，原因は尿路感染症ではなく髄膜炎かもしれません．

参考文献

1) van de Beek D, et al : Clinical features and prognostic factors in adults with bacterial meningitis. N Engl J Med. 2004 Oct 28 ; 351(18) : 1849-59.
2) Hase R, et al : Bacterial meningitis in the absence of cerebrospinal fluid pleocytosis : A case report and review of the literature. Can J Infect Dis Med Microbiol. 2014 Sep ; 25(5) : 249-51.
3) Gray LD, Fedorko DP : Laboratory diagnosis of bacterial meningitis. Clin Microbiol Rev. 1992 Apr ; 5(2) : 130-45.

診療の原則 36 髄膜炎④

カルバペネムは使わない！

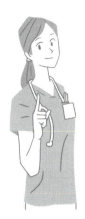

☑ 細菌性髄膜炎疑いの患者さんに対する初回抗菌薬は？

- Case（☞ p.88）の患者さんに対して，選択すべき抗菌薬は何でしょうか？ 71歳男性，細菌性髄膜炎疑いの患者さんに対する初回の抗菌薬の選択は何かという問題です．成人の細菌性髄膜炎の主な起因菌は，①肺炎球菌，②髄膜炎菌，③インフルエンザ菌です．50歳以上では④リステリアも想定します．これらをすべてカバーする抗菌薬を選択する必要があります．もちろん，グラム染色を行い，肺炎球菌など特定の菌が同定できれば，その限りではありません．

- 抗菌薬の選択に関してkeyとなる菌は，**肺炎球菌**と**リステリア**です．肺炎球菌については，髄膜炎以外の感染症，例えば肺炎であればペニシリンGが第一選択薬です．しかし，髄膜炎となると話はまったく異なります．髄膜炎のときには，肺炎とは異なる感受性の判定基準となることを理解しておきましょう．**表6-3**[1]を見てください．これは，肺炎球菌におけるペニシリンGのブレイクポイントです．数値は最小発育阻止濃度（minimum inhibitory concentration；MIC）ですが，髄膜炎か否かで数値が大きく異なることが分かります．例えば，MICが$1\mu g/mL$だとします．この場合は，肺炎など髄膜炎以外の感染症であれば，感受性あり（susceptible；S）と判断してペニシリンGを選択するべきですが，髄膜炎であった場合には，抵抗性（resistant；R）と判断しなければなりません．必ずMIC値を確認し，感染のフォーカスに見合った評価をする必要があるのです．

- 実際に，肺炎球菌性髄膜炎のうち，SとRの割合はどの程度なのでしょうか？ ほとんどSなのであれば，高用量のペニシリンGを選択してもいいかもしれません．病院ごとに多少の違いはあると思いますが，約半数がRです．つまり，たと

表 6-3　ペニシリン G のブレイクポイント（アメリカの Clinical Laboratory Standards Institute［CLSI］基準による）——髄膜炎か否か，それが問題だ

	S（PSSP）	I（PISP）	R（PRSP）
髄膜炎以外	≦ 2μg/mL	4	≧ 8
髄膜炎	≦ 0.06		≧ 0.12
治療薬	ペニシリン G	第 3 世代セフェム系	バンコマイシン＋第 3 世代セフェム系

・数値はすべて MIC 値．
・S；susceptible，I；intermediate，R；resistant
・PSSP；penicillin-susceptible *S.pneumoniae*
・PISP；penicillin-intermediate *S.pneumoniae*
・PRSP；penicillin-resistant *S.pneumoniae*
（厚生労働省院内感染対策サーベイランス事業：CLSI 2007 版［2014 年 1 月～ 12 月年報．集計対象医療機関・200 床以上，院内感染対策サーベイランス検査部門］．）

えペニシリン G を高用量で投与したとしても，2 人に 1 人は治療失敗です．これはあまりにもリスクが高いですよね．これらを踏まえて，肺炎球菌性髄膜炎だと思ったら，抗菌薬はペニシリン G ではなくセフトリアキソンを選択し，さらにバンコマイシンを併用します．バンコマイシンを併用する理由は，セフトリアキソンの MIC 値によっては，セフトリアキソン単独の治療では効果が不十分となることが分かっているためです．感受性の結果が出て初めて分かることなので，救急外来における肺炎球菌性髄膜炎に対する初回の抗菌薬はセフトリアキソン＋バンコマイシンと考えておけば OK です．

☑ 原則，カルバペネムは使わない

- リステリアも忘れてはいけません．50 歳以上の細菌性髄膜炎患者では代表的な起因菌です．**リステリアを特に意識しておかなければならない理由は，セフェム系抗菌薬が効かない**からです．最も多い起因菌である肺炎球菌に対しては，前述の通りセフトリアキソンを使用するわけですが，これが効かないのです．バンコマイシンを併用していても同様です．セフェム系抗菌薬が効かない菌の代表はリステリア，そして腸球菌です．この 2 つは必ず頭に入れておきましょう．リステリアに対する抗菌薬の第一選択はアンピシリンです．これは一対一対応で覚えておきましょう．

- 救急外来ではグラム染色を迅速に行うことができないなど，すぐに起因菌が分からないことも少なくありません．細菌性髄膜炎は内科エマージェンシー疾患であり，初回の抗菌薬を外すことは許されません．これらを踏まえ，**細菌性髄膜炎に対する empiric な抗菌薬は，セフトリアキソン＋バンコマイシン＋アンピシリン**ということになります．もちろん，迅速に髄液のグラム染色を行い，自信を持っ

て起因菌を同定できている場合にはその限りではありませんが，救急外来では「細菌性髄膜炎？」と思ったら「抗菌薬はこの3剤を投与するんだ」という意気込みが大切です．

- 3種類もの抗菌薬を投与するのは大変といえば大変です．「1日に何回抗菌薬を投与するんだ」って感じですよね．なんとか減らしたいと考える気持ちも分かります．例えば，肺炎球菌，髄膜炎菌，リステリアを1剤でカバーするにはカルバペネムでもいいように思うかもしれません．しかし，これはダメなのです．それはなぜか？ 細菌性髄膜炎で最も多い起因菌である肺炎球菌は，本邦の院内感染対策サーベイランス（JANIS）によると，カルバペネムに対して現段階でも5%程度の耐性があります[1]．髄液検体では15%以上がSではありません．また，髄液への移行性もセフトリアキソンに比較していまいちです．

- 脳神経外科術後など特殊な環境では，起因菌としてブドウ球菌や緑膿菌などを考える必要があります．この場合にはカルバペネムを選択する場合もありますが，あくまで限られた症例にのみ用いると心得てください．

参考文献

1) 厚生労働省院内感染対策サーベイランス事業：CLSI 2007版［2014年1月～12月年報．集計対象医療機関・200床以上．院内感染対策サーベイランス検査部門］．

診療の原則 37 髄膜炎⑤

細菌性髄膜炎を疑ったら
抗ウイルス薬迷わず併用！

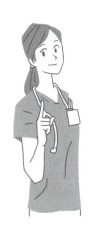

☑ 細菌性髄膜炎疑いの全例で抗ヘルペスウイルス薬を

- 常に細菌性髄膜炎の鑑別に挙がるのが単純ヘルペス脳炎です．急性期には，臨床経過やvital signsのみでは，なかなか細菌性髄膜炎と単純ヘルペス脳炎を鑑別することはできません．また，単純ヘルペス脳炎も治療の遅れは患者さんの予後の悪化に直結するため，疑ったら早期に治療介入することが必要となります．

- 単純ヘルペス脳炎の診療ガイドライン[1]では，神経学的検査所見として，①神経放射線学的所見（頭部CT，頭部MRI），②脳波，③髄液で疑い，髄液のPCR（polymerase chain reaction）法でHSV-DNAが検出されることで確定診断すると記載されています．髄液のHSV-DNAは感度・特異度共に高く，また頭部MRIでは90％の症例で側頭葉の炎症性病変を認めるとされています．しかし，救急外来では，頭部CTは撮影できても頭部MRIは迅速に撮影できないことも少なくなく，髄液のPCRの結果も迅速には出ません．つまり，救急外来の段階で「目の前の患者さんは単純ヘルペス脳炎である」ことを確定診断することはできないのです．

- それでは，細菌性髄膜炎を疑った症例すべてで，単純ヘルペス脳炎も考慮して抗ヘルペスウイルス薬を投与する必要があるでしょうか？ 結論から言えば，投与するべきです．**投与しなくてもいいのは，髄液のグラム染色で細菌性髄膜炎の起因菌が同定できた場合です**．例えば，検鏡でグラム陽性双球菌を認め，肺炎球菌性髄膜炎を積極的に疑っている状況では，抗ヘルペスウイルス薬は不要でしょう．細菌性髄膜炎と単純ヘルペス脳炎が同時に起こることは考えづらいですから．つまり，髄液のグラム染色所見を確認しない限り判断できないということです．「細菌性髄膜炎？」と思ったら腰椎穿刺を躊躇せず，起因菌が確定できない場合には，

表 6-4　細菌性髄膜炎を疑った際の初回抗菌薬・抗ウイルス薬と投与量―悩んでいる暇はない

抗菌薬	投与量/回	投与間隔
セフトリアキソン	2g	12時間ごと
バンコマイシン	15〜20mg/kg	8〜12時間ごと
アンピシリン	2g	4時間ごと
アシクロビル	10mg/kg	8時間ごと

50歳以上の細菌性髄膜炎疑い症例に対する初回抗菌薬.

細菌性髄膜炎に対するセフトリアキソン＋バンコマイシン＋アンピシリンに加えて，単純ヘルペス脳炎に対するアシクロビルを投与します．50歳以上の細菌性髄膜炎疑い症例に対する初回抗菌薬・抗ウイルス薬を，初回投与量と併せて頭に入れておきましょう**（表6-4）**．

参考文献

1) 日本神経感染症学会：単純ヘルペス脳炎診療ガイドライン．
   http://www.neuroinfection.jp/guideline001.html

第 7 章
皮膚軟部組織感染症
skin and soft tissue infection

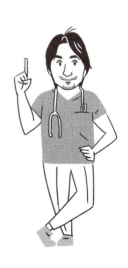

診療の原則 38　皮膚軟部組織感染症①

見た目で判断するな！

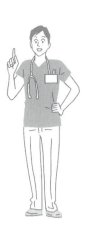

☑ 壊死性筋膜炎を蜂窩織炎と区別するには？

● 皮膚軟部組織感染症は，肺炎や尿路感染症と比較すると頻度は低いですが，救急外来ではしばしば出合います．蜂窩織炎や丹毒であれば，基本的には抗菌薬治療と患部挙上で予後良好な疾患ですが，壊死性筋膜炎となると一気に重症度が上がり，緊急で外科的介入が必要になります．ちなみに，表層の筋膜を主座とすることが多いため壊死性筋膜炎と呼ばれますが，実際は皮膚から筋肉までの軟部組織の壊死性感染症全般を指すため，最近では壊死性軟部組織感染症（necrotizing soft-tissue infection；NSTI）と呼ばれます（以下，本書でもそのように表記します）．蜂窩織炎の診断が1日遅れても患者さんの予後は変わりませんが，壊死性軟部組織感染症は数時間の診断・治療の遅れが致命的となります．

● 皆さんは，蜂窩織炎なのか壊死性軟部組織感染症なのか，悩んだことはないでしょうか？　図7-1を見てください．この中に1症例だけ壊死性軟部組織感染症であった症例が含まれています．分かりますか？　この質問に対して悩んでいるようではダメです．皮膚軟部組織感染症を正しくマネジメントできる人の答えは，「どれでも壊死性軟部組織感染症の可能性はありうる．皮膚所見だけでは判断できない」です．壊死性軟部組織感染症は，病状が進行すると，紅斑の範囲が広くなり，水疱，皮膚硬結，紫斑などを認めますが，初期にははっきりしないことも多く，蜂窩織炎と鑑別しづらいことが少なくないのです．それでは，皮膚所見ではなく，どこに注目するべきでしょうか？　以下の2点に注目してください．

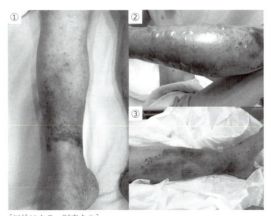

[口絵にカラー写真あり]
図 7-1 症例①, ②, ③—蜂窩織炎, 壊死性軟部組織感染症, その他……
(坂本壮:内科救急のオキテ,医学書院,2017.)

1. 痛み

- 1つ目の注目すべき点が「痛み」です．蜂窩織炎でも痛みを訴えますが、壊死性軟部組織感染症では強い痛みが特徴です．皮膚所見が大したことなくても、患者さんが強い痛みを訴える場合には、「壊死性軟部組織感染症かも？」と考えることが必要です．

2. vital signs

- もう1点がvital signsです．一般的に、蜂窩織炎ではvital signsはおおむね安定しています．もちろん、敗血症の状態となることはありますが、敗血症性ショックへ陥ることはまれでしょう．それに対して、壊死性軟部組織感染症は容易にショック状態となり得ます．皮膚所見が乏しくても、vital signsが不安定であった場合には、「壊死性軟部組織感染症かも？」と考える必要があります．

*

- 図7-1の症例①は、38℃台の発熱こそ認めましたが、意識や呼吸回数は正常でした．また、痛みも軽度でした．それに対して症例②、③は、強い痛みを訴え、頻呼吸を認めていました．痛みやvital signsを評価したうえで、皮膚の所見を確認し、症例①は蜂窩織炎でいいだろうと判断するのはOKです．もし、症例①の患者さんが強い痛みを訴えていたり、vital signsが不安定であった場合には、「蜂窩織炎ではないかもしれない」と考えて対応する必要があるのです．

診療の原則 39 ▶ 皮膚軟部組織感染症②

迷ったら小切開！

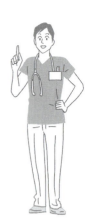

☑ 壊死性軟部組織感染症を疑ったら finger test

- 「痛み」と「vital signs」に注目すると，壊死性軟部組織感染症を疑うことはできるようになります．それでは，疑ったらどうするべきでしょうか？ 例えば，前項の図で示した症例②，③（☞ p.105）では強い痛みの訴えがありました．その段階で疑うわけですが，実際に壊死性軟部組織感染症であった場合には，緊急手術が必要になります．つまり，整形外科医の力が必要なわけです．しかし，整形外科医がすぐに対応可能な病院も少ないと思います．忙しい整形外科医にすぐに対応してもらうためには，壊死性軟部組織感染症である可能性をより高めてからコンサルトする必要があります．診断にはMRIが優れているという報告もありますが，実際にMRIを緊急で行うことができる施設は少ないですよね．読影にも正直自信が持てない，また時間もかかる……．そこで行うのが，**finger test** です．

- finger test とは，創部に局所麻酔下で 2cm 程度，深筋膜まで切開を入れ，そこに指を突っ込んで組織の状態を確認することを指します．指がズボズボと入っていくようであれば，それは明らかに正常ではなく，壊死性軟部組織感染症を積極的に疑う所見です．また，壊死性軟部組織感染症であった場合には，皮膚を切開すると，淡血性の滲出液が大量に出てきます．膿瘍をドレナージしたときのような，「見るからに膿」が出てくるわけではないことに注意です．これを dish water と言います．finger test を行って dish water を認めたら，自信を持って整形外科医に「壊死性軟部組織感染症です」と断言し，緊急で対応してもらいましょう．

- 症例③は，40歳代の男性でした．来院当日の起床時から左下腿の痛みを認め，徐々に増悪するために当院へ救急搬送となりました．意識レベル 2/JCS，血圧

124/68mmHg,脈拍132回/分,呼吸24回/分,SpO$_2$ 98%(room air),体温36.8℃というvital signsでした.痛みが強いうえに,このvital signsですから,積極的に壊死性軟部組織感染症を疑い対応しました.実際,この症例は筆者と同期の整形外科医とすぐに連携が取れたために,来院後速やかに手術室へ直行して

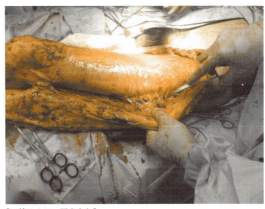

[口絵にカラー写真あり]
図7-2 症例③の術中所見

救命することができました.**図7-2**が術中の写真ですが,術者が切開すると,皮膚がいとも簡単にはがれ落ちました.そして,滲出液があふれ出るように流れてきました.これをベッドサイドで確認するのがfinger testなわけです.

● 症例②は,40歳代の女性です.来院数時間前から左下腿の強い痛みを訴えて当院へ救急搬送となりました.この患者さんは,とにかく「痛い,痛い」と訴え,かなり重篤感がありました.意識レベル1/JCS,血圧100/60mmHg,脈拍120回/

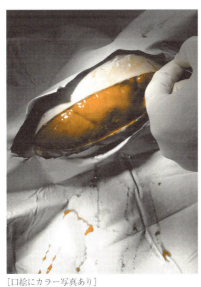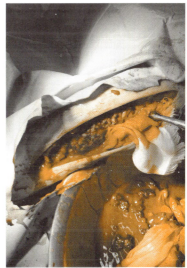

[口絵にカラー写真あり]
図7-3 症例②の切開所見

分，呼吸 28 回/分，SpO$_2$ 99%（room air），体温 37.2℃という vital signs でした．痛みと vital signs から，これは皮膚軟部組織感染症であった場合には蜂窩織炎ではなく，壊死性軟部組織感染症だろうと考えました．救急外来で finger test を施行するために小切開を施行しました．そうすると，数 cm の切開を行っただけですが，両サイドにスパッと広がり，中で凝血塊が多量に認められました **（図 7-3）**．結果，この患者さんは皮下出血に伴うコンパートメント症候群[※]だったのです．切開後，症状は著明に改善し，vital signs も安定しました．病歴上，明らかな外傷歴はありませんでしたが，左下腿以外にも打撲痕のような紫斑を認めたため，壊死性軟部組織感染症も鑑別に挙げて対応しましたが，コンパートメント症候群であった場合にも，圧が高い場合には減張切開が必要になります．壊死性軟部組織感染症も，筋区画内圧が高いコンパートメント症候群も，緊急で対応が必要な疾患です．「迷ったら小切開！」を躊躇してはいけません．

[※]コンパートメント症候群：骨折や打撲などの外傷が原因で筋肉組織などの腫脹が起こり，骨，筋膜，筋間中隔などで囲まれた区画の内圧が上昇すると，その中にある筋肉，血管，神経などが圧迫され，循環不全のため壊死や神経麻痺を起こすこと．多くの筋が存在する前腕，下腿，大腿部で起きやすい．

（日本救急医学会：医学用語解説集．より引用改変）

第 8 章
カテーテル関連血流感染症

catheter-related blood stream infections

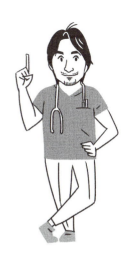

診療の原則 40　カテーテル関連血流感染症①

「カテ感染」は血流感染だ！

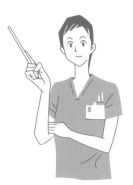

● 「カテ感染」は院内の発熱の原因として有名であり，集中治療室で治療中の患者さんではしばしば問題になります．敗血症性ショック治療のため，頸部には中心静脈栄養，左手首には動脈ライン，鼠径部にはブラッドアクセス，鼻には経管栄養，その他にも膀胱留置カテーテルなど，治療をする際にはどうしてもたくさんの管を挿入せざるを得ないことが少なくありません．経過が良好であったにもかかわらず，このような患者さんが発熱を認めるなど vital signs の変化が認められたときには，何を疑い，どのように対応するべきでしょうか？

☑ 何を疑うか？

● 誰もがカテ感染を疑うとは思います．しかし，苦労して挿入したカテーテル類を入れ替えるのは一苦労です．夜間でスタッフが少ないときなど，疑ってはいても可能な限り様子を見たいという気持ちはよく分かります．カテ感染を疑った症例では血管カテーテルを早期に抜去することが推奨されますが，カテーテルを入れ替えたとしても発熱の原因は他にあったということが少なくありません[1]．

☑ CRBSI を疑ったときの対応は？

● 「カテ感染」の正式名称は「カテーテル関連血流感染症（catheter-related bloodstream infection；CRBSI）」です．これが分かっていれば，疑ったときの対応はおのずと決まります．血流感染症なのだから，当然診断には血液培養が必須となります．まず行うべきことは血液培養の提出です．異なる2か所から採取しますが，そのうち1か所はカテーテルから採取してもかまいません．そして，カテーテル血が末梢血の培養よりも2時間以上早く陽性化した場合に CRBSI と診断しま

す．血液培養を採取せずに，カテ先だけ培養提出してはいけません．

- 血液培養の提出は必須として，カテーテルを実際に入れ替えるかが問題です．必ず入れ替えるべき状況は**表 8-1**[1]の通りです．簡単に言えば，待てない状態，重篤化しやすい状態では入れ替えたほうがいいということです．あたりまえといえばあたりまえですが，このような基準を持っていないと様々な理由で入れ替えを躊躇しがちです．

表 8-1　CRBSI を疑ってカテーテルを早期抜去すべき状況―躊躇してはいけない

①血行動態不安定
②血液培養陽性
③刺入部の紅斑・滲出液
④好中球数減少（<500mm^3）
⑤血管内人工物あり
⑥最近の移植

(Rijnders BJ, et al : Watchful waiting versus immediate catheter removal in ICU patients with suspected catheter-related infection: a randomized trial. Intensive Care Med. 2004 Jun ; 30(6) : 1073-80.)

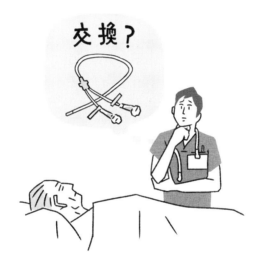

- 最も重要なことは CRBSI を起こさせないことです．毎日，「本当にこのカテーテルは必要なのか」を考え，不要と考えたら速やかに抜去しましょう．

参考文献

1) Rijnders BJ, et al : Watchful waiting versus immediate catheter removal in ICU patients with suspected catheter-related infection: a randomized trial. Intensive Care Med. 2004 Jun ; 30(6) : 1073-80.

第 9 章
抗菌薬
antibiotics

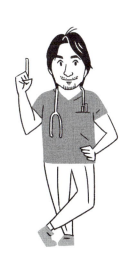

診療の原則 41　抗菌薬①

「広域抗菌薬＝最強」ではない！

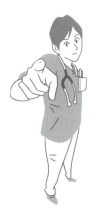

- 抗菌薬は救急外来で使用する頻度が最も高い薬剤の一つです．重症患者が多い救急外来では，ピペラシリン/タゾバクタム（ゾシン®，タゾピペ®），メロペネム（メロペン®），レボフロキサシン（クラビット®），アジスロマイシン（ジスロマック®）などの広域（broad）な抗菌薬を投与する機会も多いですが，広域抗菌薬を投与して安心してはいけません．抗菌薬の強さは cover する菌種の多さではなく，菌ごとに決まってくるからです．

- 例えば，市中肺炎の代表格である肺炎球菌性肺炎に対する最強の抗菌薬は，ピペラシリン/タゾバクタムでもメロペネムでもなくペニシリン G です．ピペラシリン/タゾバクタムやメロペネムが不要な菌まで cover しているのもさることながら，そもそもペニシリン G はこれら広域な抗菌薬よりも治療効果が高い抗菌薬です．しかし，多くの施設で，肺炎球菌性肺炎を疑いながらもペニシリン G ではなくセフトリアキソンが初期治療に使用されているのが現状です．それはなぜでしょうか？　最大の理由は，肺炎球菌性肺炎をペニシリン G で治療できることを知らない，もしくは経験がなく自信がないからでしょう．

- 肺炎球菌性肺炎の first choice がペニシリン G であることを理解するためには，感受性結果を正しく解釈できるようにならなければなりません．肺炎球菌に対するペニシリン G 判定基準は**表 9-1** の通りであり，それに応じた治療は**表 9-2** の通りです．ポイントは，肺炎球菌の感受性結果は髄膜炎か否かによって MIC（最小発育阻止濃度）値が大きく異なること，肺炎球菌性肺炎で S（susceptible），I（intermediate）であれば，正しい用量で使用すればペニシリン G で十分対応可能なことです．各施設での多少の差はあり local factor（☞ p.118：抗菌薬③）を事前に確認しておく必要はありますが，本邦の肺炎球菌はほぼ 100％，S か I なので

表 9-1　肺炎球菌感染症に対するペニシリン G 判定基準（アメリカの Clinical Laboratory Standards Institute［CLSI］基準による）—髄膜炎か否かそれが問題だ

感染巣	投与経路	MIC（μg/mL）		
		判定		
		S susceptible（感受性）	I intermediate（中間）	R resistant（耐性）
非髄膜炎	注射	≦ 2	4	≧ 8
髄膜炎	注射	≦ 0.06		≧ 0.12
経口ペニシリン V	経口	≦ 0.06	0.12-1	≧ 2

表 9-2　肺炎球菌感染症に対するペニシリン G の投与量

非髄膜炎	MIC ≦ 2μg/mL（susceptible）	1 回 200 万単位 4 時間ごと　静脈注射
	MIC ＞ 4μg/mL（intermediate）	1 回 300 万〜 400 万単位 4 時間ごと　静脈注射
髄膜炎	MIC ≦ 0.06μg/mL	1 回 300 万（〜 400 万）単位 4 時間ごと　静脈注射

す．これは肺炎球菌性肺炎がペニシリン G で原則治療可能ということです．

- ちなみに，ペニシリン G が肺炎球菌性肺炎に対して原則効果があるのに対して，メロペネムについてはすでに 5% 程度の耐性があります[1]．広域が最強ではないことは分かりましたよね？！

参考文献

1) 厚生労働省院内感染対策サーベイランス事業：CLSI2007 版（2014 年 1 月〜 12 月年報，集計対象医療機関・200 床以上，院内感染対策サーベイランス検査部門）．
https://www.nih-janis.jp/report/open_report/2014/3/1/ken_Open_Report_201400_200over.pdf

診療の原則 42 抗菌薬②

抗菌薬は full dose！

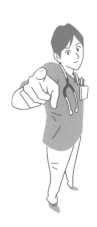

- 皆さんは抗菌薬の投与量をどのように決めていますか？ 皆さんがよく目にする薬剤感受性結果（**表 9-3**）は，CLSI（Clinical and Laboratory Standards Institute）という組織が規定した標準法に基づき，S（susceptible），I（intermediate），R（resistant）で結果が解釈されます．その際，CLSI が決めた抗菌薬投与量を使用することが前提とされています．つまり，投与量が不十分な場合には S が R になってしまうということです．

- 実際の抗菌薬の投与量は Sanford Guide や Johns Hopkins Guide に準じて決めるといいでしょう．投与量をすべて頭に入れておくことは難しいので，筆者は

表 9-3 薬剤感受性例

薬剤名	MIC/ブレイクポイント		薬剤名	MIC/ブレイクポイント	
ペニシリン G	≦ 0.12	S	セフェピム	≦ 8	S
オキサシリン	≦ 2	S	セフメタゾール	≦ 16	S
アンピシリン	≦ 0.25	S	メロペネム	≦ 4	S
アンピシリン/スルバクタム	≦ 8	S	ゲンタマイシン	≦ 1	S
ピペラシリン		S	クラリスロマイシン	≦ 2	S
ピペラシリン/タゾバクタム		S	クリンダマイシン	≦ 0.5	S
セファゾリン	≦ 8	S	ミノサイクリン	≦ 2	S
セフォチアム	≦ 8	S	バンコマイシン	= 1	S
セフォペラゾン/スルバクタム		S	ホスホマイシン	≦ 4	S
セフタジジム		S	レボフロキサシン	≦ 0.5	S
セフトリアキソン		S	スルファメトキサゾール/トリメトプリム	≦ 19	S

iPhoneのアプリを利用しています．これらに準じて抗菌薬投与量を決定すれば，CLSIの推奨投与量よりも少ないということはありません．間違っても，「アメリカ人の基準より日本人は少なめで」といった理由で抗菌薬投与量を減らしてはいけません．それならば，感受性結果を利用しないことです．

- 救急外来では，より早期に抗菌薬を投与することが求められます．肺炎や尿路感染症は，髄膜炎と比べれば1分1秒を争う病態ではありませんが，早期に治療介入したほうがいいことに変わりはありません．その際には以下のことにも注意する必要があります．

☑ 初回の抗菌薬は腎機能と関係なし！

- 抗菌薬は腎機能に応じて投与する必要がありますが，初回の投与量に関しては気にする必要はありません．空っぽの腎臓に投与するので，減量してしまうと有効血中濃度が得られません．

☑ 抗菌薬は救急外来で投与！

- 抗菌薬は必要と判断したら早期に投与するべきです．救急外来で抗菌薬を投与する判断をしたにもかかわらず，入院後に病棟で投与する指示を出してはいけません．救急外来の看護師が病棟へ早く移動させたがっていても，そこは自分で抗菌薬を準備し，頼み込んで投与を開始しましょう．病棟に上がってからでは申し送りや準備などで，どんどん時間が経過してしまいます．

診療の原則 43 ▶ 抗菌薬③

local factor を把握せよ！

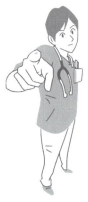

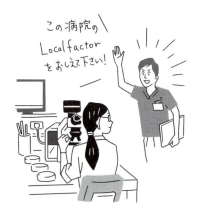

- local factor という言葉を知っているでしょうか？ 簡単に言うと，施設ごとの抗菌薬の感受性を指します．新たな病院に着任したら，まず確認すべき事項の一つです．相手の姿を把握しなければ戦えません．細菌検査室に足を運び，「この病院の local factor を教えてください！」と叫びましょう．それぐらい重要です．きっと細菌検査室の技師さんとも仲良くなれます．

- 例えば，大腸菌の local factor を見てみましょう．**表 9-4** は 2015 年度に筆者が関わった病院ごとの local factor です．どこの施設もアンピシリンよりもセファゾリンのほうが感受性があることは共通していますが，数値にかなりの差があることが分かります．一般的に，この数値が 80 を切っているときにはその抗菌薬は使用するべきではないと考えられるため，B 施設を除いては大腸菌を狙ってアンピシリンを選択しがたい状況であることが分かります．また，B・C 施設ではセファゾリンを使用可能ですが，A・D 施設ではいまいちということになります．ほかには大腸菌に対するセファゾリンの感受性が 10% 程度の病院もありました．このように，病院ごとに各菌に

表 9-4 大腸菌の感受性
―病院が変われば感受性も変わる

施設	アンピシリン	ピペラシリン	セファゾリン
A	66	68	75
B	85	88	97
C	72	75	96
D	59	63	78

数値は S：susceptible の割合 %．

対する感受性は異なり，それが予想以上に違うということもあり得るのです．正しい抗菌薬の選択をしていれば，どこの施設も似たような結果になるはずですが，現状はそうではありません．local factor は必ず確認するようにしましょう．

- **表 9-4** のピペラシリンの感受性に注目してみましょう．ピペラシリンは抗緑膿菌作用のある抗菌薬ですが，大腸菌に対してはセファゾリンと比較して感受性は低くアンピシリンと同等程度です．抗菌薬①（☞ p.114）でも述べた通り，緑膿菌を含むグラム陰性桿菌に対して感受性があるからといって（広域だからといって），大腸菌に対して最も効果がある（最強である）とは限らないのです．菌ごとに適した抗菌薬があることを意識しておきましょう．

診療の原則 44 抗菌薬④

安易に抗菌薬を処方するな！

Case
28歳，女性．2週間前から顔面痛，鼻閉を認め，一度は軽快するも再度症状が増悪し，救急外来を受診した．意識清明で，vital signsは37℃台の微熱を認める以外，普段と同様であった．二峰性の病歴，片側性の比較的強い疼痛が10日以上持続していることから，細菌性副鼻腔炎と診断した．

☑ 細菌性副鼻腔炎に抗菌薬は必須でない

- 副鼻腔炎は，救急外来や内科外来では非常にコモンな疾患です．画像で診断してはいけません．重要なのは，病歴と身体所見です．副鼻腔CTを撮影して液体貯留が認められることを根拠に診断してはいけません．頭部外傷患者に対して行った頭部CTで副鼻腔に液体貯留を認めるからといって，副鼻腔炎と診断しませんよね．鼻閉感を伴う膿性鼻汁，顔面痛などが少なくとも10日以上持続し，増悪傾向にあるときに細菌性副鼻腔炎と診断します[1]．

- 副鼻腔炎の原因は何でしょうか？ 多くはライノウイルスなどのウイルス性です．細菌性の起因菌は**表9-5**の通りです[2]．これらを踏まえ，細菌性副鼻腔炎に対する抗菌薬は何を選択するべきでしょうか？

表9-5　細菌性副鼻腔炎の起因菌

起因菌	割合
肺炎球菌	32.7%
インフルエンザ桿菌	31.6%
黄色ブドウ球菌	10.1%
モラキセラ・カタラーリス	8.8%

(Payne SC, Benninger MS : Staphylococcus aureus is a major pathogen in acute bacterial rhinosinusitis : a meta-analysis. Clin Infect Dis. 2007 Nov 15 ; 45(10) : e121-7.)

- 細菌性副鼻腔炎のfirst choiceの内服薬はアモキシシリンです（免疫不全や以前の

治療歴がある場合など例外はあります）[1]．でも，**表 9-5** の菌をすべて cover するためには，アモキシシリン/クラブラン酸のほうがいいですよね．なぜ，アモキシシリンなのでしょうか？

- **細菌性だからといって抗菌薬が必要というわけではなく，体の表面に近い細菌感染では自然寛解する場合もある**ことを知っておきましょう．気管支炎や膀胱炎，腸炎（腸管内部は「体の外」と考える）がその代表例であり，副鼻腔炎や中耳炎も同様です．胆管炎でさえ，ERCP（内視鏡的逆行性胆道膵管造影）を行って閉塞機転が解除されれば，培養結果では使用している抗菌薬に対して耐性があっても，状態が改善することをしばしば経験します．

- これらを踏まえて考えると，細菌性副鼻腔炎に対して抗菌薬が必須というわけではないことが分かります．しかし，10 日以上症状が持続し，増悪している状態であれば，多少の「手助け」は必要です．鎮痛薬で症状緩和を図り，それでも改善しない場合に抗菌薬を使用して症状の早期緩和を目指します．菌を全滅させる必要はないため，初めから広域な抗菌薬を投与する必要はないのです．アモキシシリンから開始し，症状の経過を見ながらアモキシシリン/クラブラン酸などへ escalation すればいいでしょう．間違っても初回の抗菌薬としてフロモックス® やメイアクト® などの経口第 3 世代セフェム，クラビット® やジェニナック® などの経口ニューキノロン系薬を処方してはいけません（☞ p.122：抗菌薬⑤）．

参考文献

1) Rosenfeld RM : CLINICAL PRACTICE. Acute Sinusitis in Adults. N Engl J Med. 2016 Sep 8 ; 375(10) : 962-70.
2) Payne SC, Benninger MS : Staphylococcus aureus is a major pathogen in acute bacterial rhinosinusitis : a meta-analysis. Clin Infect Dis. 2007 Nov 15 ; 45(10) : e121-7.

診療の原則 45 　抗菌薬⑤

経口第3世代セフェムは処方しない！

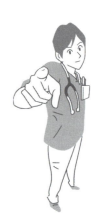

- 細菌性副鼻腔炎に対して経口第3世代セフェムを処方してはいけないわけですが，これはアモキシシリンに比べて広域だからという理由だけではありません．経口第3世代セフェムには決定的な問題があります．それは，バイオアベイラビリティー（bioavailability, oral absorption）が驚くほど低いということです．

- バイオアベイラビリティー（％）＝内服したときのAUC／静注投与したときのAUC ×100と定義されます（AUC：area under the curve＝血中薬物濃度─時間曲線下面積）．簡単に言えば，内服した薬がどれだけ吸収され有効利用されるかということです．アモキシシリンは80％程度※なのに対して，経口第3世代セフェムは**表 9-6**[1]の通り極めて低い，もしくは不明なのです．これでは効果があるのかないのか分かりません．内服することによって状態が改善したとしても，それは

表9-6　経口第3世代セフェムとバイオアベイラビリティー

薬剤名	oral absorption（％）
セフポドキシムプロキセチル（バナン®）	46%
セフジニル（セフゾン®）	25%
セフジトレンピボキシル（メイアクト®）	16%
セフカペンピボキシル（フロモックス®）	記載なし
セフテラムピボキシル（トミロン®）	記載なし

（SANFORD GUIDE Antimicrobial Therapy Last updated on 9/28/2016.）

※アンピシリンはアモキシシリンと同クラス，同世代の抗菌薬ですが，バイオアベイラビリティーは50％と低いことに注意しましょう．例えば，アンピシリンを経静脈的に投与していた患者さんで，全身状態が改善傾向にあるため経口抗菌薬へ変更する場合には，ビクシリン®などのアンピシリンではなく，サワシリン®などのアモキシシリンを選択しなければならないのです．

多くの場合で自然寛解でしょう．時間が解決してくれたわけです．

- 経口第 3 世代セフェムは，細菌性副鼻腔炎以外にも多くの場面で処方されています．急性上気道炎，抜歯後などの歯科治療，尿路感染症，外傷・熱傷後の感染予防などが代表的です．また，長引く発熱や関節痛などに対して「とりあえず」「念のため」処方されていることもあります．これらすべてにおいて経口第 3 世代セフェムを使用するべきではありません．メロペネムやピペラシリン/タゾバクタムなどの広域抗菌薬を許可制にしている病院は多いと思いますが，経口第 3 世代セフェムこそ許可制にして処方できないようにすることをお勧めします．

参考文献
1) SANFORD GUIDE Antimicrobial Therapy Last updated on 9/28/2016.

第 10 章
意識障害
disturbance of consciousness

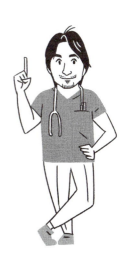

診療の原則 46 意識障害①

頭蓋内疾患 血圧は上がるぞ！

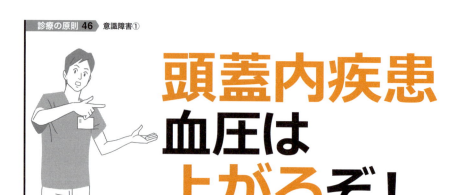

Case

76歳，男性．高血圧および2型糖尿病で近医クリニックかかりつけの方．自宅で倒れているところを，買い物から帰宅した奥さんが発見して救急要請．買い物へ出かける1時間前までは普段通りで，特記すべき訴えはなかった．意識レベル100/JCS，血圧130/78mmHg，脈拍88回/分，呼吸15回/分，SpO_2 97%（room air），体温36.0℃，瞳孔3/3mm，対光反射両側共に正常．左上下肢麻痺あり．どのように対応しますか？

☑ vital signsに注目！

- この患者さんが倒れた原因は何か．誰もが鑑別の上位に脳卒中を挙げると思います．高齢の男性，急性発症，左上下肢麻痺あり．これだけそろえば，誰もが脳卒中，特に右大脳半球病変を疑いますよね．急性発症ではなく突然発症であることが病歴から確認できれば，さらにその可能性が高くなるでしょう※．しかし，本当にそうでしょうか？　ここで注目してもらいたいのがvital signsです．vital signsの変化には必ず理由があります．正しく解釈できるようになりましょう．

- 頭蓋内疾患を認める場合，vital signsはどのように変化するでしょうか．頭の中に出血や梗塞が起こると，頭蓋内圧が亢進します．そうなると身体は体血圧を上げて，なんとか脳血流を維持するようになります．つまり，血圧が高くなるのが通常の変化ということになります．「頭蓋内疾患による意識障害患者の血圧は高くなるのがあたりまえ」と覚えておきましょう**（表10-1）**[1]．

※「夕飯後に食器を洗っている時に」など具体的に発症時間の様子を描写できる場合には突然発症と考えます．「痛みが出た時に何をしていましたか？」と問いかけ確認しましょう．

表 10-1　意識障害の原因の大まかな判別に有用な所見—血圧に注目

指標		頭蓋内の器質的病変がある尤度比
収縮期血圧 (mmHg)	〜 90	0.03
	90 〜 99	0.08
	100 〜 109	0.08
	110 〜 119	0.21
	120 〜 129	0.45
	130 〜 139	1.5
	140 〜 149	1.89
	150 〜 159	2.09
	160 〜 169	4.31
	170 〜 179	6.09
	180 〜	26.43
瞳孔	対光反射の消失	3.56
	1mm 以上の不同	9.00

(Ikeda M, et al : Using vital signs to diagnose impaired consciousness: cross sectional observational study. BMJ. 2002 Oct 12; 325(7368): 800.)

- もう一つ，注目すべき vital signs が瞳孔所見です．瞳孔の左右差を認める場合，対光反射が消失している場合には，積極的に頭蓋内疾患を考えましょう（**表 10-1**）[1]．瞳孔は軽視されがちな vital signs の一つです．担当の看護師が「瞳孔 3/3mm，対光反射は右あり，左ありです」と教えてくれたとしても，自分の目で確認するまでは完全に信用してはいけません．著明な縮瞳を認めている場合には，橋出血に代表される脳幹出血/梗塞，モルヒネやアヘンなどの麻薬の影響，有機リン中毒の可能性を考えなければなりません．

- Case の患者さんは，精査したところ，大動脈解離でした．「え？」っと思うかもしれませんが，vital signs から脳卒中らしくないなと感じてほしいのです．脳卒中，特に脳梗塞や脳出血は，疑うことは比較的簡単です．「脳卒中？」と思ったときに，「らしくない所見」を拾い上げ，「脳卒中もどき（stroke mimics）」に気付くことが重要です．代表的な「脳卒中もどき」は**表 10-2** の通りです．

表 10-2　脳卒中もどき（stroke mimics）—必ず鑑別しよう

- 低血糖
- 大動脈解離
- 痙攣・てんかん/痙攣後
- 頭部外傷　　　　　　　etc.

参考文献

1) Ikeda M, et al : Using vital signs to diagnose impaired consciousness : cross sectional observational study. BMJ. 2002 Oct 12; 325(7368): 800.

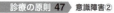

診療の原則 47　意識障害②

重度の意識障害は気管挿管の適応だ

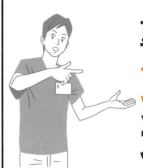

Case　30歳，女性．うつ病で精神科受診中．彼氏と口論になり，処方されていた薬を50錠内服し，彼氏が救急要請．意識レベル200/JCS，血圧150/72mmHg，脈拍72回/分，呼吸12回/分，SpO₂ 95%（room air），体温37.1℃，瞳孔3/3mm，対光反射両側共に正常．

☑ 気管挿管の適応を理解せよ！

● 突然ですが，この患者さんに対して気管挿管を行いますか？「SpO₂が保たれているから必要ない」と思っていませんか？．気管挿管の適応を理解しておきましょう（**表10-3**）．酸素化が悪い場合，換気が悪い場合，気道熱傷や急性喉頭蓋炎などによる気道閉塞がある場合には，適応があることは理解できると思います．これらは，SpO₂の低下や呼吸数，呼吸様式で判断可能です．これら以外で気管挿管を考慮する状態があることを知っておきましょう．それが，**重度の意識障害，ショック**の患者さんです．SpO₂や呼吸状態のみで判断してはいけないのです．

表10-3　気管挿管の適応

| ①重度の**意識障害** |
| ②**ショック** |
| ③酸素化不良/換気不良 |
| ④呼吸仕事量維持困難 |
| ⑤気道閉塞 |

● Caseの患者さんのように，重度の意識障害を認める場合（薬物過量内服以外にも，重症の脳卒中，痙攣重積など）には，確実な気道確保目的に気管挿管を考慮する必要があることを理解しておきましょう．意識状態が悪く，痰を自己排泄することができず，誤嚥による肺炎や窒息を起こしかねないからです．

- ショックも気管挿管の適応です．A（airway），B（breathing），C（circulation）の安定が救急外来で最も重要ですが，ショックではCが破綻しています．ここでAとBの異常も伴うと致命的となります．SpO_2 が保たれていても，ショック徴候を認める場合には気管挿管を考慮しなければなりません．消化管出血患者が典型的です．吐血を認めて来院し，意識清明，呼吸数15回/分，SpO_2 98％とここまでは問題ありませんが，血圧80/42mmHg，脈拍120回/分といったvital signsであったとしましょう．このような症例では緊急内視鏡による止血が必要となることが多いですが，酸素化・換気が問題ないからといって挿管せずに行うと，内視鏡中に不穏状態になったり，吐血による誤嚥を起こしたりと，状態の悪化を起こしかねません．程度にもよりますが，ショック患者では確実な気道確保のために挿管を考える必要があることを，合わせて押さえておきましょう．

診療の原則 48 意識障害③

意識状態は普段と比較

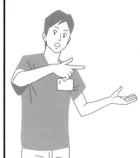

☑ 軽度の意識障害を見逃すな！

- 意識の客観的評価はどのように行いますか？ 救急外来では，Japan Coma Scale（JCS）**（表10-4）**，Glasgow Coma Scale（GCS）**（表10-5）**が有名ですね．これらは正確に評価できなければなりません※．救急外来で特に重要なのが，軽度の意識障害であっても「意識障害」としてproblem listに挙げることです．「なんとなくおかしい」と感じたら，1/JCSです．これを軽視してはいけません．

- 軽度の意識障害を見逃さないためには，JCSやGCSを正しく判断することが重要です．間違いやすい点について確認しておきましょう．GCSの開眼（eye opening）ですが，「言葉により開眼」はE3です．しかし，これでは寝ている人はすべてE3ですね．E3とE4の違いを理解しましょう．両者を区別するためには，「開眼した後」が問題となります．正確な時間の定義はありませんが，開眼後15〜20秒の自発開眼が可能であればE4と取りましょう．呼びかけて開眼したものの，問診中に数秒で瞼を閉じてしまう場合にはE3と取ります．

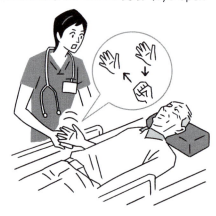

※ JCSは開眼を覚醒と評価したスケールで，簡便ですが重症例の判別が不十分な場合があります．GCSは少々煩雑ですが重症例の評価に優れています．ただしGCSでは同じ点数であっても，重症度はE, V, Mの内容により必ずしも同等ではないという問題点はあることに注意しましょう．

表10-4 Japan Coma Scale（JCS）

大分類	小分類	JCS
1桁 自発的に開眼・瞬き動作・または話をしている	意識清明のようだが，いまひとつはっきりしない	1
	今は何月だか，どこにいるのか，または周囲の者（看護師・家族）が分からない	2
	名前または生年月日が言えない（不変的なもの）	3
2桁 刺激を加えると開眼，離握手，または言葉で応ずる	呼びかけると開眼，離握手，または言葉で応ずる	10
	身体を揺さぶりながら呼びかけると開眼，離握手，または言葉で応ずる	20
	痛み刺激を加えながら呼びかけると開眼，離握手，または言葉で応ずる	30
3桁 痛み刺激を加えても開眼，離握手，そして言葉で応じない	刺激部位に手を持ってくる	100
	手足を動かしたり，顔をしかめる	200
	まったく反応しない	300

表10-5 Glasgow Coma Scale（GCS）

大分類	小分類	GCS
A：開眼 eye opening	自発的に	E4
	言葉により	E3
	痛み刺激により	E2
	開眼しない	E1
B：言葉による応答 verbal response	見当識あり	V5
	錯乱状態	V4
	不適当な言語	V3
	理解できない声	V2
	発声が見られない	V1
C：運動による最良の応答 best motor response	命令に従う	M6
	痛み刺激の部位に手足を持ってくる	M5
	四肢を屈曲する（逃避をするような屈曲）	M4
	四肢を屈曲する（四肢が異常屈曲位へ）	M3
	四肢伸展	M2
	まったく動かさない	M1

● そしてもう一点，運動による最良の応答（best motor response）の評価も誤りがちです．皆さんはどのようにM6か否かを評価していますか？　「手を握ってください」「目を開けてください」と呼びかけて終わりにしていませんか？　これでは不十分です．手を握るのは把握反射かもしれません．目を開けただけでは，理

解しているのかまでは分かりません．M6 は「命令に従う」ことが条件です．確実にこちらの問いかけに対して理解していることが分かるように評価しなければなりません．そのためには，「手を握ってください．離してください」「目を開けてください．閉じてください」と確認するべきでしょう．「手をグー，パーしてください」でも構いません．細かいことですが，M5 と M6，このわずか1点を拾い上げることが非常に重要なのです．

☑ 憶測で判断しない

- 高齢者の多い救急外来では，認知症の患者さんや，脳卒中後などで普段から意思疎通が困難な患者さんも少なくありません．そのような場合には，意識状態の評価が難しく，意識障害か否かの判断に困ることがあります．そのような場合はどうするべきでしょうか？　答えは簡単です．普段の意識状態を把握している人に確認すればいいのです．家族，施設職員，主治医などに確認し，場合によっては直接患者に会って判断してもらうのが最も近道です．これを怠り，「認知症のせいだろう」「普段からだろう」などと憶測で判断してはいけません．

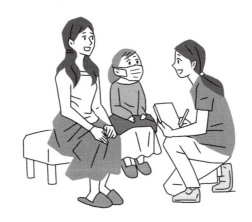

診療の原則 49　意識障害④

見逃しを防ぐために症候別アプローチの確立を！

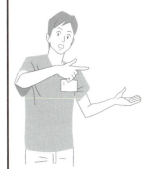

☑ "AIUEOTIPS" を上手に使おう！

- 皆さんは，意識障害患者に対して決まったアプローチ方法を持っていますか？意識障害の鑑別として有名なものに "AIUEOTIPS"（**表 10-6**）があります．これを覚えることは必要ですが，覚えているだけでは迅速な判断が必要な救急外来では不十分です．いかに実臨床で生かすか，これが重要です．

- AIUEOTIPS を見れば分かるように，意識障害の鑑別疾患は多岐にわたります．しかし，救急外来で出合う意識障害の原因はある程度限られます．また，早期に判断するべき疾患と，ある程度時間をかけて鑑別を行う余裕がある疾患があります．そして，見落としがちな疾患もまた決まっています．これらを意識したアプローチが必要になります．

☑ 意識障害「10 の鉄則」

- 筆者は意識障害を problem list に挙げた患者さんでは，「10 の鉄則」に則ってアプローチしています（**表 10-7**）[1]．これに則り鑑別を進めていけば，少なくとも救急外来でやるべきことは網羅できます．

- 鉄則 1 ～ 4 は，順番に考えるというよりも，意識障害を認識したら「考えながら動く」ことができるようにならなければなりません．鉄則 1 はあたりまえの事項ですが，前述の通り「重度の意識障害は気管挿管の適応」であることを忘れてはいけません（☞ p.128：意識障害②）．鉄則 2 では，血圧や瞳孔を中心とした vital signs に注目（☞ p.127：意識障害①；表10-1）し，病歴や身体所見をポイント

表 10-6　AIUEOTIPS：意識障害の鑑別疾患（Carpenter の分類，一部改変）

A	Alcohol Aortic Dissection	アルコール 大動脈解離
I	Insulin（hypo/hyper-glycemia）	低/高血糖
U	Uremia	尿毒症
E	Encephalopathy（hypertensive, hepatic） Endocrinopathy（adrenal, thyroid） Electrolytes（hypo/hyper-Na, K, Ca, Mg）	高血圧症/肝性脳症 内分泌疾患 電解質異常
O	Opiate or other overdose Decreased O_2（hypoxia, CO intoxication）	薬物中毒 低酸素
T	Trauma Temperature（hypo/hyper）	外傷 低/高体温
I	Infection（CNS, sepsis, pulmonary）	感染症
P	Psychogenic Porphiria	精神疾患 ポルフィリア
S	Seizure Shock Stroke, SAH	痙攣/てんかん ショック 脳卒中

表 10-7　意識障害「10 の鉄則」— Dr. Sakamoto の 10's rule

1. ABC の安定が最重要！
2. vital signs，病歴，身体所見が超重要！　外傷検索，AMPLE※聴取も忘れずに！
3. 鑑別疾患の基本（①緊急性，②簡便性，③検査前確率）を master せよ！
4. 意識障害と意識消失を明確に区別せよ！
5. 何が何でも低血糖の否定から！　血糖値，血液ガス check！
6. 出血か梗塞か，それが問題だ！
7. 菌血症・敗血症が疑われたら fever work up！
8. 電解質異常，アルコール，肝性脳症，薬物，精神疾患による意識障害は除外診断！
9. 疑わなければ診断できない！　AIUEOTIPS を上手に利用せよ！
10. 原因が一つとは限らない！　確定診断するまで安心するな！

※ AMPLE：A（Allergy/ADL，アレルギー/ADL），M（Medication，内服薬），P（Past history/Pregnancy，既往歴/妊娠），L（Last meal，最後の食事），E（Event/Environment，出来事/環境）
（坂本壮：救急外来 ただいま診断中！，中外医学社，2015，p.7-25．）

を絞って確認します．その際に，鉄則 3 にあるように，鑑別の軸として重要な 3 つの事柄（**①緊急性，②簡便性，③検査前確率**）を意識することが重要です．脳卒中，ショック，低血糖，痙攣重積，高カリウム血症など緊急性の高い疾患を瞬時に判断すること，低血糖や電解質異常のように，簡易血糖測定器や血液ガス分析で瞬時に結果が分かるものを早期に除外することも，救急外来という様々な制約がある状況では必要です．

- そして，最も重要なのが検査前確率を意識した鑑別です．患者背景から起こりやすい疾患を想定し鑑別していきましょう．高カリウム血症を起こしやすいのは腎機能障害患者であり，低血糖を起こしやすいのは糖尿病治療中（インスリン，スルホニルウレア薬使用者が代表的）の患者さんです．

- 鉄則4は意識障害と意識消失の区別です．意識障害であれば「10の鉄則」に則り対応すればいいですが，意識消失の場合には鑑別疾患が異なりアプローチも同じではありません．特に瞬間的な意識消失発作である失神とは明確に分ける必要があります．失神は，「大脳皮質全体の脳血流の急速な低下によって発症する一過性の意識消失で，突発性で持続時間は短く，自然に回復し完治する病態」と定義されます（☞ p.163：失神①；表11-1）．診察時の意識が普段と異なる場合には意識消失ではなく意識障害としてアプローチしなければなりません．

参考文献

1）坂本壮：救急外来 ただいま診断中！．中外医学社，2015，p.7-25.

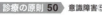

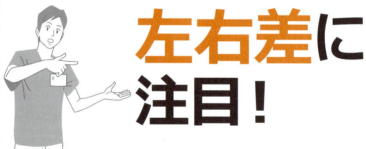

左右差に注目!

Case: 58歳, 女性. 特記すべき既往なし. 仕事中に椅子から崩れるようにして倒れ, その後も意識状態が悪く救急要請. 意識レベル 100/JCS, 血圧 120/72mmHg, 脈拍 80 回/分, 呼吸 15 回/分, SpO_2 98%（room air）, 体温 36.2℃, 瞳孔 3/3mm, 対光反射両側共に正常. 明らかな麻痺なし. どのように対応しますか？

☑ くも膜下出血では麻痺がないことが多い！

- この患者さんが倒れた原因はズバリ何でしょうか？ vital signs に注目すると血圧は高くなく, 頭蓋内疾患は考えづらいですね（☞ p.126：意識障害①）. そして,「明らかな麻痺も認められず, 脳梗塞や脳出血などの頭蓋内疾患は否定的」と考えがちです. しかし, 何ごとにも例外は付き物です. 頭蓋内疾患であっても, 血圧が高くなく, 麻痺も認められない疾患があるのです. それが, くも膜下出血です.

- くも膜下出血は, 他の脳卒中（脳梗塞, 脳出血）とは, いくつかの点で異なることを知っておきましょう. 脳梗塞や脳出血は, 片麻痺の頻度が 50％程度と高率であるのに対して, くも膜下出血は 10％以下と, 麻痺がないことのほうが圧倒的に多いのです[1]. 神経症状として最も発症頻度が高いのは, 意識障害です. つまり,「くも膜下出血は左右差のない意識障害として来院することが多い」ということです.「麻痺を認めないから脳卒中ではない」と考えてはいけないのです.

- くも膜下出血患者を救急外来で疑う入り口は, 大きく 2 つあります. 一つは「頭痛」です. これは誰もが聞いたことがありますね.「人生最大の頭痛」「バットで殴られたような激しい頭痛」というものです. 激しい頭痛が突然発症したら, 第

一にくも膜下出血を疑います．そしてもう一つは「意識障害，意識消失」です．Caseのように，突然発症の病歴かつ重度の意識障害を認める場合や，卒倒したなど意識消失を認める場合には，積極的にくも膜下出血を疑う必要があります．

- 「**左右差のない意識障害では，第一にくも膜下出血を疑う**」と覚えておきましょう．明らかな麻痺があれば，誰もが脳卒中を疑います．しかし，麻痺がないと脳が原因ではなさそうだと考えてしまい，意識障害の程度を評価するために不用意に痛み刺激を加えがちです．目の前の患者さんがくも膜下出血であると疑っている状況で痛み刺激は加えませんよね？　間違っても胸をグリグリしてはいけません．

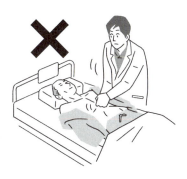

☑ 救急外来ではフィジカルが超重要！

- くも膜下出血患者は，来院時には比較的意識状態が良くても，精査中に悪くなることがあります．その原因の多くが再出血であり，救急外来で働く者としては，これを引き起こさないように対応しなければなりません．そのためには，早期に疑って愛護的に対応することが何よりも大切です．意識障害患者を診たら，病歴やvital signsを確認しつつ身体所見を取りますが，重度の意識障害患者では病歴がはっきりしないことも多く，vital signsと身体所見のみで重篤な疾患を拾い上げる必要があることが少なくありません．細かい神経所見よりも，四肢の麻痺の左右差をざっと取り，差を認めない場合には積極的にくも膜下出血を疑い対応しましょう．病歴が聴取できるときは発症時や1〜4週間以内の頭痛の有無，動脈瘤の指摘の有無など，疑って問診することが重要です．

- 「左右差のない意識障害」では，くも膜下出血以外に，低血糖，薬物中毒などが代表的です．合わせて押さえておきましょう（**表10-8**）[2]．

表10-8　左右差のない意識障害
　　　　　―まず考えるべき3大疾患

①くも膜下出血
②低血糖
③薬物中毒
その他：皮質下出血，慢性硬膜下血腫，敗血症，電解質異常，肝性脳症……

（坂本壮：救急外来 ただいま診断中！，中外医学社，2015，p.7-25．）

参考文献

1) 小林祥泰・編：脳卒中データバンク2015，中山書店，2015．
2) 坂本壮：救急外来 ただいま診断中！，中外医学社，2015，p.7-25．

診療の原則 51 意識障害⑥

低血糖の否定は絶対！

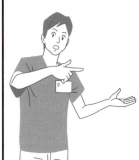

Case
82歳，女性．来院当日の朝までは普段と同様であった．娘が仕事から帰宅すると，ソファーに座りぼーっとしている患者さんを発見．呼びかけても反応が乏しく救急要請．意識レベル 100/JCS，血圧 120/72mmHg，脈拍 90 回/分，呼吸 12 回/分，SpO_2 96％ (room air)，体温 35.8℃，瞳孔 3/3mm，対光反射両側共に正常．右上下肢の筋力低下を認める．どのように対応しますか？

☑ 「脳卒中もどき」にご用心

- 「左右差のない意識障害はくも膜下出血を考える」と前項でお話ししました．Case は，右上下肢の筋力低下という左右差を認めます．左右差を認めるのだから脳卒中だ（麻痺→脳卒中〔特に脳梗塞，脳出血〕）と考えがちですが，そうではありませんでしたね．vital signs に注目すると，血圧は高くなく頭蓋内疾患は考えづらいわけです（☞ p.126：意識障害①）．この場合には，「脳卒中もどき」に注意しなければなりません **(表 10-9)**．

表 10-9 脳卒中もどき（stroke mimics）―必ず鑑別しよう

・低血糖
・大動脈解離
・痙攣・てんかん/痙攣後
・頭部外傷　　　　　　etc.

- 麻痺や構音障害など脳卒中らしい所見を認める疾患や状態を，ここでは「脳卒中もどき（stroke mimics）」としましょう．皆さんはいくつ知っているでしょうか？代表的なものは，①低血糖，②大動脈解離，③痙攣・てんかん/痙攣後，④頭部外傷です．頭部外傷は CT を撮影すれば拾い上げられますが，その他の3つは頭部 CT では分かりません．脳卒中らしい患者さんに出会ったら，必ずこれらも鑑別し

ましょう．特に痙攣後の麻痺を認める患者さんが，脳卒中と誤診されていることが時にあります．てんかん患者に血栓溶解療法を行ってはいけません（急性期脳梗塞による急性症候性発作はその限りではありません）．

- 低血糖は左右差のない意識障害の代表ではありますが，低血糖による中枢神経症候をきたした患者さんの 2 ～ 3％で片麻痺を認めるため stroke mimics の代表でもあります．

☑ 頭部 CT の前に血糖測定を！

- 低血糖は迅速に診断が付き，すぐに治療可能です．「頭部 CT の前に血糖測定」，これはあまりにも有名ですが，「あたりまえ」として行っているでしょうか？ 低血糖を引き起こしやすい患者さんは**表 10-10**のように限られます．しかし，既往の分からない患者さんも多く訪れるのが救急外来です．低血糖が持続すると，低血糖性脳症となり不可逆的な変化を起こしてしまいます．血糖測定の侵襲は少なく，迅速に結果が判明します．検査前確率が低い場合はあっても，緊急性や簡便性という点から，まず確認する事項として理解しておきましょう．

表 10-10　低血糖の原因

①糖尿病治療関連（特に SU 薬，インスリン etc.）
②アルコール
③低栄養
④胃切除後ダンピング症候群
⑤感染症
⑥腎機能・肝機能悪化
⑦その他

- 低血糖の診断はどのように行いますか？　「血糖値を測定すれば診断は簡単……」と思っていませんか？　意識障害の原因を低血糖と診断するためには，血糖が低いことを示すだけでは不十分です．これでは血糖低値ということが分かるだけであり，意識障害の原因が低血糖であるとは確定できません．診断のためには，**Whipple の 3 徴**（**表 10-11**）を満たす必要があります．意識障害を認めている時点で①は満たすため，血糖の低値以外に，血糖が補正された後に普段通りの意識状態であることを確認するよう意識すればいいだけです．こんな簡単なことですが，ブドウ糖を投与して安心してしまっていることが少なくありません．必ず意識が普段通りへ改善することを確認し，なぜ低血糖に陥ってしまったのか，原因

表 10-11　Whipple の 3 徴
　　　　　―低血糖を正しく診断しよう！

①低血糖と矛盾しない症状
②適切な方法で測定された血漿グルコース濃度の低値
③血漿グルコース濃度が上昇した際の症状の改善

を検索しなければなりません.

- 低血糖と診断できれば,頭部 CT や MRI は必要ありません.「意識障害→頭部 CT」ではなく,まずは血糖値を確認し,低値であればブドウ糖を投与(必要であればビタミン B_1 も※)するとともに,Whipple の 3 徴を満たすかを瞬時に確認しましょう.満たさなければ,「鉄則 6」(脳出血か脳梗塞かの判別)(☞ p.134:意識障害④;表 10-7)へ進めばいいのです.

※ビタミン B_1 の投与は低血糖症例全例に必要かというと,そうではありません.ビタミン B_1 の必要量は成人では 1 日当たり 2mg 以下です.また,枯渇するためには通常 2〜3 週間程度かかると言われています.週の単位で食事が偏っている,もしくは摂取量が少ない場合には投与するべきですが,Case のように当日まで,もしくは前日まで通常通り食事を摂っていた人では不要でしょう.つまみも摂らずに酒ばかりを飲んでいるアルコール多飲者,寝たきりで食事摂取量が少ない高齢者,妊娠悪阻症例では投与は必須と考えますが,その他の症例では適応の基準をあらかじめ持つようにしましょう.はっきりとした情報が分からなければ,迷っている時間もないため,投与するべきでしょう.

診療の原則 52　意識障害⑦

出血 vs 梗塞
頭部CTで判断

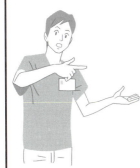

78歳，男性．家族と会話中に突然崩れるようにして倒れ，反応が乏しく救急要請．意識レベル3/JCS，血圧180/98mmHg，脈拍70回/分，不整，呼吸15回/分，SpO₂ 97%（room air），体温36.0℃，左共同偏視あり．身体所見上，右上下肢の麻痺を認める．

☑ 出血か梗塞か，それが問題だ！

- この患者さんが倒れた原因は何でしょうか？　高齢男性で，突然発症の右上下肢麻痺，左共同偏視を認め，血圧も高いということで，積極的に脳卒中を考えますよね．病変は，左大脳半球病変でしょう．

- それでは，脳出血でしょうか，脳梗塞でしょうか？　脈が不整で心房細動が考えられるので，心原性脳塞栓症でしょうか．では，この患者さんがワルファリンを内服していたらど

表10-12　脳出血らしい所見
――脳出血＞脳梗塞

痙攣
嘔吐
激しい頭痛
意識障害
抗凝固薬内服

（Runchey S, McGee S : Does this patient have a hemorrhagic stroke? : clinical findings distinguishing hemorrhagic stroke from ischemic stroke. JAMA. 2010 Jun 9 ; 303（22）: 2280-6.）

うでしょう？　頭痛を認めていたらどうでしょう？　脳の痛覚線維は脳膜にあります．脳実質にはありません．くも膜下出血は脳の表面の病変であるため，激しい痛みが生じるのです．しかし，脳浮腫に伴い血管や脳膜が引っ張られれば脳梗塞でも痛みが生じます．脳出血らしい所見としては**表10-12**が代表的ですが，例外はいくらでもあります．例えば，意識障害は脳出血で起こりやすいとされますが，本邦のデータでは心原性脳塞栓症と高血圧性脳出血，それぞれにおける意識障害の割合はほぼ同等です**（表10-13）**．本邦のように高齢者が多く，心房細動罹

表 10-13　脳出血 vs 脳梗塞

(%)

	高血圧性脳出血	ラクナ梗塞	アテローム血栓性梗塞	心原性脳塞栓
意識障害	**35.4**	2.7	12.5	**31.4**
片麻痺	52.8	53.7	53.3	52.8
構音障害	18.6	34.2	30.8	18.1
失語	**26.0**	3.4	16.3	**35.5**
頭痛	6.7	0.8	3.5	5.3
痙攣	0.8	0.1	0.2	0.6
嘔気・嘔吐	6.8	1.1	3.4	2.8

(脳卒中データバンク 2015．中山書店，2015．)

患者が多い場合には，むしろ脳出血よりも心原性脳塞栓症を考えたほうがいいかもしれません．

- それでは，出血と梗塞は，どのように判別すればいいでしょうか？　病歴や身体所見で判断……できればいいのですが，残念ながらできないと思ったほうがいいでしょう．答えは，皆さんの予想通り頭部 CT です．「なあんだ．CT を撮って，出血の有無を確認すればいいんでしょ．そんなことは分かっているよ」と思うかもしれません．ただし，頭部 CT を撮影する前に確認することがいくつかあります．ここでは以下の 3 点を特に意識しておきましょう．

☑ 頭部 CT を撮影する前に確認すること

1. vital signs の安定が絶対

- vital signs が不安定な場合は，場所を移動する必要がある頭部 CT は危険です．「脳卒中でショックなし」と言われるように，通常は脳卒中では vital signs が安定していることが多いものの，広範な出血や梗塞では vital signs が不安定となり得ます．また，脳卒中急性期では痙攣や嘔吐を認めることがあります．vital signs は来院時だけでなく経時的に評価し，状態の悪化を起こさせないようにしなければなりません．検査に付き添い，患者さんを一人にしてはいけません．

2. 血糖測定

- いかなる状況においても，意識障害患者では，頭蓋内疾患を否定する前に血糖値を確認するべきでしょう（☞ p.138：意識障害⑥）．食事中や食後では低血糖にな

らないと思っている人もいるようですが，そんなことはありません．インスリンを食前に使用している患者さんでは，いつだって低血糖の可能性があります．糖尿病の治療中でもなく，胃切除後でもなく，アルコール多飲者でもなく，栄養状態も悪くなく，敗血症の可能性がなくても，低血糖が起こることもあります．筆者は，自殺目的にインスリン 300 単位を打ち，意識障害をきたして搬送された症例を経験しました．何が言いたいか．「血糖測定を行うことなく頭部 CT を行ってはいけない」ということをあたりまえにしてほしい，それだけです．

3. 病巣の推定

- 画像をなんとなく撮影し，読影してはいけません．顔面や四肢の麻痺の有無，瞳孔所見をざっと取り，病巣を推定して読影しましょう．Case の場合であれば，左大脳半球病変を疑って画像を読影するわけです．疑って画像を見なければ，脳梗塞超急性期の所見である early CT signs（早期虚血サイン）[※]を見逃します．また，画像と身体所見が合わない場合には，急性症候性発作など痙攣の関与も考える必要があります．「身体所見と画像所見は合うのか」を常に意識しましょう．「画像は答え合わせ」と考えておくといいでしょう．

参考文献

1) Runchey S, McGee S : Does this patient have a hemorrhagic stroke? : clinical findings distinguishing hemorrhagic stroke from ischemic stroke. JAMA. 2010 Jun 9 ; 303(22) : 2280-6.
2) 小林祥泰・編：脳卒中データバンク 2015．中山書店，2015．

※ early CT signs：
①レンズ核陰影の不明瞭化
②島皮質の不明瞭化
③皮髄境界の不明瞭化
④脳溝の消失
⑤ hyperdense middle cerebral early CT signs（閉塞した中大脳動脈が高吸収域を呈する）

診療の原則 53 意識障害⑧

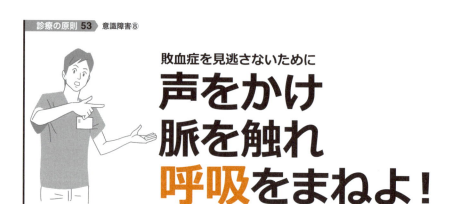

敗血症を見逃さないために
声をかけ脈を触れ呼吸をまねよ！

Case
80歳，女性．脳梗塞，認知症のため施設入所中．来院当日の朝回診時，普段よりも反応が乏しく，施設職員と共に当院救急外来受診．意識レベル 10/JCS，血圧 130/78mmHg，脈拍 80回/分，不整，呼吸 18回/分，SpO_2 97%（room air），体温 37.6℃，瞳孔 3/3mm，対光反射両側共に正常．

☑ 施設入所中の意識障害で多い原因は？

- 施設入所中の方の意識障害です．こうした場合，原因として何が多いか知っていますか？ 老人ホームなどの施設で発生した意識障害と，自宅で発生した意識障害では，原因の分布が異なります．施設では感染症の頻度が最も高く（自宅発生の3倍），脳血管障害の頻度はそれほど高くありません（自宅発生の1/2）**（表10-14）**[1]．これには様々な因子が関与していると思われます．例えば，患者背景が大きく異なります．施設では，脳梗塞などによって誤嚥のリスクが高い患者さんも多いでしょう．バルーン挿入中で尿路感染症の頻度も高くなるでしょう．これらの理由から，感染症の頻度が高くなると思われます．一方で，施設では毎日 vital signs を測定し，服薬の管理も厳格に行われていると思います． 血圧が高いと入浴を制限したり，医師の許可がなければ許さなかったりする施設もあるほどです．このように，客観的な数値として表れる vital signs の管理は，自宅よりも施設のほうがしっかりしています．絶対的な判断項目ではありませんが，「施設入所中の方の意識障害の原因としては感染症が多い」と覚えておくことは，見落としを防ぐうえで有用です．

- 意識障害を伴う感染症患者は，その段階で敗血症の可能性を考えるべきでしょう．

表 10-14　場所が変われば原因も変わる—施設 vs 自宅

	施設	自宅
感染症	**42.5**%	13.3%
脳血管障害	10.6%	**22.9**%

（Wofford JL, et al : Acute cognitive impairment in elderly ED patients : etiologies and outcomes. Am J Emerg Med. 1996 Nov ; 14(7) : 649-53.）

 もちろん，高熱のために意識が普段と比較して低下することはありますが，それは解熱して状態が改善し始めて確定できるものであり，救急外来という限られた時間で「熱のせい」と判断してはいけません．救急外来では，危険な感染症，具体的には敗血症や菌血症を見逃さないように心がけることが重要であり，「おそらく熱のせいで意識が悪いのだろう」と考えるよりも，「敗血症の一症状としての意識障害（臓器障害）の可能性がある」と考えたほうがいいでしょう．

☑ 敗血症を見逃すな！

- 敗血症を見逃さないためにはどうすればいいでしょうか？　ここでも重要なのがvital signsです．敗血症の定義は2016年2月に改訂され，「**感染による制御不能な宿主反応によって引き起こされる生命を脅かす臓器障害**」とされました[2]．敗血症は臓器障害である，ということがポイントです（重症敗血症という言葉はなくなりました）．意識障害は中枢神経の異常ととらえ，その他のvital signsや病歴，身体所見から感染を疑わせる所見を認める場合には，「敗血症の疑い」ととらえる必要があります．新たに定義されたsepsis bedside criteria, sepsis clinical criteriaを覚えておきましょう．

1. sepsis bedside criteria

- vital signsのうち，呼吸，意識，血圧の3項目（qSOFA score[※1]）を評価し，2項目以上該当すれば「敗血症の疑い」と判断します（**表10-15**）[2]．

表 10-15　qSOFA score
以下の1項目が1点．

| 呼吸数≧ 22 回/分 |
| 意識障害（意識変容） |
| 収縮期血圧≦ 100mmHg |

Singer M, et al : The Third International Consensus Definitions for Sepsis and Septic Shock（Sepsis-3）. JAMA. 2016 Feb 23 ; 315（8）: 801-10.

2. sepsis clinical criteria

- qSOFA陽性（qSOFA score ≧ 2）症例ではSOFA score[※2]を評価し，2点以上で

※1　qSOFA：quick sequential [sepsis-related] organ failure assessment

※2　SOFA：sequential [sepsis-related] organ failure assessment score

表 10-16　SOFA score

	0 点	1 点	2 点	3 点	4 点
呼吸機能					
PaO_2/FiO_2 (mmHg)	≧400	<400	<300	<200 呼吸補助下	<100 呼吸補助下
凝固機能					
血小板数 ($\times 10^3/\mu L$)	≧150	<150	<100	<50	<20
肝機能					
ビリルビン値 (mg/dL)	<1.2	1.2-1.9	2.0-5.9	6.0-11.9	>12.0
循環機能					
血圧	MAP≧70mmHg	MAP<70mmHg	ドパミン<5γ or ドブタミン（投与量を問わない）	ドパミン 5.1-15γ or アドレナリン≦0.1γ or ノルアドレナリン≦0.1γ	ドパミン>15γ or アドレナリン>0.1γ or ノルアドレナリン>0.1γ
中枢神経機能					
Glasgow Coma Scale score	15	13-14	10-12	6-9	<6
腎機能					
クレアチニン (mg/dL)	<1.2	1.2-1.9	2.0-3.4	3.5-4.9	>5.0
尿量 (mL/日)				<500	<200

(Singer M, et al：The Third International Consensus Definitions for Sepsis and Septic Shock（Sepsis-3）. JAMA. 2016 Feb 23；315(8)：801-10.)

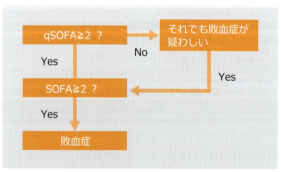

図 10-1　敗血症の診断基準
　　　　―救急外来で感染が疑われる患者さんに出会ったら

(Singer M, et al：The Third International Consensus Definitions for Sepsis and Septic Shock（Sepsis-3）. JAMA. 2016 Feb 23；315(8)：801-10.)

あれば敗血症と考えます（**表 10-16, 図 10-1**）[2]．

*

- 意識障害を認める場合には，qSOFA はすでに 1 つ満たしているため，呼吸数と収縮期血圧に注目して敗血症を拾い上げることになります．血圧は客観的に数値化されるため見逃すことはありませんが，呼吸数は軽視しがちです．22 回/分という数値自体にそれほどとらわれる必要はありませんが，目の前の患者さんの呼吸数を常に意識して診療することが重要です．

- 皆さんは呼吸数をどのようにして数えているでしょうか？ 15 秒数えて 4 倍，20 秒数えて 3 倍する方法でももちろん構いませんが，最も簡単な方法は患者さんの呼吸を真似することです．患者さんと同じように自身も呼吸し，速い場合，なんだか呼吸がしづらい場合には異常ととらえることがポイントであると思います．筆者は研修医や看護師には「声をかけ，脈を触れ，呼吸をまねよ」と口酸っぱく言っています．声をかけて意識状態を，脈を触れて脈拍や大まかな体温を，呼吸を真似して異常な呼吸を察知するわけです．慣れれば，救急車を出迎え病院のストレッチャーへ移動する数十秒の間に判断できるようになります．

☑ 評価基準を外れても敗血症はありうる

- Case について考えてみましょう．qSOFA は意識障害以外は満たしません．しかし，qSOFA を満たさないから敗血症ではないとは言えません．満たさなくても「敗血症が疑わしい場合」には，SOFA score を評価する必要があります．施設入所中の高齢女性が，急性の意識障害をきたし，37℃台の発熱も認めていることから，尿路感染症など細菌感染症の関与が考えられます．また，病歴を確認すると悪寒戦慄を認め，菌血症も示唆されました．悪寒の程度と菌血症のリスクの関係

表 10-17 悪寒の程度と菌血症のリスク

悪寒の程度	菌血症の相対リスク※
①軽度悪寒 mild chills	2 倍
②中等度悪寒 moderate chills（重ね着でもブルブル）	4 倍
③悪寒戦慄 shaking chills（布団の中でもブルブル，歯はガチガチ）	12 倍

※相対リスクは，悪寒なし患者と比較した場合のデータ．
(Tokuda Y, et al : The degree of chills for risk of bacteremia in acute febrile illness. Am J Med. 2005 Dec ; 118(12) : 1417.)

表 10-18　SIRS criteria
下記の 2 項目以上を満たせば SIRS と診断．

体温	<36.0℃ or >38.0℃
脈拍	>90 回/分
呼吸数	>20 回/分 or $PaCO_2$ <32mmHg
白血球	>12000/μL，<4000/μL or >10% 桿状核球

SIRS：systemic inflammatory response syndrome（全身性炎症反応症候群）

は表10-17[3]の通りで，布団をかぶってもブルブル震えてしまう悪寒戦慄は菌血症のリスクが高いと言われています．意識 E3V4M6/GCS で 13 点（SOFA score 1 点），クレアチニン 1.2mg/dL（SOFA score 1 点），尿量が前日から 500mL 以下（SOFA score 3 点）と SOFA score 2 点以上であったため，敗血症の可能性が高いと考えました．もちろん，意識障害の鑑別として，「鉄則」（☞ p.134：意識障害④；表10-7）に則り，低血糖の否定（鉄則 5），頭部 CT（鉄則 6）は行います．

● 高齢者では，Case のように，SIRS criteria（**表 10-18**）や qSOFA を満たさなくても敗血症であることが珍しくありません．重要なことは，病歴，身体所見，そして vital signs です．vital signs は普段と比較すること，薬剤の影響を考えること，高齢者では熱や脈拍が上昇しづらいことなどを考慮して評価することが重要なのです．他章（☞ p.40：敗血症②）で詳しく述べていますが，感染症を拾い上げるのに SIRS criteria は有用であり，それ自体は 2016 年に出された敗血症の新定義には含まれてはいませんが，vital signs（脈拍，呼吸数，体温）を瞬時に確認し，「敗血症の疑い」ととらえることができるかは引き続き重視するべき事項です．SIRS criteria か qSOFA，どちらかを選んで使用するのではなく，vital signs に重きを置き，忘れがちな軽度の意識障害や呼吸数を見落とさないように心がけることがポイントといえるでしょう．

参考文献

1) Wofford JL, et al：Acute cognitive impairment in elderly ED patients: etiologies and outcomes. Am J Emerg Med. 1996 Nov ;14(7): 649-53.
2) Singer M, et al：The Third International Consensus Definitions for Sepsis and Septic Shock（Sepsis-3）. JAMA. 2016 Feb 23；315(8): 801-10.
3) Tokuda Y, et al：The degree of chills for risk of bacteremia in acute febrile illness. Am J Med. 2005 Dec ;118(12): 1417.

診療の原則 54　意識障害⑨

アルコールによる意識障害は除外診断だ！

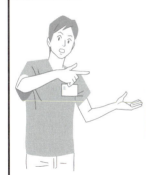

64歳，男性．駅のホームで倒れているところを駅員が発見して救急要請．意識レベル 100/JCS，血圧 130/72mmHg，脈拍 88回/分，呼吸 12回/分，SpO_2 97%（room air），体温 35.8℃，瞳孔 3/3mm，対光反射両側共に正常．著明なアルコール臭あり．

☑ アルコール臭と飲酒量は無関係

- 救急外来では，アルコール関連の救急搬送が非常に多いですよね．「どうせ飲み過ぎたのだろう」「酒のせいで意識が悪いのだろう」「点滴でもして様子を見ておけばいいだろう」などと考えたくなる気持ちも分かります．しかし，ここでも「鉄則」（☞ p.134：意識障害④；表10-7）に則ることをお勧めします．アルコール関連の搬送症例は病歴が不鮮明なことが少なくなく，いつまで何をどの程度飲んだのかを正確に把握しづらいことが多いものです．患者さんが治療中の病気や，内服薬，アレルギーが分からないことも珍しくありません．一緒に飲んでいた仲間から詳しい病歴が聴取できればいいのですが，仲間も飲んでいるためそれもまた難しいものです．

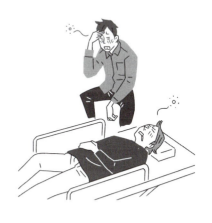

- 「アルコール臭著明＝飲酒量が多い」と思っていませんか？　これは間違いです．エタノール自体はほとんど無臭であり，飲酒者の臭いは，アルコール飲料に含ま

表 10-19　推定アルコール血中濃度—計算の手順

①血漿浸透圧を計算（計算値）
　= 2Na + Glucose（mg/dL）/18 + BUN（mg/dL）/2.8
②採血で血漿浸透圧を提出（実測値）
③アルコール血中濃度（mg/dL）= 浸透圧ギャップ×4.6
　▶浸透圧ギャップ = 実測値 − 計算値

表 10-20　血中アルコール濃度と症状

血中アルコール濃度（mg/dL）	症状
10 〜 50	陽気, 顔面紅潮（ほろ酔い）
50 〜 150	陽気, 多弁, 感情失禁（軽い酩酊）
150 〜 250	判断力低下, 運動失調, 興奮・麻痺（酩酊）
250 〜 400	意識障害, 構音障害, 低体温（泥酔）
400 〜	昏睡, 呼吸抑制, 血圧低下, 死亡

れている芳香（アセトアルデヒド）によるものです．アルコール臭は，飲酒量やアルコール血中濃度を測る指標にしてはいけないと理解しておきましょう．

- アルコール（エタノール）血中濃度と意識状態はある程度相関します．推定アルコール血中濃度は，**表 10-19** の手順で求められます．Glucose と BUN が基準値であれば，血漿浸透圧は Na 値の 2 倍に 10 を足すと瞬時に計算できます．血中アルコール濃度と症状の関係は個人差はあるものの**表 10-20** が一般的です．少なくとも血中濃度が 200mg/dL 以下であった場合には，目の前の患者さんの意識障害の原因はアルコールによるものと考えないほうがいいでしょう．あくまで裏付けのために確認する事項とし，「鉄則」に則り鑑別を進めていきましょう．低血糖でもなく，脳卒中でもなく，他に考えられる原因がない状態で，推定アルコール血中濃度がそれなりに高い場合に，意識障害の原因はアルコールと考えましょう．

- アルコール以外にも，薬物中毒（過量内服，危険ドラッグ など），電解質異常（低ナトリウム血症など），肝性脳症，尿毒症，精神疾患など，よく出合う疾患による意識障害は除外診断であると理解しておきましょう．

診療の原則 55　意識障害⑩

痙攣と薬剤の関与を忘れずに！

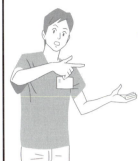

☑ "AIUEOTIPS" を上手に使おう！

- 「鉄則」（☞ p.134：意識障害④；表10-7）に則り鑑別を進めていっても，原因が分からないこともあります．そんなときに利用するのが AIUEOTIPS（**表 10-21**）です．A から順番に鑑別していくのは得策とはいえません．緊急性，簡便性，検査前確率を意識しながら鑑別を進めていくことをお勧めします．また，この中で見落としがちなものは決まっています．さて，何でしょうか？

- AIUEOTIPS で忘れがちなのが，Seizure（痙攣）です．急性症候性発作やてんかんに伴う痙攣は，目撃がなければ診断することは難しいのです．痙攣後の postictal state※ の状態では，意識障害を主訴に救急搬送される症例も多く，中には片麻痺や構音障害を認め，脳卒中の疑いとして搬送される症例もあります．このような状況では，常に痙攣の関与を考えておくことが重要です．痙攣や痙攣後の状態であると疑わなければ，急性期の脳梗塞との診断で血栓溶解療法が行われてしまうかもしれません．経過観察をするために入院の判断をしても，疑っていないため，再度痙攣が起こった際に適切な介入ができないこともあるでしょう．これらは患者さんの予後に直結するため避けなければなりません．**「原因不明の意識障害」では，一度は痙攣の可能性を考える**ようにしましょう．

- 目の前の意識障害患者に痙攣が起こったのか否かを判断するためには，どこに注目すればいいでしょうか？　まず，病歴聴取を怠ってはいけません．目撃者がいれば，それが最も重要な手がかりとなります．目撃がない場合には，身体所見の

※ postictal state：痙攣発作後，意識が朦朧としている状態．

表 10-21　AIUEOTIPS：意識障害の鑑別疾患（Carpenter の分類，一部改変）

A	Alcohol Aortic Dissection	アルコール 大動脈解離
I	Insulin（hypo/hyper-glycemia）	低/高血糖
U	Uremia	尿毒症
E	Encephalopathy（hypertensive, hepatic） Endocrinopathy（adrenal, thyroid） Electrolytes（hypo/hyper-Na, K, Ca, Mg）	高血圧症/肝性脳症 内分泌疾患 電解質異常
O	Opiate or other overdose Decreased O_2（hypoxia, CO intoxication）	薬物中毒 低酸素
T	Trauma Temperature（hypo/hyper）	外傷 低/高体温
I	Infection（CNS, sepsis, pulmonary）	感染症
P	Psychogenic Porphiria	精神疾患 ポルフィリア
S	Seizure Shock Stroke, SAH	痙攣/てんかん ショック 脳卒中

うち舌咬傷（☞ p.182：失神⑦；図11-2）や尿失禁，検査結果では乳酸値に注目するといいでしょう．全身強直性痙攣を認めるとピルビン酸産生が増加し，乳酸値が上昇します．痙攣が治まっていれば短時間の間に乳酸値は正常化します．画像では絶対的な指標はありません．身体所見・検査結果共に絶対的な指標にはなり得ませんが，「らしい所見」「らしくない所見」を集めるしかありません．historical criteria（☞ p.182：失神⑦；表11-11）なども参考に痙攣らしさを根こそぎ探してください．

● 痙攣以外で意外と多い意識障害の原因が，薬剤です．救急搬送症例では過量内服症例が大多数を占め，この場合の多くは精神科受診中の患者さんであり，疑うことはそれほど難しくありません．それに対して，家族が「なんとなくおかしい」といって，車椅子に乗せて外来に連れてくる例では，ベンゾジアゼピン系に代表される睡眠薬による意識障害症例を多く経験します．意識がはっきりしてから聞いてみると，「眠れないからお父さん（主人）に処方されている薬を寝る前に飲みました」「普段は1錠のところを昨日は眠れないので2錠飲みました」などと告白される例は少なくありません．眠剤以外にも内服薬の影響は常に考えておく必要があります．最近はポリファーマシーといって多剤内服することによって様々な有害事象が生じていることが問題視されています．救急外来受診は薬を整理するチャンスです．**くすりもりすく**であることを常に意識し，気にかけるように心がけましょう．

診療の原則 56 意識障害⑪

深部体温をcheck！

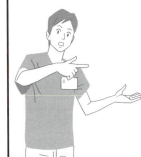

Case

74歳，男性．路上生活者．来院前日の夜と同様の場所で寝ているところを通行人が発見し，心配して救急要請．意識レベル 3/JCS，血圧 120/72mmHg，脈拍 58 回/分，呼吸 12 回/分，SpO_2 98%（room air），体温 35.2℃，瞳孔 3/3mm，対光反射両側共に正常．天涯孤独で，病院受診歴なし．本人の自覚症状ははっきりしない．

☑ 低体温を見逃すな！

- さあ，このような患者さんはどうしましょうか？ いつも通り駅前で寝ていただけかもしれませんが，3/JCS の意識障害を認めます．普段の意識状態と同様であると裏付けてくれる家族や友人がいればいいのですがいません．このような場合には，あれこれ迷うよりも「鉄則」（☞p.134：意識障害④；表10-7）に則り鑑別を進めるのがいいでしょう．急がば回れ，です．「何だよ，こんな忙しいときに」とイライラするよりも，「分かりました．緊急性の判断をパッと行ってしまいましょう」のほうが結果として皆ハッピーです．普段の意識状態が分からない場合には，意識障害を problem list に挙げて鑑別しましょう．

- この患者さんの vital signs は，上記の通り，おおむね安定しています．皮膚は乾燥し，数カ所の擦り傷は認めるものの，新規の外傷を示唆する痛みや腫脹，熱感部位は認めませんでした．血糖も低くなく，頭部 CT も問題なし……．「鉄則」に則り鑑別を進めていたところ，突然両上肢をガクガクさせる間代性痙攣※が始まっ

※間代性痙攣：手足を屈曲伸展してガタガタと震わせる痙攣．
　強直性痙攣：四肢，頸部，体幹などの筋のつっぱり，こわばりが起こる痙攣．
　強直間代性痙攣：両者の併存．

たのです．さて，何が原因でしょう？

● この患者さんが搬送されてきたのは1月の早朝でした．外は寒く……そうです，低体温（偶発性低体温症）だったのです．救急外来では一般的に腋窩温や皮膚温を測定しますが，実は体温測定の部位としては好ましくないとされています（**表10-22**）[1]．特に皮膚温は表皮にピッとかざすだけで測定する機器もありますが，使用した印象も誤差があることがほとんどです．腋窩温

表10-22　体温測定の部位
―中枢温を正確に反映する部位はどこか？

最も好ましい	膀胱温
	食道温
	直腸温
次善策として好ましい	口腔温
	鼓膜温
あまり好ましくない	腋窩温
	皮膚温

(O' Grady NP, et al : Guidelines for evaluation of new fever in critically ill adult patients: 2008 update from the American College of Critical Care Medicine and the Infectious Diseases Society of America. Crit Care Med. 2008 Apr; 36(4): 1330-49.)

や皮膚温は，膀胱温や直腸温に代表される深部体温と約1℃程度の差と言われてはいますが，それは正確に測定したときの話です．腋窩温であれば，腋窩が湿っている場合にはまず汗を拭き，体温計を挟み，脇を閉め続けることが必要です．脇に何となく挟み，音が鳴るのを待って取り出すようではいけないのです．この患者さんは，腋窩温は35.2℃を示していましたが，実際に尿バルーンを挿入して膀胱温を測定すると，それよりはるかに低い29.6℃でした．正確な体温を把握する必要がある場合には，**深部体温**を必ず確認しましょう．

● 低体温が起きるのは，それが起こるべくして起きる状況（寒ければ上着を羽織ったり，暖房を付けたりすることでしのごうとします．それができない状況）ばかりかというと，違います．それ以外の原因で意識障害をきたし，倒

表10-23　低体温を診たら
―除外すべき疾患

①敗血症
②副腎不全
③甲状腺疾患
④ビタミンB_1欠乏症

れて低体温となることもあるのです．むしろ，意識障害となった原因が他にあり，結果として低体温に陥ることがほとんどです．外傷患者を診たときと同様に，低体温に陥った原因検索を怠ってはいけません．原因として代表的なものは**表10-23**の通りです．これらがない状況で初めて偶発性低体温症と診断しましょう．

参考文献

1) O' Grady NP, et al : Guidelines for evaluation of new fever in critically ill adult patients: 2008 update from the American College of Critical Care Medicine and the Infectious Diseases Society of America. Crit Care Med. 2008 Apr ; 36(4) : 1330-49.

診療の原則 57　意識障害⑫

確定診断するまで安心するな!

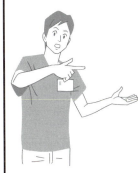

84歳，女性．高血圧，2型糖尿病で近医通院中．来院前日の就寝時に悪寒を自覚．来院当日の朝，反応が乏しく救急要請．意識レベル20/JCS，血圧98/52mmHg，脈拍120回/分，整，呼吸18回/分，SpO₂ 97%（room air），体温37.8℃，瞳孔3/3mm，対光反射両側共に正常．

- さあ，どのようにアプローチしましょうか？　以前のCase（☞p.144）と似ていますが，vital signsは本Caseのほうが不安定であることが分かります．まずはvital signsを立て直すことが最優先です．「ABCの安定が最重要！」が「鉄則1」（☞p.134：意識障害④；表10-7）でしたね．慣れてくると，この症例が敗血症（敗血症性ショック）であることが病歴やvital signsから想像でき，「鉄則」通りではなく，輸液投与しながらfever work upを行い……と対応できるようになるでしょう．しかし，初めのうちは以下の理由から「鉄則」に則って対応することをお勧めします．

☑ 異常値に早期に気付き，迅速に対応する必要がある

- この患者さんの血糖値は46mg/dLでした．低血糖性脳症を防ぐためにも，血糖が低いことを早期に認識して対応する必要があります．

- 血液ガス分析の結果，乳酸アシドーシス（乳酸値4.6mmol/L），Na値126mEq/Lの低ナトリウム血症も認めました．代謝性アシドーシスは敗血症の重症度を表す一つのサインであり，乳酸の上昇は敗血症性ショックの一つの指標でもあります．

第10章　意識障害⑫　155

- 救急外来では早期発見・早期治療が極めて大切です．「ベッドサイドで施行可能な検査の3種の神器（血液ガス，エコー，心電図）」を用いて，「今何をするべきか」を瞬時に判断できるようになりましょう．

☑ 原因は1つとは限らない

- 低血糖や低ナトリウム血症に代表される電解質異常は，それのみでも意識障害の原因となりますが，確定診断できない場合には，そこで思考停止せず，先に進むことが重要です．その際，意識しておくことは「目の前の検査結果は，患者の意識障害を説明するのに十分か」ということです．意識障害⑨（☞ p.149）で述べた通り，採血結果が絶対的な指標になることはほとんどありません．意識障害をきたす数値は個人差があり，同様のエピソードを繰り返している場合には参考になるかもしれませんが，初診の患者さんが多い救急外来では，数値（血糖値，アルコール血中濃度，Na/K/Ca値，アンモニア値など）のみでは判断不能と考えておいたほうがいいでしょう．アルコールや電解質異常，肝性脳症，薬剤の影響などはあくまで除外診断であること，治療介入後の時間経過を見なければ判断できないことを忘れてはいけません．

- 重複する意識障害の原因として敗血症＋低血糖，ショック＋痙攣，脳卒中＋痙攣，アルコール＋外傷，レジオネラ肺炎＋低ナトリウム血症，薬物過量内服＋低ナトリウム血症，アルコール＋薬物などは，救急外来ではよく経験します．1つの異常値や異常所見を見つけた際には，本当にそれのみか，矛盾はないかを考えることが必要です．例えば，低ナトリウム血症は救急外来ではしばしば遭遇しますが，急性の変化でない限り単独で意識障害をきたすことはありません．痙攣を合併することもありますが，これもまた水中毒に代表されるような急性の変化でなければ伴いません．また，120mEq/L台のNa値では，そもそも痙攣の合併率は低いのです（表10-24）[1]．救急外来でしばしば出合う高齢者の低ナトリウム血症のほとんどは慢性の変化であること，120mEq/L台の軽度の低ナトリウム血症である

表10-24 低ナトリウム血症と痙攣
—急性か慢性か，それが問題だ

Na値（mEq/L）	痙攣の頻度（%）
120～124	1 (0.7%)
115～119	4
110～114	8
～110	18

（Halawa I, et al : Hyponatremia and risk of seizures: a retrospective cross-sectional study. Epilepsia. 2011 Feb ; 52(2) : 410-3.）

ことから，それのみでは意識障害をきたさないと考えておいたほうがいいでしょう．

- Caseの最終診断は，尿管結石に伴う急性閉塞性腎盂腎炎，敗血症性ショックでした．敗血症性ショックの患者さんでは，低血糖や低ナトリウム血症を合併することがあります．この状態を見たら考えるべきことがありますが，分かるでしょうか？　それは，相対的副腎不全です[※]．

- 副腎不全は意識障害（精神症状）以外に，血圧低値，全身倦怠感，悪心・嘔吐，食欲低下，腹痛，低血糖などを伴う疾患ですが，副腎不全単独で救急外来を受診する患者さんはまれです．ステロイド内服中の患者さんでは，副腎不全は意識障害の原因として鑑別には挙がりますが，意識障害の原因は他疾患であることがほとんどです．救急外来で出合うのは，Caseのように敗血症性ショック＋相対的副腎不全という状態でしょう．その場合も，まずはやるべきこと（十分な輸液，昇圧薬，適切な抗菌薬，外科的介入など）を行い，それでもvital signsが安定しない場合に，ステロイド投与を考慮するべきです．やるべきことやらず，除外するべきことをせずにステロイドを投与してはいけません．

参考文献

1) Halawa I, et al : Hyponatremia and risk of seizures: a retrospective cross-sectional study. Epilepsia. 2011 Feb ; 52(2) : 410-3.

※以前は相対的副腎不全（relative adrenal insufficiency）と呼ばれていましたが，現在では重症患者でみられる副腎不全のことをcritical illness-related corticosteroid insufficiency（CIRCI）と呼びます．

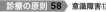

知っておこう！一過性全健忘

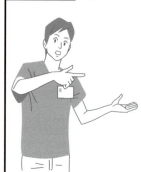

Case

64歳，男性．来院当日の夕食後までは普段通りでまったく問題なかった．夕食後しばらくして，奥さんや息子に「今日は買い物へ行ったか？」と，何度説明しても同じ質問を繰り返した．その後もしばらく症状が継続したため，心配した家族と共に救急外来を独歩受診した．意識レベル3/JCS，血圧140/77mmHg，脈拍80回/分，呼吸12回/分，SpO$_2$ 98%（room air），体温36.8℃，瞳孔3/3mm，対光反射両側共に正常．高血圧以外，特記すべき既往なし．薬剤は降圧薬1剤のみ．身体所見上，特記すべき所見なく，麻痺や構音障害など脳卒中を疑わせる所見もない．

☑ 知らなければ診断できない！

- 一度でもこの疾患を診たことがある人は，病歴のみで診断名が分かるでしょう．しかし，経験がなければ何が何だか分からないと思います．「認知症？」と思ってしまう人もいるかもしれませんが，そうではありません．これは典型的な**一過性全健忘**の病歴です．

- 一過性全健忘は，現段階で原因は特定されてはいませんが，海馬などの記憶に関連する部位での血流低下が指摘されています．再発は，まれという報告もありますが，多くて30%とされています．繰り返し起こす場合には側頭葉てんかんなど器質的疾患を考える必要があり，痙攣の頻度が高いとも言われているため，運転を控えるなどの注意が必要な場合があります．

- 一過性全健忘には満たすべき条件があります（**表10-25**）[1]．これを見て分かるよ

表 10-25　一過性全健忘の満たすべき条件

発作は情報を提供できる他者に**目撃**されなければならない
順行性健忘が出現しなければならない
他の認知障害，人格的同一性の消失は出現しない
自分の名前は言え，発作前の 2 年間は**頭部外傷**や**痙攣**の既往がない
巣症状，**てんかん症状**は認めない
発作は **24 時間以内**に消失する

〔Sadovsky R：Evaluation of Patients with Transient Global Amnesia（Tips from Other Journals）．Am Fam Physician. 1998 May 1 ; 57(9)：2237-8.〕

うに，確定診断するためには，外傷がないこと，てんかんなどによる痙攣の関与がないことを確認しなければなりません．また，24 時間以内に症状が消失することが必要です．

● 一過性全健忘の患者さんは，vital signs は非常に安定していて，「同じことを繰り返す」以外にこれといった異常はありません．普段の患者さんの vital signs そのままといった感じです．SIRS criteria や qSOFA（☞ p.36：敗血症①）を満たすことはまずありません．

● これらを踏まえ，「目の前の患者さんは一過性全健忘である」と正しく診断するためには，どのようにアプローチすればいいでしょうか？　答えは簡単，「鉄則」（☞ p.134：意識障害④；表10-7）に則ればいいのです．特別な検査は不要です．「一過性全健忘らしい」と思っても，低血糖を除外し（鉄則 5），脳卒中の可能性を考え（鉄則 6），精査を進めます．一過性全健忘は**表 10-25** のように，あるとき突然順行性の健忘が出現します．そうなると感染症は考えづらく，「鉄則 7」はスキップしても OK でしょう．もちろん，SIRS criteria や SOFA score を満たす場合や，感染の関与を示唆する病歴や身体所見を認めるようであれば，腰椎穿刺を含め，fever work up を行います．

● 一過性全健忘は，知っていれば病歴のみで診断できるものの，知らなければいくら精査しても分かりません．患者本人だけでなく家族も，突然の変化に非常に不安を感じます．早期にこの病気を疑い，「本当に一過性全健忘でいいか」と考えながら，「鉄則」に則り確定診断していきましょう．

● 最終的に診断するためには，24 時間以内に症状が消失することを確認しなければなりません．原則入院管理として，普段通りの状態へ改善するかを見届けましょう．受診に至った経緯や，繰り返し同じ質問をしていたことを思い出せないことはあっても，順行性健忘が継続することはありません．これを確認して初めて一

過性全健忘と確定診断できます.

参考文献

1) Sadovsky R : Evaluation of Patients with Transient Global Amnesia (Tips from Other Journals). Am Fam Physician. 1998 May 1 ; 57(9) : 2237-8.

第 11 章

失神

syncope

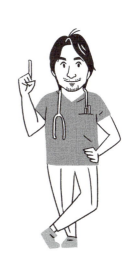

診療の原則 59 ▶ 失神①

外傷患者受傷原因を追求せよ！

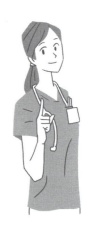

68歳，男性．来院当日，自宅の玄関先で転倒し，右前額部をぶつけた．音に気付いた娘さんが駆け付けると，右前額部からの出血が比較的多く，心配になり病院を受診させた．意識状態は普段と同様で，その他 vital signs に特記すべき異常は認められない．この患者さんに対して，あなたはまず何を確認しますか？

☑ 外傷は結果であって，原因ではない！

- 救急外来では，外傷患者に出会う頻度が非常に高く，特に軽傷頭部外傷は誰もが対応したことがあるでしょう．何となく頭部 CT を撮影し，「現段階では明らかな出血や骨折は認められません．しかし，小さな骨折や微量の出血は今後認める可能性があり，十分注意するようにしてください．また，慢性硬膜下血腫という……」などと説明し，帰宅可能と判断していることはないでしょうか．もちろん，このような説明も必要ですが，最も重要なことは「なぜ転倒してしまったのか」という原因検索です．たまたま滑って，両手に荷物を持っていたために手が出せずに頭をぶつけてしまったのであれば，結果として起こった外傷に対するアセスメントのみで十分でしょう．しかし，「失神→頭部外傷」や「痙攣→頭部外傷」など，外傷の背景には重篤な疾患が隠れていることが少なくありません．外傷患者を診た際に，このことが頭に入っていなければ，鑑別の入り口を誤り，重篤な疾患を見逃してしまうことになります．

- 受傷原因が分からない場合，外傷を繰り返している場合には特に注意しましょう．外傷の背景には洞不全症候群などの不整脈が関与しているかもしれません．

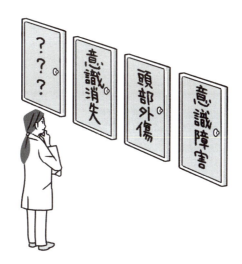

外傷の部位にも要注意です．頭部外傷や顔面外傷の場合には，積極的に失神の関与を考えましょう．失神では**表11-1**[1]のように，瞬間的に意識や姿勢保持筋緊張を失うため，転倒時に手を出すことができず頭部や下顎に外傷を伴います．高齢者の頭部打撲，若い女性の下顎の外傷が代表的です．

表11-1　失神の定義

①瞬間的な意識消失発作
②姿勢保持筋緊張の消失
③発作後意識はほぼ正常

Shen WK, et al : 2017 ACC/AHA/HRS Guideline for the Evaluation and Management of Patients With Syncope. A report of the American College of Cardiology/American Heart Association Task Force on Clinical Practice Guidelines and the Heart Rhythm Society. Heart Rhythm. 2017 Aug ; 14(8) : e155-e217.

参考文献

1) Shen WK, et al : 2017 ACC/AHA/HRS Guideline for the Evaluation and Management of Patients With Syncope. A report of the American College of Cardiology/American Heart Association Task Force on Clinical Practice Guidelines and the Heart Rhythm Society. Heart Rhythm. 2017 Aug ; 14(8) : e155-e217.

診療の原則 60　失神②

まず心血管性失神を考える

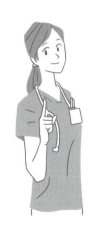

● 前項の Case の患者さんについて，実際の対応を考えていきましょう．病歴を確認すると，本人は靴を履こうとしていたところまでは覚えていました．その後，娘さんの声かけで気付き，その際には前額部から出血がありました．このような病歴を聴取した際に，間違っても「脳震盪に伴う意識消失のために覚えていないのだろう」と考えないことです．その可能性はありますが，脳震盪と失神では，まずは失神の関与を考えるべきでしょう．なぜなら，失神の原因は**表 11-2**[1] のように多々ありますが，その中でも心血管性失神は予後に大きく関わり，見逃すと目の前の患者さんの転帰は不良となってしまうからです．ちなみに，この Case の患者さんは，入院後にⅢ度房室ブロックであることが判明しました．

表 11-2　失神の分類

分類		鑑別疾患
心血管性失神	不整脈	徐脈/頻脈性不整脈，薬剤性不整脈
	器質的心疾患	大動脈弁狭窄症，閉塞性肥大型心筋症，大動脈解離，肺血栓塞栓症 etc.
起立性低血圧	一次性自律神経障害	自律神経障害，パーキンソン病 etc.
	二次性自律神経障害	糖尿病，尿毒症，アルコール性 etc.
	薬剤性起立性低血圧	アルコール，降圧薬，利尿薬 etc.
	循環血液量低下	出血，下痢，嘔吐 etc.
神経調節性失神	血管迷走神経反射	精神的ストレス（恐怖，疼痛 etc.）
	状況失神	排尿，排便，咳嗽，食後
	頸動脈洞症候群	ひげ剃り，きつめの襟元 etc.

（Task Force for the Diagnosis and Management of Syncope, et al : Guidelines for the diagnosis and management of syncope（version 2009）. Eur Heart J. 2009 Nov ; 30(21) : 2631-71.）

表 11-3　心血管性失神を引き起こす疾患―― HEARTS

H	Heart attack（AMI）	急性心筋梗塞
E	Embolism（pulmonary thromboEmbolism）	肺血栓塞栓症
A	Aortic dissection/Aortic stenosis	大動脈解離 大動脈弁狭窄症
R	Rhythm disturbance	不整脈
T	Tachycardia（VT）	心室頻拍
S	Subarachnoid hemorrhage	くも膜下出血

（坂本壮：救急外来 ただいま診断中！．中外医学社，2015，p.26-44．）

☑ 心血管性失神を見逃してはならない

● 失神の予後は，神経調節性失神であれば，失神を認めない患者さんと差異はありません．しかし，心血管性失神の場合には，見逃してしまうと1年後の死亡率は30％程度とも言われています．診断は簡単ではありませんが，とにかく「失神を疑ったら，心血管性失神を見逃さないぞ！」という強い気持ちが必要です．疑って所見を取らなければ，患者さんの発しているサインに気付きません．その他，出血に伴う起立性低血圧，薬剤性起立性低血圧も見逃してはいけません．

● 心血管性失神を引き起こす具体的な疾患名を覚えておきましょう．**表 11-2**[1] のほかに忘れてはいけない項目として"HEARTS"と頭に入れておいてください（**表 11-3**）[2]．くも膜下出血，大動脈解離，肺血栓塞栓症のそれぞれ10％は失神を主訴にやって来ます．これらは疑って病歴や身体所見を取らなければ，容易に見逃します．聴診する際，あなたは「大動脈弁狭窄症を見逃さないぞ！」という強い気持ちを持って右鎖骨部で聴診をしていますか？　疑わなければ何となく聴診して，多少の収縮期雑音は「高齢者だから生理的なもの」と見過ごしてしまうのです．

☑ 心血管性失神の頻度は低くない

● 心血管性失神は珍しいものではなく，意外と多いことを知っておきましょう．**表 11-4**[3] は，救急外来における失神の原因の内訳です．心血管疾患が10％以上と決して少なくないことが分かります．また，約30％は原因不明です．この中にも心血管性失神が含まれているかもしれません．単純に考えると，10人の失神患者を診たら，そのうち1人は心血管性ということです．失神患者は非常に多く，救急外来で一晩当直をしていれば必ずと言っていいほど出会うため，常に疑いの目を持って対応しなければなりません．

● さらに，失神の頻度は年齢とともに上昇します**(図11-1)**[4]．当然，高齢者では心血管性失神の頻度が高く，高齢者が多く来院する救急外来では注意が必要です．「目の前の失神患者は心血管性ではないか」と常に意識して対応しましょう．

表11-4　救急外来における失神の原因

診断名	頻度
心血管疾患	**10.4**%
不整脈	7.4%
徐脈性不整脈	2.6%
頻脈性不整脈	4.8%
急性心筋梗塞	1.7%
大動脈弁狭窄症	1.3%
脳血管障害	0.8%
神経調節性失神	29%
肺血栓塞栓症	0.6%
消化管出血	2.4%
原因不明の失神	29.6%

（Suzuki M, et al : Long-term survival of Japanese patients transported to an emergency department because of syncope. Ann Emerg Med. 2004 Sep ; 44 (3) : 215-21.）

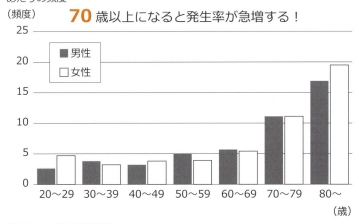

図11-1　失神の頻度

（Soteriades ES, et al : Incidence and prognosis of syncope. N Engl J Med. 2002 Sep 19 ; 347(12) : 878-85.）

参考文献

1）Task Force for the Diagnosis and Management of Syncope, et al : Guidelines for the diagnosis and management of syncope(version 2009). Eur Heart J. 2009 Nov ; 30(21) : 2631-71.
2）坂本壮：救急外来 ただいま診断中！，中外医学社，2015，p.26-44.
3）Suzuki M, et al : Long-term survival of Japanese patients transported to an emergency department because of syncope. Ann Emerg Med. 2004 Sep ; 44(3) : 215-21.
4）Soteriades ES, et al : Incidence and prognosis of syncope. N Engl J Med. 2002 Sep 19 ; 347(12) : 878-85.

診療の原則 61　失神③

病歴聴取を怠るな

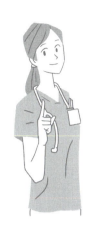

78歳，男性．高血圧で当院内科受診中．来院当日の朝5時過ぎ，自宅で「バタン」という音がして奥さんが見に行くと，トイレの前で倒れている患者さんを発見．呼びかけても反応乏しく救急要請．救急隊到着時には，意識は普段通りで，vital signsも安定している．この患者さんに対して救急外来ではどのように対応しますか？

☑ 心電図を取ればいいってもんじゃない

- 前項で心血管性失神が重要であることは分かりましたね．その原因としては不整脈の頻度が高く，精査しなければなりません．そのために必須となる検査が心電図です．非侵襲的かつ迅速に結果が分かる心電図は，失神診療以外にも救急外来では威力を発揮します．しかし，心電図を行い異常がなければ安心していいのでしょうか？

- 初回の心電図で失神の原因を確定できるのは2～6％と報告されています[1]．「今回の心電図では特に問題ありません．今後，外来でホルター心電図など精査を行い……」，こんな説明をしていませんか？これはよろしくありません．ホルター心電図で観察できるのは基本的には1日，たった24時間です．1日の観察で原因が判明するのは約15％と，それだけでは不十分であることを知っておきましょう．2

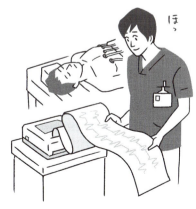

第11章　失神③

日，3日と日にちを延ばせば当然検出率は上がり，それぞれ約25％，約30％となりますが，所詮その程度なのです[2]．植込み型心電図記録検査を用いた報告によると，2年で50％，4年で80％の検出率です[3]．何が言いたいか．「失神だから心電図」は間違いではなく必須ですが，それだけではいけないということです．

☑ 重きを置くのは検査ではなく病歴

- それでは，どうすればいいのでしょうか？　この答えはそんなに難しくありません．重きを置くのは検査ではなく**病歴**であるということです．病歴から心血管性失神らしいと判断することができれば，その先のアクションはおのずと決まってきます．よくある失神の病歴で，お酒を飲んだ後に温泉に入り，湯船から出た際に倒れてしまった，というものがあります．温泉街や銭湯が近くにある病院では頻繁に遭遇します．この場合は心血管性失神を疑いませんよね．これはアルコールや入浴に伴う血管拡張が原因です．逆に，臥位の状態で突然反応が乏しくなったという病歴が聴取されれば，これは強く心血管性失神，その中でも不整脈に伴う失神を疑います．筆者も，エコー検査が終了して着替えを促している最中に突然反応が乏しくなり，胸骨圧迫を要した症例を経験しましたが，その患者さんはⅢ度房室ブロックでした．臥位，特に仰臥位で失神した場合には，積極的に心血管性失神を疑います．その他，失神患者が**よく分からない病歴**（受傷機転の分からない外傷など）で来院した場合，**目撃者がいない場合，繰り返している場合**には，積極的に心血管性失神を疑い対応する必要があります．

- 病歴から心血管性失神を疑うことができるようになりましょう．参考になる評価項目として EGSYS score があります（**表11-5**）[4]．3点以上で心血管性失神の可能性が高いと報告されていますが，点数よりも項目に含まれる症状や既往に注意して，患者さんに聴取するようにしてください．心血管性失神を疑う病歴を聴取する努力とともに，神経調節性失神の可能性を確かめる病歴聴取も忘れてはいけません．失神後の嘔気・嘔吐症状，疼痛，点滴などの医学的行為，暑い環境やストレスは，神経調節性失神の可能性を高めます．

表 11-5　EGSYS score
―病歴から心血管性失神を疑え

3点以上で心血管性失神の可能性が高い．

動悸が先行する失神	4点
心疾患の既往 and/or 心電図異常指摘	3点
労作中の失神	3点
仰臥位での失神	2点
増悪因子・環境因子※1	−1点
自律神経系の前駆症状※2	−1点

※1：温感，混雑した場所，長期間の立位，恐怖や疼痛，感情
※2：嘔気，嘔吐

(Del Rosso A, et al : Clinical predictors of cardiac syncope at initial evaluation in patients referred urgently to a general hospital : the EGSYS score. Heart. 2008 Dec ; 94(12) : 1620-6.)

表 11-6 典型的な失神の病歴

失神の分類	典型的な病歴
①心血管生失神	・前駆症状のない失神 ・痛み，動悸の前駆症状がある失神 ・労作中の失神 ・臥位で起こった失神 etc.
②起立性低血圧	・前駆症状として，貧血様症状を認める失神 ・臥位，座位から立位に伴う失神 ・降圧薬内服中毒者の失神 ・パーキンソン病，糖尿病患者の失神 etc.
③神経調節性失神	・精神的ストレス下の失神 ・排尿，排便などの状況失神 ・ひげ剃り，きつめの襟元に伴う失神 etc.

● 危険な失神を見逃さないためのツールとして，EGSYS score 以外に，San Francisco Syncope Rule（SFSR），Osservatorio Epidemiologico sulla Sincope nel Lazio（OESIL）risk score などが有名です．これらのツールはどれもある程度有用ですが，絶対的なものではなく，救急医の臨床判断のほうが感度が高いという報告もあるぐらいです[5]．点数を付けることよりも評価項目の意図することを理解し，経験値を増やし，まずいサインを見逃さないようになりましょう．

● Case の患者さんは，病歴を聴取すると，トイレに行こうと立ち上がり廊下を歩いていたところ，血の気が引くような感じを自覚して気を失ってしまったようです．物音に気付いた奥さんがすぐに駆け付け，数分後には普段通りの意識状態へ回復しました．来院時の症状は嘔気のみで vital signs は普段と同様でした．この患者さんは心血管性失神でしょうか．病歴で 100% 否定することはできませんが，心血管性失神よりも，起立性低血圧を疑う病歴です．また，排尿・排便前後の失神では，状況失神の頻度も高まります．各失神には典型的な病歴があります（表 11-6）．まずはそれを理解し，合わないところ，違和感があるところを拾い上げるアプローチがお勧めです．

● せっかく心電図を行っても，危険なサインを見落としては意味がありません．それを見出すために作られたのが Ottawa ECG criteria です．表 11-7[6] に含まれる 5 項目に注目し，該当する項目があれば 30 日後のアウトカムが不良というものです．見るべきポイントを絞って確認しましょう．

表 11-7　Ottawa ECG criteria—心電図 見るべきポイント
1つでも該当すれば30日後のアウトカム不良（感度96%）．

①ブロック 　a. Ⅱ度 Mobitz 2 型もしくはⅢ度 AV ブロック 　b. 脚ブロック＋Ⅰ度 AV ブロック 　c. 右脚ブロック＋左脚前枝もしくは後枝ブロック
②新規虚血性変化
③非洞調律
④左軸偏位
⑤救急外来における心電図モニター異常

(Thiruganasambandamoorthy V, et al : Defining abnormal electrocardiography in adult emergency department syncope patients : the Ottawa Electrocardiographic Criteria. CJEM. 2012 Jul ; 14(4) : 248-58.)

参考文献

1) Martin GJ, et al : Prospective evaluation of syncope. Ann Emerg Med. 1984 Jul ; 13(7) : 499-504.
2) Bass EB, et al : The duration of Holter monitoring in patients with syncope. Is 24 hours enough? Arch Intern Med. 1990 May ; 150(5) : 1073-8.
3) Farwell DJ, et al : The clinical impact of implantable loop recorders in patients with syncope. Eur Heart J. 2006 Feb ; 27(3) : 351-6.
4) Del Rosso A, et al : Clinical predictors of cardiac syncope at initial evaluation in patients referred urgently to a general hospital : the EGSYS score. Heart. 2008 Dec ; 94(12) : 1620-6.
5) Costantino G, et al : Syncope risk stratification tools vs clinical judgment : an individual patient data meta-analysis. Am J Med. 2014 Nov ; 127(11) : 1126. e13-25.
6) Thiruganasambandamoorthy V, et al : Defining abnormal electrocardiography in adult emergency department syncope patients : the Ottawa Electrocardiographic Criteria. CJEM. 2012 Jul ; 14(4) : 248-58.

診療の原則 62　失神④

目撃者からも病歴聴取

- 失神は「疑う」ことから始まり，疑ったら「まず心血管性失神を考え，病歴を聴取する」ことは分かりました．しかし，「分かっちゃいるけど難しい」．これが救急外来における失神診療の正直なところです．なぜ，難しいのでしょうか？

☑ 目撃者を探せ！

1. 来院時に症状がなく，患者さんは困っていない

- 失神患者の決めぜりふは，「大丈夫です，今は何ともありません」でしょう．こちらが心血管性失神の可能性を考えて対応しようとしても，元気な患者さんからは協力が得られないことが少なくありません．

2. 検査結果の異常なし

- 前項の通り，来院時の心電図で異常が検出される割合は極めて小さく，1回の検査で原因が確定できることはまれです．貧血に伴う起立性低血圧による失神でも，Hb値（g/dL）は濃度（☞ p.20：消化管出血①）であるため，すぐには変化しません．検査で異常が見つかるのは幸運だと思ったほうがいいでしょう．

3. 詳細な病歴が分からない

- 失神患者は，診察時は普段と同様の意識状態であるため，コミュニケーションを取ることは可能なはずです．しかし，転倒に伴う頭部打撲や脳震盪によって，失神前後の病歴が取れないこともあります．また，認知症や脳卒中の既往症のため，

病歴を自身で話すことができない場合もあります．

- これらの理由から，失神診療は非常に難しく，心血管性失神や出血に伴う起立性低血圧の可能性を考えながらも，結局は否定しきれず困ってしまうというのが現実でしょう．前述の通り，重要なのは病歴聴取ですが，さらにその病歴の詳細にこだわりましょう．意外に忘れがちなのが，目撃者からの病歴聴取です．Case では必ず奥さんからも詳しく病歴を聴取しなければなりません．

- 救急搬送症例では，様々な理由で目撃者が同乗困難な場合も少なくありません．「目撃者の同乗」と「救急隊による目撃者への詳細な病歴聴取」を，筆者は救急要請時に救急隊へお願いしています．

☑ 目撃者から何を聴取する？

- 実際に目撃者に確認する事項は**表 11-8**[1]の通りです．病歴聴取が失神診療の要です．具体例を出しながら詳細に聴取しましょう．面倒臭がってはいけません．

表 11-8　目撃者への確認事項

①発症様式
②現在の意識状態
③意識消失時間
④前駆症状の有無
⑤外傷の有無
⑥痙攣の有無
⑦失神後の対応/姿勢 etc.

（坂本壮：救急外来 ただいま診断中！，中外医学社，2015，p.26-44．）

1. 発症様式

- 「いつ，どこで，どのように気を失ったのですか？」
    - 入浴後であれば血管拡張に伴う失神が考えられます．
    - 排尿・排便後（トイレの前・中）であれば，状況失神が考えられます．
    - 飲酒後，排尿後であれば，さらに状況失神の可能性が高くなります．
    - 採血後であれば，血管迷走神経反射が考えられます．
    - 食後であれば，食後低血圧が考えられます．
    - 臥位で発症したのであれば，心血管性失神が考えられます．

2. 現在の意識状態

- 「普段の状態と比較してどうですか？」
    - 普段と同様であれば，起こったことは意識消失でよさそうです．
    - わずかでも普段と異なる状態であれば，「意識障害」としてアプローチするべきでしょう．
    - 意識障害は認めるけれども，徐々に改善傾向にある場合には，痙攣の関与を考え

ましょう．

3. 意識消失時間

- 「反応がなかった時間はどの程度ですか？」
  - 瞬間的な意識消失発作で，数秒〜数分以内に普段通りの意識状態へ戻るのが失神です．つまり，意識消失時間が長い場合には，痙攣の関与を考えたり，意識障害としてアプローチしたりすることが必要となります．

4. 前駆症状の有無

- 「意識を失う前に，動悸や痛みを訴えていましたか？」
  - 動悸や疼痛の訴えがあった後に意識消失を認めたのであれば，それは心血管性失神を強く疑うサインとなります．
  - 頭痛の訴えがあった場合にはくも膜下出血，その他の部位の痛みの訴えがあった場合には大動脈解離を疑います．
  - 呼吸困難の訴えがあった場合には，肺血栓塞栓症を考えます．

5. 外傷の有無

- 「失神に伴い，どこかぶつけている部位はありますか？」
  - 外傷は失神患者に付き物です．頭部外傷や顔面外傷を診たときには，常に受傷原因を考えましょう．

6. 痙攣の有無

- 「意識を失った後に，手足をガクガクさせるような動きはありましたか？」
  - 「頭蓋内疾患→痙攣」とは限りません．「失神→痙攣」の可能性もあります．痙攣を認めた場合には，原因の一つに失神も考えなければなりません．

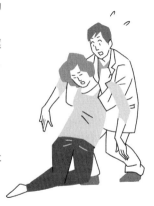

7. 失神後の対応・姿勢

- 「意識を失った後，どのような姿勢を取っていましたか？」
- 「横にしましたか？ 支えましたか？」

- 頭を回旋し，片手だけ挙上するなど普通でない姿勢で倒れている場合には，その原因は失神ではなく痙攣かもしれません．
- 失神患者の多くは，倒れた際に臥位となり，脳血流が比較的速やかに回復します．そのため，意識消失時間が短くなるわけです．それに対して，なかなか脳血流が改善しない状態では痙攣を伴います．脳血流が改善しない状態とは，立位や座位が保持された状態ということです（☞ p.177：失神⑥）．

参考文献
1）坂本壮：救急外来 ただいま診断中！，中外医学社，2015，p.26-44.

診療の原則 63　失神⑤

めまい
中枢性めまいだけでなく前失神も鑑別に

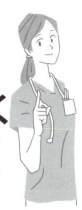

Case　47歳，男性．来院前日から嘔気とめまいを自覚した．来院当日も症状が改善しないため救急要請し，当院へ搬送となった．意識清明で，vital signs は安定している．毎年健康診断を受けているが，特記すべき既往はない．この患者さんに対して，あなたはまず何を確認しますか？

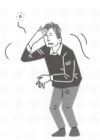

☑ めまいの裏に失神あり

- 「めまい」——これもまた救急外来では非常に多く出合い，対応に悩む症候の一つです．皆さんはどのように対応しているでしょうか？　回転性か浮動性かを患者さんに確認して……などとやってはいませんか？　おそらく，このアプローチは救急外来では困難を強いられます．もちろん，患者さんの口から「天井がぐるぐる回るようなめまい」というような訴えが得られれば，それは回転性でしょう．しかし，患者さんはうまく表現できないことがほとんどです．また，回転性だから末梢性めまい，浮動性だから中枢性めまい，とも限りません．それでは，どのように対応するべきでしょうか？

- まずやるべきことは，「めまい」という言葉を使わせないことです．患者さんは，ふらつきのことも，血の気が引くような感じがすることも「めまい」と訴えます．めまいの分類は一般的に表11-9のようになりますが，まず

表11-9　めまいの分類

| ①前失神（presyncope） |
| ②回転性めまい（vertigo） |
| ③平衡障害（disequilibrium） |
| ④ふらつき（light-headedness） |

第11章　失神⑤　175

やるべきことは前失神の除外です．耳性めまいか，中枢性めまいかを分けることも重要ですが，まずは前失神の除外です．ここを意識しておかなければ，「めまい→耳か頭が原因」と考えてしまい，頭部 CT を撮影して問題なければ"めまい止め"（こんなものは実際ありません）を使って様子見を……となりがちです．これではダメなのです．ここではとにかく，前失神もめまいの原因となり得るということを押さえておきましょう．

- なぜ，前失神が重要か．それは失神の前段階だからです．あたりまえのように思えるかもしれませんが，これを意識していないことが多いのです．前失神が鑑別に挙がれば，失神の鑑別と同様に「心血管性失神をまずは見逃さないぞ！」という気持ちになるはずです．そして，「それ以外に出血に伴う起立性低血圧や薬剤の影響は……」と考えることができるわけです．

- Case の患者さんからは，「歩いていたら突然立っていられなくなり座り込んでしまった」「寝ている状態でも，数回血の気が引くような感じがして気持ち悪くなった」という病歴が聴取されました．前駆症状のない突然発症の病歴，臥位の状態で脳血流低下を示唆する病歴という点から，心血管性，特に不整脈が示唆されます．心電図は必須として，さらにモニターを付けて詳細な病歴を探ることにしました．すると，その 15 分後に突然，脈拍が 80 回/分から 30 回/分へ低下．原因は房室ブロックでした．これは疑って対応しなければ診断できません．心血管性失神を見逃して帰宅させないためにも，「めまい」患者では，まず前失神の可能性を考えて対応しましょう．

診療の原則 64　失神⑥

失神患者も痙攣するぞ！

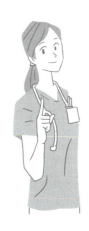

70歳，男性．転居に伴い，当院内科外来でフォローすることになった．紹介状には「#．てんかん」と記載され，10年前からバルプロ酸を内服しているという．添付してある採血結果では肝機能正常，バルプロ酸の血中濃度も治療域で，その他の特記すべき異常は認められない．さあ，どうしますか？

☑ てんかんの既往を鵜呑みにするな

- このような症例は，外来をやっていると時々遭遇します．まず初めに何を確認しますか？「最近，痙攣は起こっていませんか？」「何か困っていることはありませんか？」などと問診し，問題ないからといって前医の通りバルプロ酸を同量処方してはいけません．まず確認すべきこと，それは「本当にてんかんか？！」です．前医の診断が間違っていると決め付けるわけではありません．常にその診断の根拠を自身で確認してほしい，それだけです．高血圧や糖尿病，脂質異常症の有無は，vital signsや採血検査で誰でも簡単に判断ができるでしょう．しかし，てんかん，発作性心房細動に代表される不整脈，うつ病など，1回の診察では判断が困難な疾患を指摘されている患者さんではそうはいきません．抗てんかん薬，抗血栓薬，抗うつ薬などを内服していれば，以前指摘されたであろう疾患名は想定できますが，本当にその薬が必要な病態なのかは分かりません．常に，「その診断は正しいのか？」「現在の内服薬は必要なのか？」を意識しておく必要があります．

- 本当はてんかんではない患者さんに，てんかんという病名が付いていることがあります．その代表がsyncopal seizureです．syncopal seizureというのは，簡単

に言うと，失神を起こした患者さんが，なかなか脳血流が改善しないとき，痙攣を認めることを指します．こうなると，外来受診時の患者さんの主訴は「痙攣」となり，失神の鑑別がなされず，てんかんという病名が付けられがちです．特に高齢者では，頭部CT画像から陳旧性の脳梗塞を見つけ出し，「症候性てんかん」という病名が無理やり付けられることがあります．よくある病歴をいくつか紹介しましょう．

A. 75歳，男性．トイレに行ったがなかなか戻って来ないため，心配した奥さんが見に行くと，便座に腰かけ，壁にもたれかかっている患者さんを発見．声をかけても反応が乏しく，救急要請．

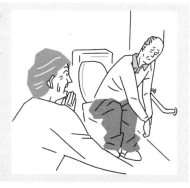

B. 80歳，男性．孫の医師国家試験合格をお祝いするため，家族そろって食事をしていた．食事を一通り終え，コーヒーを飲んでいたところ，孫の肩にもたれるようにして倒れた．声をかけても反応が乏しく，その後に眼球上転，両上肢の強直性痙攣を認め，救急要請．

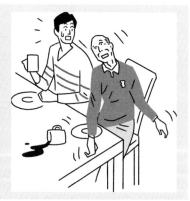

- このような救急搬送症例は非常に多く，症例Aでは「意識障害」，症例Bでは「痙攣」という主訴で救急要請が入るでしょう．これらはどちらもsyncopal seizureの典型例であり，Aは状況失神（排尿・排便失神），Bは食後低血圧がそもそもの原因でしょう．もちろん，それぞれ鑑別は行いますが，頭の中に「失神→痙攣」という発想がなければ，失神の原因検索を行おうとはしないでしょう．失神診療では，本人と目撃者への病歴聴取が最も重要でしたね．上記のような病歴が聴取できたら，syncopal seizureも鑑別の上位に挙げて精査してください．「てんかん治療ガイドライン2010」[1]にも，成人のてんかんの鑑別として失神が挙げられて

表 11-10　成人のてんかんの鑑別

①失神
②心因性発作
③過呼吸，パニック障害
④脳卒中，一過性脳虚血発作
⑤急性中毒，離脱（薬物，アルコール）
⑥急性代謝障害（低血糖，テタニー）
⑦急性腎不全
⑧頭部外傷後

（日本神経学会・監，「てんかん治療ガイドライン」作成委員会・編：てんかん治療ガイドライン 2010．https://www.neurology-jp.org/guidelinem/tenkan.html）

います．その他，鑑別を要する症候・疾患は**表 11-10**[1]の通りです．

- Case の患者さんに戻りましょう．診断に至った経緯を確認すると，過去に症例 B と同じような病歴で救急搬送されて「てんかん」と診断され，抗てんかん薬が開始になったことが判明しました．何年も前のことで，前医に問い合わせたものの，担当医不在でカルテ保存期間も過ぎており詳細は分かりませんでしたが，少なくとも痙攣を認めたのはそのとき 1 回きりということでした．てんかんは慢性の脳の病気で反復性の発作を起こします．1 回の痙攣でてんかんと診断してはいけません．この Case は食後低血圧が原因と考え，バルプロ酸を中止して外来で経過を観察する方針としました．

☑ 「てんかん」を信じる前に確認すべきこと

- 「てんかん」という病名が付いている患者さんに出会ったら，最低でも以下のことをまず確認しましょう．目の前の患者さんの治療方針が大きく変わるかもしれませんから．

1. いつ，どこで指摘されたのか？

- 患者さんが覚えていないぐらい昔のことであれば，仕切り直して再度精査するべきです．

- 以前，救急搬送時や救急外来を受診した際に，対応した医師から「てんかんの可能性がある」と言われたという病歴には要注意です．てんかんは 1 度の診察で確定診断することは困難です．

2. 繰り返しているのか？

- てんかんは慢性の脳の病気です．つまり，繰り返し発作が起こります．繰り返していない場合には，「てんかん」という診断そのものを強く疑います．同様に，片頭痛やメニエール病なども繰り返すことが特徴です．これらの疾患を指摘されたと訴える患者さんでは，必ず「繰り返しているか」を確認しましょう．

3. どのような症状であったのか？

- てんかんの初発症状として気付かれやすいのは痙攣でしょう．その痙攣がどのように始まったのかは極めて重要です．始まりが局在している場合には，てんかんなど頭蓋内疾患を考えやすいですが，全般性痙攣の場合には代謝性や，脳血流低下（失神など）などが考えられます．

- 器質性病変に基づく症候性てんかんなどでは，全身強直間代性痙攣（☞ p.153：意識障害⑪）を認めたとしても，それは二次性全般化したもので，部分発作に分類されることに注意が必要です．痙攣の始まりが大切です．

4. 検査を行ったのか？

- てんかんと確定診断するためには，脳波，頭部 CT，MRI などの精査が必要です．脳波を検査していないにもかかわらず，てんかんと診断されている患者さんが少なくありません．「高齢者が痙攣し，頭部 CT を撮影したら脳梗塞の痕跡があったから，症候性てんかんだ」といった不確定な診断が意外と多いのが現実です．診断に至った経緯をきちんと確認しましょう．

参考文献
1) 日本神経学会・監，「てんかん治療ガイドライン」作成委員会・編：てんかん治療ガイドライン 2010．https://www.neurology-jp.org/guidelinem/tenkan.html

診療の原則 65　失神⑦

失神 or 痙攣
左右差に注目！

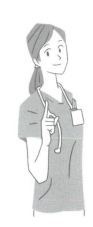

70歳，男性．自宅内で「あーっ」という音が聞こえたため，奥さんが見に行くと，寝室のベッドの上で倒れている患者さんを発見した．呼びかけに反応が乏しく救急要請．救急隊が到着したときには，普段通りの意識状態へ改善していた．さあ，この患者さんに対して救急外来ではどのように対応すればいいでしょうか？

☑ 失神か痙攣か，それが問題だ！

- 「病歴」が大切であることは，これまでの説明で理解していただけたと思います．この Case では，救急隊が到着するまでの短時間で意識が普段通りへ戻っています．正確な時間の定義はありませんが，数分で意識が普段と同様の状態まで改善していれば，意識障害ではなく意識消失として対応すればいいでしょう．意識消失の場合には，それが「失神」なのか「痙攣」なのかが問題です．一過性脳虚血発作（transcient ischemic attack；TIA）の可能性もゼロではありませんが，可能性は極めて低く，まずは失神や痙攣の可能性を考えるのが筋でしょう．痙攣が目撃されれば診断は比較的簡単ですが，Case のように目撃されていない場合には，どこに着目して判断すればいいでしょうか．絶対的な指標はありませんが，重要なのはここでも検査結果ではなく，病歴，そして身体所見です．

- 診るべきポイントとして historical criteria （**表 11-11**)[1] が参考になります．これは，失神か痙攣かを見分けるために有用な 9 項目を評価し，1 点以上であれば痙攣，1 点未満であれば失神の可能性ありと判断するものです．感度・特異度共に 94％と高く，すべての項目が病歴や身体所見で評価可能なため，救急外来では非常に使いやすいものです．

表 11-11 historical criteria
―失神？ 痙攣？（感度：94%，特異度：94%）

評価項目（≧1点：痙攣，＜1点：失神）	点数
舌咬傷	2
昏迷，異常体位，四肢の痙攣様運動	1
情動的ストレスを伴う意識消失	1
発作後昏睡	1
意識消失中に頭部が片方に引っ張られる	1
déjà vu※などの前駆症状	1
失神感	−2
長時間の座位・立位での意識消失	−2
発作前の発汗	−2

※ déjà vu：
・過去に経験したことが突然思い出されること．
・側頭葉てんかんの発作に特徴的な前兆とされる．

〔Sheldon R, et al：Historical criteria that distinguish syncope from seizures. J Am Coll Cardiol 2002；40：142-8〕

● 病歴が最も重要ですが，身体所見も参考になります．ポイントは**左右差に注目**です．histrical criteria の項目のうち，「舌咬傷」「異常体位，四肢の痙攣様運動」「意識消失中に頭部が片側に引っ張られる」は，なかなか評価が難しい項目ですが，左右差に注目すると簡単に判断可能です．それぞれ痙攣らしい所見として，「舌の先端ではなく，左右どちらかの舌側に咬傷を認める場合（**図11-2**）[2]」「左右非対称性に倒れている場合，痙攣が左右どちらかの上肢・下肢から始まった場合」「身体が左右どちらかに引っ張られるようにして倒れた場合」が挙げられ，失神のように左右差なく気を失って倒れるのとは異なるわけです．ちなみに，情動的ストレスとは，情動の変化が心理的ストレッサーとして働いて起こるストレスのことで，怒り，恐れ，喜び，悲しみと同時に生理的な変化が伴うものを指します．

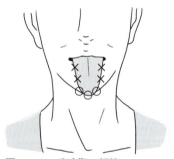

図 11-2 舌咬傷の部位
× 痙攣→舌外側
○ ヒステリー，失神後→舌の先

参考文献

1) Sheldon R, et al：Historical criteria that distinguish syncope from seizures. J Am Coll Cardiol. 2002 Jul 3；40(1)：142-8.
2) Brigo F, et al：Tongue biting in epileptic seizures and psychogenic events：an evidence-based perspective. Epilepsy Behav. 2012 Oct；25(2)：251-5.

第 12 章

痙攣

seizure

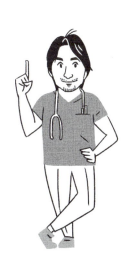

診療の原則 66　痙攣①

原因検索を怠るな！

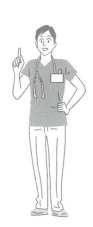

Case
68歳，男性．アルコール性肝硬変で当院消化器内科かかりつけの患者さん．来院前日から食欲が低下，自宅で動けない状態となり救急要請．救急隊到着時の vital signs は，意識レベル 3/JCS，血圧 88/48mmHg，脈拍 128 回/分，呼吸 12 回/分，SpO_2 97%（room air），体温 35.8℃，瞳孔 3/3mm，対光反射両側共に正常．病院到着後，ストレッチャーへ移乗後に両上下肢の強直間代性痙攣を認めた．

✓ 止めるべきか，止めざるべきか，それが問題だ！

- さあ，皆さん，どのように対応しますか？　痙攣を認めているのだから，抗痙攣薬を使用して痙攣を止めますか？「ルートを取ってセルシン® 静注」，この Case の場合は禁忌です．そのようなことをすると，痙攣は止まるかもしれませんが，心臓も止まるでしょう．

- 痙攣を認めたからといって，必ずしも頭蓋内病変が原因とは限らないということがポイントです．何となく，痙攣を認めると，若年者であればてんかん，高齢者

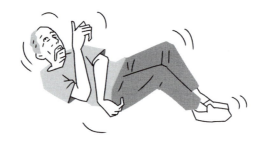

では以前の脳卒中や外傷に伴う症候性てんかんと考えがちですが，そうとは限りません．脳血流が低下し，なかなか改善しないと痙攣を認めることがある（syncopal seizure）ということを忘れてはいけません．

- この syncopal seizure の最重症型が心肺停止患者です．突然崩れるようにして倒れ，その後に痙攣（片側ではなく両側），そして喘ぐような呼吸を認めます．これは，心室細動などの不整脈に伴い脳血流が低下・遮断され，痙攣を認めているわけです．呼吸は死戦期呼吸ですね．当然こ

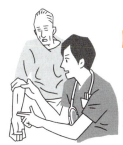

痙攣患者に出会ったら—VFを見逃すな

こで必要なのは胸骨圧迫，除細動であり，抗痙攣薬ではありません．痙攣患者に出会ったら，まずは vital signs に注目してください．特に，脈を触れ，触れないようであれば心室細動（ventricular fibrillation；VF）を考えます．反応がなく，正常ではない呼吸を認めたら，速やかに胸骨圧迫開始です．

- vital signs はどれも重要ですが，最も注目すべきは血圧です．**表 12-1**[1] は意識障害の原因の大まかな判別に有用な所見です．全例が痙攣患者ではありませんが，

表 12-1 意識障害の原因の大まかな判別に有用な所見—血圧に注目

指標		頭蓋内の器質的病変がある尤度比
収縮期血圧 （mmHg）	～90	0.03
	90～99	0.08
	100～109	0.08
	110～119	0.21
	120～129	0.45
	130～139	1.5
	140～149	1.89
	150～159	2.09
	160～169	4.31
	170～179	6.09
	180～	26.43
瞳孔	対光反射の消失	3.56
	1mm 以上の不同	9.00

（Ikeda M, et al：Using vital signs to diagnose impaired consciousness：cross sectional observational study. BMJ. 2002 Oct 12；325(7368)：800.）

これと同様に脳卒中に伴う急性症候性発作や症候性てんかんでは血圧が上がることはあっても下がることは通常ありません．一方，失神に伴う痙攣では血圧が正常ないし低いことがほとんどです．Case の患者さんは，吐血は認めていませんでしたが，食道静脈瘤からの出血，それに伴う起立性低血圧→痙攣という状態でした．

- 「血圧が低めの患者さんの痙攣は要注意！安易に抗痙攣薬を使用するのではなく，VF など循環不全を考慮して対応する」と心得ておきましょう．

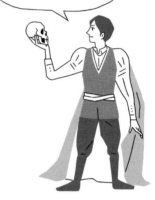

参考文献

1) Ikeda M, et al : Using vital signs to diagnose impaired consciousness : cross sectional observational study. BMJ. 2002 Oct 12 ; 325(7368) : 800.

診療の原則 67 痙攣②

目の前の痙攣を止めるのは
ジアゼパム

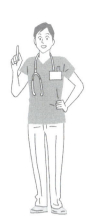

Case

75歳，男性．心原性脳塞栓症と2型糖尿病の既往があり，ワルファリン，メトホルミン内服中．施設で「あーっ」という声を上げた後に，右上肢から始まる間代性痙攣を認め，救急要請．救急隊到着時のvital signsは，意識レベル100/JCS，血圧188/98mmHg，脈拍118回/分，呼吸12回/分，SpO₂ 94%（room air），体温36.8℃，瞳孔3/3mm，対光反射両側共に正常．痙攣は止まっている状態であった．

☑ 「止めるべき痙攣」か否か

- このような救急要請が入ったとき，救急外来ではどのようなことを想定して準備をしておけばいいでしょうか？　明らかな痙攣を認め，血圧が高く，痙攣を引き起こす基礎疾患もあります．最も考えやすいのが，以前の心原性脳塞栓症に伴う症候性てんかんでしょう．しかし，この痙攣が，新規の脳卒中や代謝性脳症などに伴う急性症候性発作である可能性もあります．そのため，行うべきことは，症候性てんかんの可能性を考えながらも，意識障害の鑑別を進めていくことです．

- Caseでは低血糖を否定後，頭部CTを撮影しましたが，以前と変化は認められませんでした．時間経過とともに意識状態は徐々に改善したため，症候性てんかんが最も疑わしいと考えました．「初発の痙攣だから，抗痙攣薬は必ずしも定期内服する必要はないかな」と考えていた矢先，右上肢から始まる間代性痙攣が認められました．vital signsは来院時とおおむね変わりません．さあ，どうしますか？

- vital signs（特に血圧）や発症様式（全般ではなく局所）から，今回の痙攣の原因として症候性てんかんの可能性を第一に考え，抗痙攣薬の使用が望ましいと判断

第12章　痙攣②　187

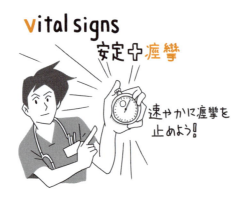

し，ジアゼパム（セルシン®）5mg を静注したところ鎮痙が得られました．ラットの研究ですが，痙攣が 30 分持続すると組織学的変化を起こすと言われています[1]．また，痙攣の持続時間が長ければ長いほど，痙攣を止めづらくなります．止めるべき痙攣は速やかに止めなければなりません．

☑ 抗痙攣薬を正しく選択しよう！

- 抗痙攣薬には，ジアゼパム以外にも，フェニトイン，フェノバルビタール，プロポフォール，バルビツレート，ミダゾラム，チオペンタールなどがあります．これらの薬剤を適切に使い分けることが必要です．

- 「**目の前の痙攣を止めるのはジアゼパムである**」．まずはこれを覚えましょう．セルシン® やホリゾン® などのジアゼパムの最大の特徴は，即効性があり作用時間が短いことです．すぐ効くからこそ意味があるわけです．ジアゼパムを 10mg 静注することで 76% の発作が抑制可能[2] と言われていますが，実際に使用する際にはいくつか注意することがあります．

- ジアゼパムは生理食塩水などで溶解してはいけません．ジアゼパムは水にほとんど溶けません．溶剤にプロピレングリコールなどの有機溶媒を用いた注射薬であり，生理食塩水などで希釈すると過飽和状態となり沈殿が生じます．アンプルから吸ったら，そのまま静注し，メインの点滴で後押しすればいいでしょう．「**他の注射液と混合又は希釈して使用しないこと**」と，添付文書にもしっかり書いてあります[3]．

- ジアゼパムは 1A（アンプル）10mg ですが，患者さんの体型に注意して使用する

ことをお勧めします．一般的に 10mg を静注することが多いと思いますが，高齢者や体型の小さい患者さんは 5mg としたほうがいいと思います．痙攣が止まらなければ追加で 5mg 静注すればいいでしょう．使用量が多いと，バッグバルブマスクが手放せなくなります．

- 痙攣を止めたいけれど静脈路がどうしても確保できない場合にはどうすればいいでしょうか？　この場合にはいくつかの選択肢がありますが，最も簡便で効果があるのはミダゾラム（ドルミカム®）の筋注です．体重 40kg 以上では 10mg，13 〜 40kg では 5mg 筋注するとよいでしょう[4]．

参考文献

1) Sutter R, Kaplan PW : Electroencephalographic criteria for nonconvulsive status epilepticus : synopsis and comprehensive survey. Epilepsia. 2012 Aug ; 53 Suppl 3 : 1-51.
2) Leppik IE, et al : Double-blind study of lorazepam and diazepam in status epilepticus. JAMA. 1983 Mar 18 ; 249(11) : 1452-4.
3) セルシン®注射液 5mg，セルシン®注射液 10mg 添付文書．
4) Evidence-Based Guideline : Treatment of Convulsive Status Epilepticus in Children and Adults : Report of the Guideline Committee of the American Epilepsy Society. Epilepsy Curr. 2016 Jan-Feb ; 16(1) : 48-61.

診療の原則 68　痙攣③

5分続いたら痙攣重積だ！

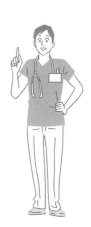

☑ 痙攣重積にはジアゼパムだけでは足りない！

- 前項のCaseを振り返ってみましょう（☞ p.187）．患者さんは意識障害を認める状態で来院し，意識が改善傾向にはあったものの，再び痙攣を認めました．この状態を何と言うでしょうか？　そうです，これは痙攣重積です．痙攣重積であることを早期に判断して対応することが重要であり，そのつどジアゼパムで鎮痙しているようではいけません．前項の通り，ジアゼパムは「目の前の痙攣」を抑えることはできますが，再度起こる痙攣は予防できません．つまり，重積状態では，ジアゼパム以外の薬が必要となるわけです．

- 痙攣重積の定義を正確に把握しておきましょう．痙攣重積状態とは，**①少なくとも5分以上持続する発作**，**②意識が回復せず発作を繰り返す**場合，と定義されています[1]．「何となく長く続く痙攣が重積状態」ではないことに注意しましょう．30分以上と定義されていた時代もありましたが，現在の定義では5分以上です．重積に陥らない痙攣は通常は数分以内に止まります．5分以上継続している痙攣は，治療介入なくして鎮痙することはまずありません．持続時間が長い痙攣は，初期対応の段階でジアゼパムにプラスして再発予防の抗痙攣薬を使用することを考えて対応することが必要となります．

- 実際に救急外来で出合う痙攣重積症例のパターンを3つ提示しておきます．このような患者さんを診たら，「重積かもしれない」と思って対応することが重要です．

①救急隊が現場で接触した段階から痙攣を認め，病着時にも痙攣が継続している．
②家族の救急要請時または救急隊が現場で接触した段階では痙攣を認めたが，来院時には痙攣が治まっていた．しかし，意識状態が普段と同様に改善する前に再度痙攣を認めた．
③原因不明の意識障害（☞ p.151：意識障害⑩）

1. 救急隊が現場で接触した段階から痙攣を認め，病着時にも痙攣が継続している

- これは誰もが気付きやすい重積状態ですね．痙攣が長く続いているので「まずい」と考えて対応しなければなりません．

2. 家族の救急要請時または救急隊が現場で接触した段階では痙攣を認めたが，来院時には痙攣が治まっていた．しかし，意識状態が普段と同様に改善する前に再度痙攣を認めた

- 救急外来で多く出合う重積状態がこのパターンではないでしょうか．来院時には痙攣が起こっていないため安心して対応していたところ，痙攣が再度起こり焦るわけです．頭部CTを撮影中に再度痙攣……なんて経験ありませんか？

- 救急外来では，来院時に痙攣が止まっていても再度起こる可能性，つまり痙攣重積状態となることを想定して対応することが大切です．場所を移動して精査する必要がある場合には，医師が付き添うことが必須です．「止めていい痙攣」と判断した場合には，速やかにジアゼパムを使用して鎮痙するべきです．そのためには，ルート確保が必要ですね．来院してきたままの状態で，とりあえず頭部CTを撮影するなんてことは絶対にしてはいけません．また，痙攣が起これば意識状態が悪化し，自己喀痰排泄が困難となり誤嚥や酸素化の低下を認めます．鎮痙薬を使用すれば，呼吸も抑制される場合があります．それを見据えて，酸素やバッグバルブマスクを準備し，移動する際は携帯する必要があります．

3. 原因不明の意識障害

- これは疑うことができるかが鍵となります．意識障害の項（☞ p.151：意識障害⑩）でも述べましたが，痙攣は目撃情報がなければなかなか確定診断することが難しく，また運動発作を伴わない非痙攣性てんかん重積状態（non-convulsive status epilepticus；NCSE）という病態もあります[2]．救急外来では緊急で脳波を

モニタリングすることは基本的にはできないでしょう．そのため，他の意識障害をきたす疾患を除外しながら，病歴や検査所見からNCSEの可能性を考慮して対応することが必要になります．

参考文献

1) 日本神経学会・監，「てんかん治療ガイドライン」作成委員会・編：てんかん治療ガイドライン2010，医学書院，2010．
2) 兼本浩祐，他・編：臨床てんかん学，医学書院，2015，p.165-75．

診療の原則 69 痙攣④

抗痙攣薬 投与量と投与方法は正確に！

☑ てんかんと痙攣

- てんかん（epilepsy）は病名であるのに対し，痙攣（convulsion, seizure）は症候名です．一般的にてんかんは慢性的な脳の病変を指し繰り返すことが条件です．てんかんと診断されている患者さんの重積状態はてんかん重積ですが，初発の痙攣で原因が確定していない重積状態は痙攣重積と判断します．

- 重積状態と判断できても，対応できなければ意味がありません．痙攣重積が単純な痙攣発作と異なるのは，今，目の前で起きている痙攣だけではなく，これから起こりうる痙攣も止めなければならないということです．つまり，再発を予防することが必要なわけです．

- 低血糖や低酸素などに起因する痙攣であれば，速やかに治療して是正されれば再度痙攣が起こる可能性は少ないため，持続時間が長くても再発防止の抗痙攣薬は不要でしょう．しかし，頻度が高いてんかん重積の場合には，重積状態にまで陥った症例では再発防止のため抗痙攣薬が必要となります．

☑ 救急外来での痙攣重積への対応

- 実際にどのように対応するのかというと，**図 12-1**[1] のフローチャートに則って薬剤を選択し，痙攣をコントロールしていくことになります．これはてんかん重積への対応ですが，一般的な痙攣重積もほぼ同様です．アルコール離脱に伴う重積状態の場合には，フェニトインが無効であるなど注意点はありますが，まずはこのフローチャートを頭に入れましょう．

第 12 章 痙攣④ 193

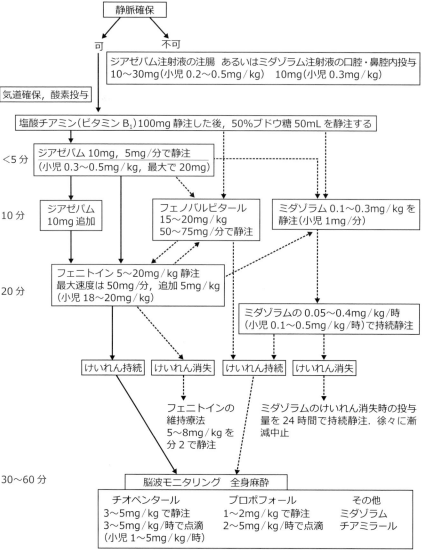

図 12-1 てんかん重積状態の治療フローチャート

* 1：括弧内は小児量.
* 2：ある薬剤を投与し，血中濃度を測定すれば，その薬剤が分布する容量が分かる．この容量を分布容量（Vd）という．3者の関係は，血中濃度増加分（mg/L）＝投与量（mg）÷体重（kg）÷ Vd（L/kg）である．フェニトインのVdは0.7なので，希望する血中濃度と体重が分かれば，フェニトインの投与量は算出できる．
* 3：フェニトインを投与する場合には，血中濃度の推移は個体差が大きいことに注意する．特に高用量では血液低下などの副作用に注意する．
* 4：栄養障害性急性脳症であり，ビタミン B_1 の急速な消費により惹起される Wernicke 脳症では，ブドウ糖の投与がけいれんを増強することがあるために，病歴が不確かなときは，糖を投与する前にビタミン B_1 100mg を静注する（エビデンスレベルⅣ）〔JAMA. 1993；270（7）：854-859.〕．
* 5：実線は標準的な治療，破線は別の選択肢を示す．
（日本神経学会・監，「てんかん治療ガイドライン」作成委員会・編：てんかん治療ガイドライン 2010. 医学書院，2010.）

- ジアゼパム以外に救急外来で覚えておくべき抗痙攣薬はフェニトイン，ホスフェニトインです．おそらく多くの施設で，重積症例に対して多用されていると思います．今後，静注レベチラセタム（後述）や静注バルプロ酸が導入され，フローチャートが変更される可能性もありますが，まずはこれを覚えましょう．1st choice はジアゼパム，2nd choice はフェニトインです．

☑ フェニトインの特徴と使用方法

- フェニトインが選択されるのには理由があります．それは，静注製剤で急速飽和が可能であり，かつ呼吸抑制を起こしづらいためです．急速飽和とは，簡単に言えば，投与後に痙攣を抑えるために必要な血中濃度へ速やかに上昇するということです．投与した効果が現れるのに何十時間もかかってしまっては困ります．「目の前の痙攣」をジアゼパムで止めながら，再発の予防のためにフェニトインを急速飽和するわけです．

- ジアゼパムは10mg（高齢者，体型によっては5mg）を静注して使用するのでしたね．それでは，フェニトインはどれぐらいの量をどれぐらいの時間かけて投与するべきでしょうか？ **フェニトインは15～20mg/kgを30分以上かけて投与する**と覚えておきましょう※．ジアゼパムと異なり1分1秒を争うわけではありませんが，救急外来ではしばしば使用する薬であり，頭に入れておくべきです．ちなみに，フェニトインはジアゼパムと異なり生理食塩水に溶解して使用します．筆者は，50kgの患者さんであれば，生理食塩水100mLにフェニトイン750mg（1Aは250mgです）を溶解し，30分かけて投与しています．

- フェニトインの投与に30分以上かけるのには理由があります．フェニトインの重大な副作用に心停止，心室細動，呼吸停止があります．投与方法を間違わなければまず起こる副作用ではありませんが，注射速度が速いと起こり得ます．「1分間1mLを超えない速度で徐々に静脈内注射すること」「衰弱の著しい患者，高齢者，心疾患のある患者ではこれらの副作用が発現しやすいので，注射速度をさらに遅くするなど注意すること」と添付文書にも記載されています[2]．フェニトインは250mg/5mLであるため，50mg/mLを1分以上かけて投与する必要があります．通常，急速飽和する場合は500～1000mgを投与することになるため，30分かければまず問題ありません．

※フェニトイン内服中の患者さんに対して，血中濃度が低く追加投与する場合には5～10mg/kgのこともあります．

- 重積患者であれば，すべてフェニトインを使用するかというと，そうではありません．重積の定義は満たすけれども，意識の改善が比較的速やかに認められる場合，原因がてんかんなど慢性的なものではなく，低血糖など一時的なものである場合などでは不要でしょう．また，フェニトインを使いづらい患者さんも存在します．以前のアレルギー歴は当然ですが，それ以外に洞性徐脈，高度の刺激伝導系障害のある患者さんは禁忌です[2]．フェニトイン投与前には必ず心電図を確認すること，以前の情報が入手できる場合には既往も振り返ることが必要です．

- 重積患者では意識障害を認めます．また，重積状態の患者さんでは意識が普段通りへ改善するまでに時間を要します．今は痙攣が起こっていなくても，痙攣後の意識障害が遷延する可能性，再度痙攣が起こる可能性を考慮し，痙攣重積患者では常に確実な気道確保の必要性を考えておかなければなりません．意識以外のvital signs が安定していたとしてもです．原則として，ジアゼパム，フェニトイン（ホスフェニトイン）でもコントロールができず，全身麻酔療法（チオペンタール，プロポフォール，ミダゾラム，チアミラール）を要する場合には気管挿管を行うと理解しておきましょう**（図 12-1）**．救急外来での気管挿管の適応を再度確認しておきましょう（☞ p.128：意識障害②）．

✅ ホスフェニトイン

- ホスフェニトイン（ホストイン®）はフェニトインのプロドラッグで，フェニトインと比較して以下の特徴があります．①血管内皮障害の副作用が軽減，②生理食塩水で溶解する必要がない，③単独ルートである必要がない．そのため，最近ではフェニトインに代わり広く利用されています．初回投与量は 22.5mg/kg，投与速度は 3mg/kg/分または 150mg/分のいずれか低いほうを超えないこととされています．筆者は，1 バイアル 750mg であるため 50kg の患者さんであれば 2 バイアルを 15 分程度かけて投与します．

✅ 新規抗てんかん薬—レベチラセタム（イーケプラ®）

- レベチラセタムは薬物相互作用が基本的にはなく，副作用が少ないため使用しやすいのが特徴です．また，内服薬に加えて静注薬もあり，今後広く使用されることが予想されます．レベチラセタム注射液（イーケプラ® 点滴静注）は 2016 年 2 月に，「てんかん患者の部分発作（二次性全般化発作を含む）」に加えて，「他の抗てんかん薬で十分な効果が認められないてんかん患者の強直間代発作に対する抗てんかん薬との併用療法」が効能・効果として加えられました[3]．また，海外のガイドラインでは，ホスフェニトインと同様にレベチラセタムも推奨されています[4]．

- 施設によっては，レベチラセタムをフェニトインに代わって使用することもあると思いますが，現状国内では多くの施設で使用できるわけではありません．自分が働いている施設で使用可能かどうか，可能である場合にはどのような患者さんに使用しているのかを，上司や専門医に事前に確認しておきましょう．

参考文献

1) 日本神経学会・監，「てんかん治療ガイドライン」作成委員会・編：てんかん治療ガイドライン 2010．医学書院，2010.
2) アレビアチン®注250mg添付文書．2015年10月改訂(第15版).
3) イーケプラ®点滴静注500mg添付文書．2016年2月改訂(第4版).
4) Evidence-Based Guideline : Treatment of Convulsive Status Epilepticus in Children and Adults : Report of the Guideline Committee of the American Epilepsy Society. Epilepsy Curr. 2016 Jan-Feb ; 16(1) : 48-61.

第 13 章
呼吸困難
shortness of breath

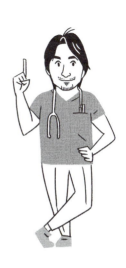

診療の原則 70 ▶ 呼吸困難①

病歴・身体所見で判断せよ！

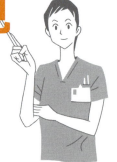

Case1
82歳，男性．高血圧，2型糖尿病，脂質異常症でかかりつけの患者さん．就寝時までは普段と変わらず問題なかったが，夜間トイレに行った際に呼吸が苦しくなり改善しないため救急要請．意識レベル1/JCS，血圧188/102mmHg，脈拍108回/分，呼吸28回/分，SpO_2 88%（10L），体温36.0℃，瞳孔3/3mm，対光反射両側共に正常．心エコーでは明らかな収縮能の低下はない．

Case2
72歳，男性．心不全，慢性腎臓病，心房細動でかかりつけの患者さん．1週間ほど前から下腿の浮腫に加えて労作時呼吸困難を自覚していた．就寝中に呼吸が苦しくなり，その後も改善しないため救急要請．意識レベル10/JCS，血圧128/98mmHg，脈拍118回/分（不整），呼吸36回/分，SpO_2 90%（10L），体温35.8℃，瞳孔3/3mm，対光反射両側共に正常．心エコーではびまん性に収縮能の低下が認められる．

☑ 呼吸困難の原因

- 呼吸困難を主訴に来院する患者さんは救急外来では多く，心不全，肺炎，急性気管支炎，慢性閉塞性肺疾患（chronic obstructive pulmonary disease；COPD）の急性増悪，気胸，肺血栓塞栓症，アナフィラキシーが代表的な原因疾患です．その他，貧血や精神的な要因の可能性もあります．「呼吸困難は心臓，肺，貧血，精神的な要因を考える」と覚えておくといいでしょう．

- これらをどのように鑑別すべきでしょうか？　ここでも重要となるのは，検査所見よりも年齢をはじめとする患者背景，病歴，バイタルサイン，身体所見です．

45歳未満であれば，喘息や急性気管支炎をまずは考えます．心不全やCOPD急性増悪はまれです．それに対して，45歳以上では心不全やCOPD急性増悪の割合が高くなります[1]．また，高齢者ではそれらに加えて肺炎や肺血栓塞栓症も頻度が高いことを忘れてはいけません（**表13-1**）[2]．

表13-1　高齢者の呼吸不全

原因	割合
心不全	**43**%
市中肺炎	**35**%
COPD急性増悪	**32**%
肺血栓塞栓症	**18**%
気管支炎	4%
喘息	3%
その他	15%

（Ray P, et al : Acute respiratory failure in the elderly : etiology, emergency diagnosis and prognosis. Crit Care. 2006 ; 10(3) : R82.）

- 実際に救急外来で困るのは，「肺炎？　それとも心不全？」「肺血栓塞栓症の可能性は？」ということではないでしょうか．気胸や縦隔気腫は画像で診断可能です．また，COPDは喫煙歴や気管短縮，肺胞呼吸音減弱，心窩部の心尖拍動，Hoover徴候（臥位の状態で吸気時に胸郭下部が内側に引き込まれる）などを胸部X線写真と併せて判断することで診断は比較的容易です（**図13-1**）．肺炎やアナフィラキシーについては別章（☞ p.50：肺炎，p.286：アナフィラキシー）で述べているため，本章では心不全や肺血栓塞栓症に関するあたりまえのことを確認しておきましょう．

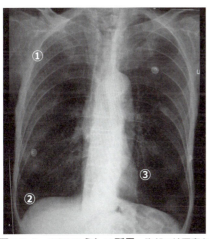

画像所見と身体所見

①肺過膨張	気管短縮，呼吸音減弱
②横隔膜平坦化	Hoover徴候
③滴状心	心窩部心尖拍動

図13-1　COPDらしい所見―胸部X線写真と併せてチェック

☑ 心不全らしい患者像

- 心不全の一般的な患者背景（**表13-2**）[3]と臨床所見（**表13-3**）[3]を頭に入れておきましょう．また，心不全を起こしやすい患者さん（リスクのある患者さん）を既往歴や嗜好歴から瞬時に判断しましょう（**表13-4**）[4]．

表 13-2　急性心不全の患者背景

年齢（歳）	73 ± 14
性別（男，%）	58
基礎心疾患（%）	
虚血性	31.1
弁膜症	19.4
高血圧性	17.7
心筋症	12.7
既往歴（%）	
心不全入院歴	36.2
高血圧	69.4
喫煙	42.5
心房細動/粗動	39.6
脂質異常症	36.6
糖尿病	33.8

(Sato N, et al : Clinical features and outcome in hospitalized heart failure in Japan (from the ATTEND Registry). Circ J. 2013 ; 77(4) : 944-51.)

表 13-3　急性心不全の臨床所見

	%
身体所見	
発作性夜間呼吸困難	53.0
起座呼吸	63.3
水泡音 coarse crackles	71.2
Ⅲ音	36.1
頸静脈怒張	52.9
末梢浮腫	66.9
四肢冷感	23.0
左室駆出率（40% 以下）	53.4
心房細動	36.0

(Sato N, et al : Clinical features and outcome in hospitalized heart failure in Japan (from the ATTEND Registry). Circ J. 2013 ; 77(4) : 944-51.)

- 救急外来では限られた時間の中で必要な情報を入手する必要があるため，確認すべき事項をある程度絞ることをお勧めします．coronary risk factor（冠動脈疾患の家族歴，高血圧，糖尿病，脂質異常症，喫煙者，慢性腎臓病），心不全の既往，不整脈（心房細動）の有無を確認するといいでしょう．弁膜症や心筋症は確認しても正確な答えが得られないことが多く，エコーを当てればおおむね判断できるので，筆者はあえて確認していません．

表 13-4　心不全のリスク

	LR+	LR−
心不全の既往	**5.8**	0.45
心筋梗塞の既往	**3.1**	0.69
冠動脈疾患の既往	1.8	0.68
脂質異常症の既往	1.7	0.89
糖尿病の既往	1.7	0.86
高血圧の既往	1.4	0.71
喫煙歴	0.84	1.4
COPD の既往	0.81	1.1

(Wang CS, et al : Does this dyspneic patient in the emergency department have congestive heart failure? JAMA. 2005 Oct 19 ; 294(15) : 1944-56.)

✓ 心不全らしい病歴

- 「労作時呼吸困難→**発作性夜間呼吸困難**→起座呼吸」が典型的な心不全の病歴です（**表 13-5**）[4]．起座呼吸はその他の呼吸困難を訴える疾患でも認めるため，数日前から寝ているときに寝苦しくて起きてしまうことがな

表 13-5　心不全らしい病歴
　　　　―救急外来を呼吸困難で受診した患者さん

	LR+	LR−
発作性夜間呼吸困難	**2.6**	0.7
起座呼吸	**2.2**	0.65
労作時呼吸困難	1.3	0.48

(Wang CS, et al : Does this dyspneic patient in the emergency department have congestive heart failure? JAMA. 2005 Oct 19 ; 294(15) : 1944-56.)

かったか，労作時に呼吸困難を認めていなかったかを確認しましょう．

● 呼吸困難を訴える患者さんが臥位を好んだ場合には，心不全の可能性はぐっと下がります．この場合には座位や立位のときにシャント血流が増加する疾患を考えます．これを platypnea-orthodeoxia syndrome と呼び，肝肺症候群や心房中隔欠損症などが代表的です．

☑ 心不全らしい身体所見

● 表 13-6[4] や Framingham criteria（表 13-7）[5] が有名ですね．この中でも特に**Ⅲ音，頸静脈怒張**，下腿浮腫に注目しましょう．それぞれの身体所見を取る際の注意点は以下の通りです[6]．
- **Ⅲ音**：心不全における心室の拡張障害を反映し，心不全に対する特異度が高く，認めれば心不全の可能性が非常に高くなります．聴取は難しいですが，「Ⅲ音を聴くのだ」という強い意識を持って所見を取ることが重要です．体位は左45度側臥位，位置は心尖部，聴診器はベル型です．押し付けてしまうと聴きづらくなるため，軽く胸壁に当てることも忘れてはいけません．

表 13-6　心不全らしい身体所見
―救急外来を呼吸困難で受診した患者さん

	LR＋	LR−
Ⅲ音	11	0.88
頸静脈怒張	5.1	0.66
abdominojuglar reflux	6.4	0.79
下腿浮腫	2.3	0.64
crackles	2.8	0.51
wheezing	0.52	1.3

（Wang CS, et al : Does this dyspneic patient in the emergency department have congestive heart failure？ JAMA. 2005 Oct 19 ; 294(15) : 1944-56.）

表 13-7　Framingham criteria ―目の前の患者さんは心不全か
大症状 2 つか，大症状 1 つおよび小症状 2 つ以上を心不全と診断．

大項目	小項目
発作性夜間呼吸困難/起座呼吸	下腿浮腫
頸静脈怒張	夜間咳嗽
肺ラ音	労作性呼吸困難
心拡大	肝腫大
急性肺水腫	胸水貯留
拡張早期性ギャロップ（Ⅲ音）	肺活量減少（最大量の 1/3 以下）
頸静脈圧上昇（16cmH$_2$O 以上）	頻脈（120 回/分 以上）
循環時間延長（25 秒以上）	
肝頸静脈逆流 hepatojugular reflux	

（McKee PA, et al : The natural history of congestive heart failure : the Framingham study. N Engl J Med. 1971 Dec 23 ; 285(26) : 1441-6.）

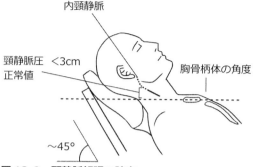

図 13-2　頸静脈怒張の診方
(日本循環器学会・他：急性心不全治療ガイドライン(2011年改訂版).)

- **頸静脈怒張**：中心静脈圧または右房圧の上昇を示し，左心不全では左房圧の上昇を示す重要な所見です．**図 13-2**[7]のような姿勢で内頸静脈または外頸静脈の怒張の有無を確認します．はっきりしない場合には，腹部の中央を手掌で軽く圧迫してみましょう．手を離しても怒張が継続している場合には陽性ととらえ，この場合の心不全の可能性は高くなります．これを腹部-頸部静脈逆流（abdomino-jugular reflux）と呼びます．頸静脈は見るだけでなく，腹部に圧をかけて確認すると覚えておきましょう．また，頸静脈怒張はペンライトを頸静脈の接線方向に当てると見やすくなります．

- **下腿浮腫**：間質の水分量が異常に増加した状態です．心不全においては右心系のうっ血所見であって，左心系のうっ血を直接反映するものではありません．全身性浮腫が主病態（Clinical Scenario 2；CS2）の心不全では下腿浮腫が認められることが多いですが，びまん性肺水腫が主病態（CS1）の心不全の場合は認められないこともあります（☞ p.206：呼吸困難②）．

● 体重にも注目しましょう．心不全患者は症状出現1週間前から明らかな体重増加が認められることが多いです．それに対して，肺炎やCOPDの患者さんでは体重増加は認められず，むしろ症状に伴って食欲が低下し，診察時には脱水を認めることのほうが多いでしょう．

● このように，心不全の診断において重要なのは検査ではありません．病歴や身体所見から心不全を疑い，検査で矛盾がないことを確認するというスタンスをあたりまえにしましょう．

参考文献

1) Ponka D, Kirlew M : Top 10 differential diagnoses in family medicine : dyspnea. Can Fam Physician. 2007 Aug ; 53(8) : 1333.
2) Ray P, et al : Acute respiratory failure in the elderly : etiology, emergency diagnosis and prognosis. Crit Care. 2006 ; 10(3) : R82.
3) Sato N, et al : Clinical features and outcome in hospitalized heart failure in Japan(from the ATTEND Registry). Circ J. 2013 ; 77(4) : 944-51.
4) Wang CS, et al : Does this dyspneic patient in the emergency department have congestive heart failure? JAMA. 2005 Oct 19 ; 294(15) : 1944-56.
5) McKee PA, et al : The natural history of congestive heart failure : the Framingham study. N Engl J Med. 1971 Dec 23 ; 285(26) : 1441-6.
6) 坂本壮：救急での心不全の診断①～病歴・身体診察から．レジデントノート．2016 Oct：18(10)：1827-36.
7) 日本循環器学会・他：急性心不全治療ガイドライン(2011年改訂版)．

診療の原則 71 呼吸困難②

心不全
心臓の動きで判断するな！

- 皆さんは心不全を疑ったときにどうしますか？ エコーで心収縮力を評価して判断していませんか？「心臓の動きは問題ないので心不全ではないと思います」といったプレゼンテーションを研修医から聞くことがありますが，これは間違いです．エコー上で収縮能が保たれているように見えても，心不全は起こり得ます．これを HFpEF（heart failure with preserved ejection fraction：ハフペフ）と呼びます．これに対して，駆出率が低下した心不全（エコー上で心収縮力が低下している心不全）を HFrEF（heart failure with reduced ejection fraction：ハフレフ）と呼びます．ハフペフはハフレフとほぼ同数存在し，決して珍しい病態ではありません．

- 収縮能はエコーでおおむね評価可能なのに対して，拡張能の評価は簡単ではありません．また，一般的に心機能評価は洞調律時に行われるものであるため，頻脈や心房細動などの不整脈出現時の心機能評価も困難です．心不全疑い患者に対してエコーで心機能を評価することは治療上必須ですが，**エコーで収縮能が良好と判断しても心不全は否定できない**こと，不整脈や頻脈時には正確な収縮能の評価は困難なことは意識しておく必要があります．

- 心不全の診断には，上記理由からエコー以外の判断材料が必要です．それが患者背景，病歴，バイタルサイン，身体所見という，いつでも重要な項目ばかりなのです（☞ p.200：呼吸困難①）．心不全診療ではバイタルサインの中でも血圧が非常に重要です．以下の2点は頭に入れておきましょう．

✅ 脈圧比 (proportional pulse pressure)

- 心拍出量が低下すると，一般に収縮期血圧が低下，拡張期血圧が相対的に上昇し，脈圧は小さくなります．収縮期血圧に対する脈圧の比は心拍出量と相関することが知られています．脈圧/収縮期血圧<0.25の場合には，心拍出量の低下（心係数 2.2L/分/m^2 以下）が示唆されます[1]．これを瞬時に判断するためには，**図 13-3** のように変換した式を使うといいでしょう．つまり，拡張期血圧が収縮期血圧の 3/4 以上の場合には低心拍出が示唆されるということです．収縮期血圧が 100mmHg であれば拡張期血圧が 75mmHg 以上，120mmHg であれば 90mmHg 以上，180mmHg であれば 135mmHg 以上なら要注意です．

$$(SBP - DBP) / SBP < 0.25$$
$$\rightarrow 1 - DBP / SBP < 0.25$$
$$\rightarrow DBP / SBP > 0.75$$

図 13-3 心拍出量低下を瞬時に判断する工夫
SBP：systolic blood pressure（収縮期血圧）
DBP：diastolic blood pressure（拡張期血圧）

✅ Clinical Scenario (CS)

- Clinical Scenario は，急性心不全を収縮期血圧で大まかに分類したものです（**表 13-8**）[2]．絶対的な指標にはなり得ませんが，来院時に主な病態を推測するのには有用です．前項の Case1 が CS1 の，Case2 が CS2 の典型的な病歴，バイタルサインです（☞ p.200）．もちろん，CS1＋2 といった病態も存在し，必ずどれかに分類されるわけではありません．病態把握の補助というスタンスで使用しますが，実臨床でも有用性を実感できることが多く，頭に入れておくといいでしょう．

- ちなみに，急性心不全で入院時収縮期血圧が高い患者さんでは，院内死亡率が低いことが分かっています[3]．うっ血症状が強いことが多いものの，左室駆出率は保

表 13-8 Clinical Scenario

CS	血圧	主病態	主な発症様式
1	収縮期血圧＞140mmHg	びまん性肺水腫	急激に発症
2	収縮期血圧 100〜140mmHg	全身性浮腫	徐々に発症
3	収縮期血圧＜100mmHg	低灌流	
4		急性冠症候群	急激に発症
5		右心不全	

(Mebazaa A, et al : Practical recommendations for prehospital and early in-hospital management of patients presenting with acute heart failure syndromes. Crit Care Med. 2008 Jan ; 36(1 Suppl) : S129-39.)

持されていることが多く治療が奏効しやすいのです．収縮期血圧が急性心不全の予後指標となることを知っておきましょう．

参考文献

1) Stevenson LW, et al : The limited reliability of physical signs for estimating hemodynamics in chronic heart failure. JAMA. 1989 Feb 10 ; 261(6) : 884-8.
2) Mebazaa A, et al : Practical recommendations for prehospital and early in-hospital management of patients presenting with acute heart failure syndromes. Crit Care Med. 2008 Jan ; 36(1 Suppl) : S129-39.
3) Gheorghiade M, et al : Systolic blood pressure at admission, clinical characteristics, and outcomes in patients hospitalized with acute heart failure. JAMA. 2006 Nov 8 ; 296(18) : 2217-26.

心不全
Nohria-Stevenson 分類を活用し血行動態を把握せよ！

- ここまでの解説で心不全を正しく疑うことはできると思いますが，血行動態が把握できなければ適切な治療介入はできません．「心不全だから利尿薬投与」は正しくありません．

- 心拍出量（心係数）と肺動脈楔入圧（pulmonary capillary wedge pressure；PCWP）で心不全の血行動態を分類したのが Forrest 分類ですが，これは左心機能のみが急激に低下した症例を対象に作成されたため，急性心不全全般に適用できるものではありません．例えば，拡張型心筋症のように徐々に心機能が低下する場合や右心系の障害も認める場合には，Forrest 分類におけるカットオフ値である心係数 2.2L/分/m² 以下でも，あるいは肺動脈楔入圧 18mmHg 以上でも，無症状のことがあり得ます．慢性経過の場合には身体が順応してしまっているのです．そのため，数値ではなく臨床症状で血行動態を把握することが重要になります．ベッドサイドで判断可能な Nohria-Stevenson 分類を活用しましょう．

☑ Nohria-Stevenson 分類と初期治療

- Nohria-Stevenson 分類では，心不全らしい所見を warm or cold，dry or wet に着目して 4 つに分類します（**表 13-9**）[1]．Profile C，B の死亡率が高いことが分かっており，救急外来ではまず「wet（うっ血）」「cold（低灌流）」を示唆する所見（**表 13-10**）の有無を判断し，迅速な血行動態の把握に努めましょう．

- 4 つに分類することができれば，治療はおのずと決まってきます．大まかには，うっ血所見を認める場合には利尿薬や硝酸薬を使用し，低灌流所見を認める場合にはノルアドレナリンやドブタミンなどの循環作動薬を使用します．ただし，こ

表13-9 Nohria-Stevenson 分類

		うっ血所見	
		(−)	(+)
低灌流所見	(−)	profile A dry & warm	profile B wet & warm
	(+)	profile L dry & cold	profile C wet & cold

(Nohria A, et al : Medical management of advanced heart failure. JAMA. 2002 Feb 6 ; 287 (5) : 628-40.)

表13-10 wet, cold を示唆する所見―重症所見を見逃すな

wet	cold
起座呼吸	脈圧の低下，低血圧
発作性夜間呼吸困難	四肢の冷感
頸静脈怒張	冷や汗
肝頸静脈逆流 hepatojugular reflux	意識障害
浮腫	低ナトリウム血症
腹水	腎機能障害

れらはルーチンに用いるのではありません．うっ血所見を認めても血圧が高くない場合には利尿薬のみで対応し，硝酸薬を使用しないこともあります．逆に，血圧が高く（160〜180mmHg 以上），いわゆる CS1 の状態で体液貯留がわずかな場合には硝酸薬のみで対応し利尿薬は必要ありません[2]．「心不全だから利尿薬，硝酸薬，カルペリチド」「エコーで心臓の動きが悪いから強心薬」という考えはいけません．所見を4つに分類し，さらに程度を評価して，初期治療を行いましょう．

☑ 急性心不全における NPPV

- 急性心不全では，SpO_2＜90％ または PaO_2＜60mmHg で酸素投与が推奨されています（過剰な酸素投与は有害です．SpO_2 100％ を目指してはいけません）．うっ血が軽度であれば酸素投与のみで問題ありませんが，呼吸困難が強い患者さん（呼吸数＞25回/分，SpO_2＜90％）では非侵襲的陽圧換気（noninvasive positivepressure ventilation；NPPV）を考慮することが推奨されています[3]．早期に導入することで気管挿管の頻度を低下させることから，必要と判断したらすぐに装着しましょう．注意点は以下の2点です．
  - ①**装着すれば楽になることを患者さんに十分説明してから行うこと**：一度自分で装着してみると分かりますが，慣れるまでには時間がかかります．

- ② **NPPVを導入することで気管挿管のタイミングを逃さないこと**：装着後も呼吸状態が改善しない場合（$PaO_2<60mmHg$，$PaCO_2>50mmHg$，$pH<7.35$が持続）には速やかに気管挿管を行う．

- 心原性ショックの状態であれば，これらに加えて機械的補助循環も考慮します．

参考文献

1) Nohria A, et al : Medical management of advanced heart failure. JAMA. 2002 Feb 6 ; 287(5) : 628-40.
2) Mebazaa A, et al : Practical recommendations for prehospital and early in-hospital management of patients presenting with acute heart failure syndromes. Crit Care Med. 2008 Jan ; 36(1 Suppl) : S129-39.
3) Ponikowski P, et al : Authors/Task Force Members ; Document Reviewers : 2016 ESC Guidelines for the diagnosis and treatment of acute and chronic heart failure : The Task Force for the diagnosis and treatment of acute and chronic heart failure of the European Society of Cardiology(ESC). Developed with the special contribution of the Heart Failure Association(HFA)of the ESC. Eur J Heart Fail. 2016 Aug ; 18(8) : 891-975.

診療の原則 73　呼吸困難④

心不全

原因検索を怠るな！

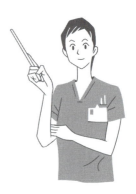

- 心不全はあらゆる心疾患の最終形です．原因は1つではありません．初療の段階ではvital signsの安定や症状緩和が最優先事項ですが，同時に心不全に陥った原因検索を行わなければ根本的な解決には至りません．

- 心不全の原因・増悪因子の覚え方としてFAILURE（**表13-11**）[1]が有名です．どの因子も重要ですが，特に初療の段階で意識しておくべき原因は虚血，感染症，貧血，弁膜症（特に大動脈弁狭窄症）の関与でしょう．

☑ 虚血

- 急性冠症候群に伴う心不全は重篤な状態であり，見逃してはいけません．来院後速やかに心電図を行い，状態の変化を確認しましょう．また，以前のデータと比較することを忘れてはいけません．ST上昇など虚血の関与が考えられたら，循環器医に即座に連絡しましょう．

表13-11　心不全の原因・増悪因子 ─ FAILURE

F	Forgot Meds	薬の飲み忘れ
A	Arrhythmia/Anemia	不整脈と貧血（高心拍出性）
I	Ischemia /Infection	虚血と感染症
L	Lifestyle	塩分過剰摂取
U	Upregulators	甲状腺機能亢進や妊娠
R	Rheumatic	リウマチ性を含めた弁膜疾患
E	Embolism	肺血栓塞栓症

（Saint S : Saint-Frances Guide to Inpatient Medicine, 2nd edition, Lippincott Williams & Wilkins, 2003.）

☑ 感染症

- 心不全の原因として，感染症は非常に頻度の高いものです．肺炎や尿路感染症，流行時期であればインフルエンザなどが代表的です．SIRS criteria や qSOFA を意識しましょう（☞ p.36：敗血症①）．特に肺炎と心不全は，鑑別すべき場面をしばしば経験します．肺炎や尿路感染症は除外診断でしたね（☞ p.50：肺炎①，p.78：尿路感染症①）．

☑ 貧血

- 心不全の原因として，貧血は見逃しやすいものです．貧血の有無も，検査結果ではなく身体所見から疑いましょう．貧血の急性期には Hb は低下しません（☞ p.20：消化管出血①）．吐下血や血便の有無を確認するだけでなく，眼瞼結膜所見や直腸診，爪所見，聴診所見も意識して確認しましょう．

☑ 弁膜症

- 大動脈弁狭窄症があるものと思って聴診しましょう．その際，胸骨右縁第2肋間だけでなく肩掛け領域（**図13-4**）を意識しましょう．右の鎖骨に聴診器を当てて収縮期駆出性雑音が聞こえたら，大動脈弁狭窄症の可能性大です．

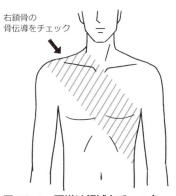

図13-4　肩掛け領域をチェック

*

- その他，内服状況も必ず確認しましょう．特に一人暮らしの高齢者や認知症患者は，薬を正しく飲めていないことがしばしばあります．本人が飲んでいると訴えても残薬を確認することを忘れてはいけません．

参考文献

1) Saint S : Saint-Frances Guide to Inpatient Medicine, 2nd edition, Lippincott Williams & Wilkins, 2003.

診療の原則 74 ▶ 呼吸困難⑤

肺血栓塞栓症
vital signsは普段と比較！

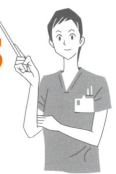

Case
68歳，女性．高血圧，2型糖尿病でかかりつけの患者さん．来院数時間前の朝食の支度中に呼吸困難を自覚し，症状が改善しないため救急要請．意識清明，血圧188/102mmHg，脈拍118回/分，呼吸24回/分，SpO_2 98%（3L），体温36.0℃，瞳孔3/3mm，対光反射両側共に正常．来院後酸素を徐々に減量し，最終的には酸素offの状態でSpO_2 94%，呼吸困難症状も軽減した．原因は何でしょうか？

- 精査の結果，この患者さんは肺血栓塞栓症でした．肺血栓塞栓症の診断は胸部造影CTや肺血流シンチグラフィーによってなされ，画像を撮影しさえすれば診断は可能です．ポイントは「肺血栓塞栓症かも？」と疑うことができるかです．どのようなときに肺血栓塞栓症を疑うのか，ポイントを見ていきましょう．

 症状

- 肺血栓塞栓症の典型的な症状は呼吸困難です．その他，胸痛，失神，動悸，咳嗽などが挙げられます（**表13-12**）．これらの症状を認める場合には，一度は肺血栓塞栓症を疑いましょう．初発の失神で入院した患者さんの6人に1人が肺血栓塞栓症であったという報告（PESIT Clinical Trials）[1]もあります．私たちが思っているより意外と多いのです．

表13-12 肺血栓塞栓症の症状

①呼吸困難
②胸痛
③失神
④動悸
⑤咳嗽
⑥下肢腫脹・疼痛
⑦発熱
⑧血痰
⑨その他

☑ vital signs

- 症状以上に vital signs が重要です．**他に説明のつかない頻呼吸，低酸素，頻脈は要注意**と覚えておきましょう（**表 13-13**）[2]．PESIT Clinical Trials でも，最終的に肺血栓塞栓症であった患者さんでは，そうでなかった患者さんと比較して有意に呼吸数と脈拍数の増加が認められました．救急外来では頻呼吸を過換気と誤診する例が多い印象です．過換気ならば SpO_2 は 100％ になるはずです．頻呼吸の患者さんの SpO_2 が 94％ になるなど，普段と比べて低下している場合には過換気ではありません．

- vital signs は普段と比較することが重要です．Case のように，安静時に酸素投与を要さなくなったとしても安心してはいけません．労作時など酸素需要が増す状況でも普段と同様の呼吸状態かを確認しましょう．具体的には，普段歩いている人であれば歩行してもらい，呼吸困難や頻呼吸の有無，酸素化の低下をチェックしましょう．

表 13-13 肺血栓塞栓症を疑う 3 つの所見

他に説明がつかない**頻呼吸**
他に説明がつかない**低酸素**
他に説明がつかない**頻脈**

（坂本壮：救急外来ただいま診断中！，中外医学社，2015，p.212-26．）

☑ 身体所見

- 肺血栓塞栓症らしいか否かを判断するツールとして，Wells rule（**表 13-14**）[3] と revised Geneva score（**表 13-15**）[3] を知っておきましょう．あたりまえですが，深部静脈血栓症を疑う所見があれば肺血栓塞栓症が疑わしくなります．らしい所見（**表 13-16**）[4] も併せて評価しましょう．

- 肺血栓塞栓症は重症な状態であれば誰もが疑い，精査を躊躇することはないでしょう．しかし，Case のように症状が軽快傾向にある場合や，軽度である場合には，原因が確定していないにもかかわらず「肺血栓塞栓症ではないだろう」と根拠なく否定しがちです．原因がはっきりしない頻呼吸，低酸素，頻脈を認める場合には，肺血栓塞栓症を意識して身体所見を取りましょう．

表13-14 Wells rule for DVT

Wells rule	point	
	original version	simplified version
PEもしくはDVTの既往	1.5	1
心拍数＞100回/分	1.5	1
4週間以内の手術あるいは長期臥床	1.5	1
血痰	1	1
活動性の癌	1	1
DVTの臨床的徴候	3	1
PE以外の可能性が低い	3	1
臨床的可能性 clinical probability		
PE unlikely	≦4	≦1
PE likely	＞4	＞1

DVT：deep vein thrombosis（深部静脈血栓症）
PE：pulmonary embolism（肺血栓塞栓症）
〔Douma RA, et al : Prometheus Study Group : Performance of 4 clinical decision rules in the diagnostic management of acute pulmonary embolism : a prospective cohort study. Ann Intern Med. 2011 Jun 7；154（11）：709-18.〕

表13-15 revised Geneva score

revised Geneva score	point	
	original version	simplified version
PEもしくはDVTの既往	3	1
心拍数　75〜94回/分 　　　　≧95回/分	3 5	1 2
1か月以内の手術・骨折	2	1
血痰	2	1
活動性の癌	2	1
一足の下肢痛	3	1
下肢深部静脈拍動を伴う痛みと浮腫	4	1
年齢＞65歳	1	1
臨床的可能性 clinical probability		
PE unlikely	≦5	≦2
PE likely	＞5	＞2

〔Douma RA, et al : Prometheus Study Group : Performance of 4 clinical decision rules in the diagnostic management of acute pulmonary embolism : a prospective cohort study. Ann Intern Med. 2011 Jun 7；154（11）：709-18.〕

表 13-16 深部静脈血栓症らしい所見

活動性の癌（現在または6か月以内治療中の癌，緩和療法中）
下肢の麻痺，ギプス固定
3日以上ベッド安静，12週以内に全身麻酔または局所麻酔での大手術
深部静脈に沿った圧痛
下肢全長にわたる浮腫
ふくらはぎで健側より3cm以上太い下肢（脛骨粗面より10cm下で測定）
患肢のみの圧痕性浮腫（pitting edema）
側副路となる表在静脈の発達
DVTの既往

〔Goldhaber SZ, Bounameaux H : Pulmonary embolism and deep vein thrombosis. Lancet. 2012 May 12 ; 379（9828）: 1835-46.〕

参考文献

1) Prandoni P, et al : PESIT Investigators : Prevalence of Pulmonary Embolism among Patients Hospitalized for Syncope. N Engl J Med. 2016 Oct 20 ; 375(16) : 1524-31.
2) 坂本壮：救急外来ただいま診断中！，中外医学社，2015，p.213.
3) Douma RA, et al : Prometheus Study Group : Performance of 4 clinical decision rules in the diagnostic management of acute pulmonary embolism : a prospective cohort study. Ann Intern Med. 2011 Jun 7 ; 154(11) : 709-18.
4) Goldhaber SZ, Bounameaux H : Pulmonary embolism and deep vein thrombosis. Lancet. 2012 May 12 ; 379(9828) : 1835-46.

診療の原則 75 呼吸困難⑥

肺血栓塞栓症
D-dimerは unlikely症例に使用せよ！

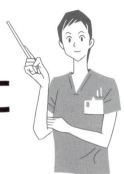

● 肺血栓塞栓症が見逃されてしまう理由は，①そもそも疑っていないか，②疑ったものの誤った指標で否定しまうことだと考えられます．①は vital signs に着目することが重要でしたね（☞ p.214：呼吸困難⑤）．ここでは②について考えていきましょう．

☑ 肺血栓塞栓症と D-dimer

● 肺血栓塞栓症を疑って D-dimer を提出したとき，陰性であることを理由に肺血栓塞栓症を否定していいのでしょうか．これは検査前確率によることを理解しておきましょう．肺血栓塞栓症らしい症例では，たとえ D-dimer が陰性であっても否定できないのに対して，らしくない症例では陰性であれば可能性はほぼゼロと考えられます．このらしい/らしくないは，前項の Wells rule で判断します（☞ p.216：呼吸困難⑤；表13-14）．Wells rule で 4 点以下（original version）の unlikely 症例では D-dimer 陰性を理由に否定していいですが，likely 症例は D-dimer の結果によらず造影 CT を行います**（図13-5）**[1]．なお，Wells rule の代わりに revised Geneva score を用いてもかまいません[2]．

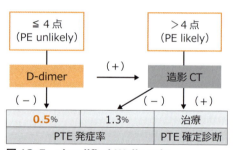

図 13-5　simplified Wells rule
　　　　　─ D-dimer は unlikely 症例に使用せよ！

（van Belle A, et al : Christopher Study Investigators : Effectiveness of managing suspected pulmonary embolism using an algorithm combining clinical probability, D-dimer testing, and computed tomography. JAMA. 2006 Jan 11 ; 295（2）: 172-9.）

- 肺血栓塞栓症を造影 CT（場合によっては肺血流シンチグラフィー）以外で確定診断することは可能でしょうか．肺動脈の主幹部に詰まった場合など明らかな右心負荷所見を認める場合には，心エコーで D-shape（心室中隔の左室側への偏位）などの典型的な所見を認めることもありますが，区域動脈など末梢の症例では異常所見を見出すことは難しいでしょう．また，心電図も S1Q3T3 などの有名な所見もありますが頻度は低く，心電図変化からも確定はできません（ちなみに，肺血栓塞栓症において最も多く認めるのは洞性頻脈です）．肺血栓塞栓症らしい患者さんでは，腎機能などを理由に造影 CT を躊躇してはいけないのです．

参考文献

1) van Belle A, et al : Christopher Study Investigators : Effectiveness of managing suspected pulmonary embolism using an algorithm combining clinical probability, D-dimer testing, and computed tomography. JAMA. 2006 Jan 11 ; 295(2) : 172-9.
2) Douma RA, et al : Prometheus Study Group : Performance of 4 clinical decision rules in the diagnostic management of acute pulmonary embolism : a prospective cohort study. Ann Intern Med. 2011 Jun 7 ; 154(11) : 709-18.

第 14 章

疼痛

pain

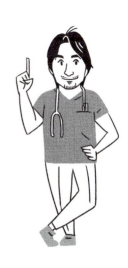

診療の原則 76　疼痛①

突然発症の病歴に要注意！

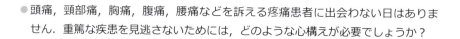

- 頭痛，頸部痛，胸痛，腹痛，腰痛などを訴える疼痛患者に出会わない日はありません．重篤な疾患を見逃さないためには，どのような心構えが必要でしょうか？

- 疼痛患者に出会ったら，必ず OPQRSTA を確認しましょう（**表 14-1**）．あるいは LQQTSFA※でもかまいませんが，とにかく様々な角度から危険な疼痛を察知することが必要です．痛みの程度は弱いよりも強いほうが，痛みは軽減しているよりも増悪しているほうが危険なサインであることは誰もが理解できるでしょう．

- また，放散痛の可能性を常に考えて原因検索を行います（肩への放散痛から心筋梗塞を疑う，左肩から肩甲骨にかけての痛みは左横隔膜刺激徴候［Kehr's sign］

表 14-1　OPQRSTA ─疼痛患者では必ずチェック！

O	Onset	発症様式
P	Position	部位
Q	Quality	疼痛の性質
R	Radiation	放散痛
S	Severity	強さ
T	Time	疼痛時間
A	3A Aggravation factor Alleviating factor Associated symptoms	増悪因子 寛解因子 関連症状

※ LQQTSFA：Location（場所），Quality & Quantity（性質と程度），Time（時間），Setting（発症状況），Factors（軽快・増悪因子），Associated symptoms（随伴症状）．

を考えて脾破裂や脾膿瘍を疑うなど）．

✅ OPQRSTAではonsetに大注目

- OPQRSTAの中で何と言っても最も重要な項目がonset（発症様式）です．現在痛みがなかったとしても，発症様式が突然発症であった場合には要注意であることを忘れてはいけません．そのため，突然発症と急性発症は明確に分ける必要があります．皆さんは突然発症か否かを判断するためにどのように問診しているでしょうか？「その痛みは突然始まりましたか？」と聞いていませんか？　これでは不十分です．必ず「**痛みが出たときに何をしていましたか？**」と聞きましょう．この問いに対して，「テレビのチャンネルを変えようと思ったときに」「買い物に行くために靴を履こうとしていたときに」など，痛みが出た瞬間の映像が目の前に浮かぶようなエピソードが語られた場合には，突然発症と考えて焦りましょう．

- 突然発症の病歴として上記以外に2つ覚えておきましょう．まずは「痛みで目が覚めた」です．痛みで目が覚めるほどの激痛であり，これは焦る必要があります．注意して確認すべきは，痛みで目が覚めたのか，目が覚めたときに痛みを自覚したのかです．60歳を超えると男女とも約80％の方が，70歳を超えると約90％の方が夜間に1度はトイレに行きます．排尿するために起きたときに痛みを自覚した場合には，それほど焦る必要はないかもしれません．夜間，特に3～4時過ぎの救急搬送症例では，この点を意識して病歴聴取を行うといいでしょう．腹痛の場合にはたいてい尿路結石（☞ p.277：尿路結石）であったりしますが，尿路結石と確定診断するためには腹部大動脈瘤の除外が必要であること，急性閉塞性腎盂腎炎を合併している場合には緊急性が高いことなどを考えると，焦って対応するだけの価値はあります．

- もう一つが「失神」です．失神は瞬間的な意識消失発作であり，突然発症ですよね．くも膜下出血，大動脈解離，肺血栓塞栓症のそれぞれ10％は失神を主訴に来院します．失神患者では心血管性失神を見逃さないことがポイントでした．HEARTSと覚えるのでしたね（☞ p.165：失神②；表11-3）．失神患者を診たら，発症時に痛みがなかったかを必ず確認しましょう．

- 疼痛患者では突然発症の病歴を見逃さないこと，失神では発症時に痛みの訴えがなかったかを必ず確認することを徹底しましょう．

診療の原則 77 ▶ 疼痛②

痛いのは裂けているとき！

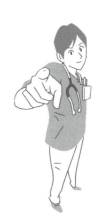

- 大動脈解離を疑うのはどんなときでしょうか．教科書的には「胸痛，背部痛を認め，痛みが移動し，血圧の左右差を認め，胸部X線写真では前縦隔の拡大が……」などと書いてあります．このような典型的な病歴や検査所見がそろえば，疑うのも簡単ですね．迷わず造影CTをオーダーするでしょう．

- それでは逆に，大動脈解離を見逃してしまうのはどんなときでしょうか．それには大きく2つの状況があると考えます．1つは，胸痛や背部痛の病歴があるものの，現在は症状が軽快ないし消失しているとき．そしてもう1つは，痛み以外の症状で来院したときです．前者は一度は疑うものの重症感がなく否定してしまい，後者はそもそも鑑別に挙がらず見逃してしまうのです．それぞれ見逃さないようにするためには，意識しておくべきことがあります．

☑ 痛みを認めるものの程度が軽い場合の注意点

- 現在痛みが軽い場合や，まったく痛みを感じない状態であっても，大動脈解離を否定してはいけません．大動脈解離に特徴的なのは「突然，何らかの痛みを認めること」です．そして，その痛みは大動脈が裂けているときには顕著ですが，裂けるのが止まると痛みも治まるのです．つまり，今は痛みがなくても，発症が突然で激烈な痛みがあったのであれば積極的に疑う必要があります．大動脈解離を否定するためには，**表14-2**[1)]の項目を評価することが必要です．これらの項目をすべて満たさなければ可能性はぐっと下がりますが，現在痛みがなくても突然発症であった場合には否定はできないのです．必ず発症時の状況を確認するようにしましょう．

表 14-2 ADD risk score —大動脈解離を否定できるか

3つのカテゴリーを評価し，すべて満たさない（低リスク），1つ満たす（中リスク），2つ以上満たす（高リスク）と判断．

基礎疾患	痛みの性状	身体所見
Marfan症候群	突然発症の痛み	血流障害 ・血圧の左右差 ・脈の左右差 ・神経局在所見＋痛み
大動脈疾患家族歴	強い痛み	
大動脈弁疾患既往歴	裂けるような痛み	
最近の大動脈弁手術		新規大動脈弁雑音
胸部大動脈瘤の既往		ショック or 低血圧

ADD : Aortic Dissection Detection

(Rogers AM, et al : Sensitivity of the aortic dissection detection risk score, a novel guideline-based tool for identification of acute aortic dissection at initial presentation : results from the international registry of acute aortic dissection. Circulation. 2011 May 24 ; 123(20) : 2213-8.)

☑ 痛み以外の症状で来院した場合の注意点

- 大動脈解離の患者さんが，痛み以外にどのような症状で来院するのかを知っておく必要があります．失神と脳卒中様症状を頭に入れておきましょう．この場合にもポイントとなるのは発症時の痛みの有無です．痛みの訴えがあった後に失神，片麻痺，構音障害を認める場合には，大動脈解離を積極的に疑います．

- 大動脈解離は心筋梗塞と比較すると頻度は低いものの，忘れた頃にやって来る……そんな印象です．診察時の疼痛の程度や重篤感も大切ですが，発症様式，発症時の痛みの有無を必ず意識しましょう．

参考文献

1) Rogers AM, et al : Sensitivity of the aortic dissection detection risk score, a novel guideline-based tool for identification of acute aortic dissection at initial presentation : results from the international registry of acute aortic dissection. Circulation. 2011 May 24 ; 123(20) : 2213-8.

診療の原則 78　疼痛③

腹痛患者では虫垂炎を必ず鑑別せよ！

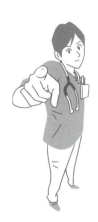

- 虫垂炎は非常にコモンな疾患です．皆さんの友人の中にも数人は罹患した人がいるでしょう．典型的な右下腹部痛では誰もが疑うと思いますが，心窩部，臍周囲，腹部全体，場合によっては左下腹部の痛みでも鑑別には挙げておく必要があります．虫垂の位置は多様であることを忘れてはいけません（図14-1）[1]．

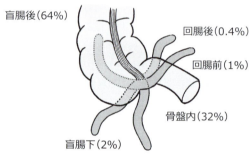

図 14-1　虫垂の位置
（Cole MA, Maldonado N : Evidence-based management of suspected appendicitis in the emergency department. Emerg Med Pract. 2011 Oct ; 13(10) : 1-29 ; quiz 29.）

☑ 虫垂炎鑑別のポイント

- 虫垂炎の典型的な**症状の出現順**を頭に入れておきましょう．表14-3のように，まずは心窩部痛を認めます．その後，痛みは右下腹部へ移動していき，その最中に嘔気・嘔吐を認めます．さらに痛みが右下腹部へ移動した後，発熱や白血球増加を認めるのです．「痛みが右下腹部でないから」「発熱がないから」「炎症反応が上昇していないから」は否定する理由にならないことが分かりますね．

表 14-3　虫垂炎の症状の出現順
――一部認めない症状はあっても，順番が逆になることは通常ない！

| ①心窩部・臍周囲痛 |
| ②嘔気・嘔吐，食欲低下 |
| ③右下腹部痛 |
| ④発熱 |
| ⑤白血球増加 |

表 14-4 虫垂炎の主な鑑別疾患

腸間膜リンパ節炎	胃腸炎	異所性妊娠
急性胆嚢炎	糖尿病ケトアシドーシス	卵巣嚢腫破裂
憩室炎	帯状疱疹後神経痛	卵巣捻転
小腸閉塞	肺炎	骨盤内炎症性疾患（PID）
急性膵炎	急性腎盂腎炎	etc.
消化管穿孔	尿路結石	
S状結腸軸捻転	腹直筋血腫	

（Humes DJ, Simpson J : Acute appendicitis. BMJ. 2006 Sep 9 ; 333（7567）: 530-4. より引用改変）

- 虫垂炎の主な鑑別疾患は**表 14-4**[2]の通りです．「虫垂炎かな？」と思ったら，必ずこれらの疾患の可能性も考えて対応する必要があります．救急外来ではしばしば出合う疾患が多く含まれていることが分かりますね．虫垂炎の鑑別疾患もまた非常にコモンで腹痛を伴うものが多いゆえに，腹痛患者では常に虫垂炎を鑑別に挙げておく必要があります．最も多くみられる誤診パターンを把握しておきましょう．

☑ 虫垂炎に関する誤診パターン

- 虫垂炎と異所性妊娠（子宮外妊娠）は，胃腸炎と誤診される代表的な疾患です．誤診しないための最大のポイントは，典型的な胃腸炎の経過を理解しておき，それと合わない場合には「本当に胃腸炎か？」と立ち止まることでしょう．**胃腸炎は，①嘔気・嘔吐，②腹痛，③下痢という3つの症状がそろい，かつそれが数字の順番で認められる場合に診断する**ことを原則としておきましょう．嘔気・嘔吐しか認めない，あるいは腹痛→嘔吐の順で出現したにもかかわらず胃腸炎と判断すると痛い目に遭います．胃腸炎は虫垂炎以上にコモンな疾患であるため例外を言い出したらきりがありませんが，「これは典型的ではない」と認識することは極めて重要なのです．逆に，三徴が順番に認められる場合には，自信を持って胃腸炎と診断していいでしょう．

- 50歳以下の患者さんで緊急手術が必要となる急性腹症の原因として，最も頻度の高い疾患が虫垂炎です．診断が遅れ，穿孔や膿瘍を形成すると事態は非常に悪くなってしまいます．虫垂炎を除外するためには，腹痛を説明しうるその他の疾患の確定診断が必要です．このあたりまえのことを頭に入れ，安易な理由で否定してはいけません．

参考文献

1) Cole MA, Maldonado N : Evidence-based management of suspected appendicitis in the emergency department. Emerg Med Pract. 2011 Oct ; 13(10) : 1-29 ; quiz 29.
2) Humes DJ, Simpson J : Acute appendicitis. BMJ. 2006 Sep 9 ; 333(7567) : 530-4.

診療の原則 79 疼痛④

絞扼性腸閉塞は画像で判断するな！

- 腸閉塞も救急外来では非常によく出合う疾患です．腸閉塞を疑うことは意外と簡単です．手術歴のある患者さんや便秘がちの患者さんが，食事を摂った後から腹部膨満を訴え，嘔吐で軽快するというのが典型的でしょう．その他，腸閉塞を疑う病歴・身体所見は**表14-5**の通りです[1]．この表を見ると分かる通り，感度の高い所見はなく，腸閉塞を病歴や身体所見から否定することは困難です．

- そこで，確定診断するためには画像検査が必要になるわけです．腸閉塞の存在自体はX線撮影やCTを施行すれば確認可能ですが，私たちが知りたいのは，その腸

表14-5 腸閉塞を疑う病歴・身体所見

		感度（％）	特異度（％）
病歴	嘔吐による痛みの軽減	27.1	93.7
	便秘の既往	43.8	95.0
	食事による疼痛の増悪	16.7	94.0
	腹部手術の既往	68.8	74.0
	50歳以上	60.4	73.1
	嘔吐	75.0	65.3
身体所見	視覚的蠕動	6.3	99.7
	腹部の膨満	62.5	89.2
	腹部全体の圧痛	35.4	93.1
	蠕動音の亢進	39.6	88.6
	蠕動音の低下	22.9	92.8

(Böhner H, et al : Simple data from history and physical examination help to exclude bowel obstruction and to avoid radiographic studies in patients with acute abdominal pain. Eur J Surg. 1998 Oct ; 164(10) : 777-84. より引用改変)

閉塞が胃管やイレウス管を入れて様子を見ていいものか否かです．すなわち，緊急手術が必要な絞扼性腸閉塞ではないかを判断する必要があるわけですが，どのようにすべきでしょうか？　本邦の医療訴訟において腹膜炎や心筋梗塞と並んで頻度の高い，腸閉塞の診るべきポイントを整理しましょう．

☑ 絞扼性腸閉塞を見逃さないためには？

- しばしば次のような状況を目にします．腹部の造影CTを撮影し，閉塞機転を探そうと，ああでもない，こうでもないとパソコンの前で画像とにらめっこをしてしまうのです．明らかな閉塞機転が同定できればそれに越したことはありませんが，多くの場合，あやしい箇所は分かっても画像のみで確定診断することは非常に困難です．そもそも，腹部の画像の読影は頭部や胸部と違って難しいものです．皆さんも，オーダーしてみたもののよく分からなかったという経験があるのではないでしょうか．

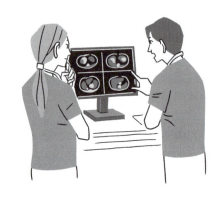

- 絞扼性腸閉塞を見逃さないポイントは，読影力も重要ですが，患者さんの**痛みの訴えの程度**，**vital signs**，ベッドサイドで施行可能な検査に重きを置くことをお勧めします．痛みの訴えが強くペンタゾシン（ペンタジン®，ソセゴン®）を使用しても症状の改善が乏しい場合，呼吸数の上昇（代謝性アシドーシスの代償）を認める場合，意識障害を認める場合，腹水を認める場合などが代表的です（**表14-6**）[2]．

表14-6　絞扼性腸閉塞の特徴

評価項目	感度	特異度
腹膜刺激症状	78.1	98.2
安全に穿刺可能な腹水	71.0	93.8
CT特異所見	40.0	100
ペンタゾシン無効	65.6	98.0
WBC ≧ 11000	65.6	67.9
CRP ≧ 3	28.0	90.9
CK ≧ 200	18.8	93.5
BE ≦ -2	37.0	80.0

（田畑智丈，他：術後絞扼性腸閉塞の絞扼スコアを用いた総合診断法．日本臨床外科学会雑誌．2007；68(2)：273-8.）

- 採血検査も行うことが多いとは思いますが，白血球数やCRP値などで判断してはいけません．急性の時間経過をたどる疾患では，炎症反応が遅れて上昇するのは

誰もが経験することですよね．比較的鋭敏に反応する数値としては乳酸値が挙げられます．血液ガス分析を施行し，代謝性アシドーシスの有無とともに判断するといいでしょう．

- 以上から，絞扼性腸閉塞は vital signs，腹部所見，血液ガス・腹部エコー所見に着目して判断すればいいのです（**表 14-7**）．CT が撮影可能な施設では，もちろん他の疾患の鑑別も含めて行い

表 14-7　絞扼性腸閉塞を見逃さないポイント
　　　　　―ベッドサイドで判断可能

vital signs	特に意識，呼吸数に注目
腹部所見	痛みの訴えの強さ
検査所見	乳酸値上昇，代謝性アシドーシス，腹水の有無

ますが，重きを置くのは画像ではなく患者さんの訴えであることは忘れてはいけません．絞扼性腸閉塞だけでなく，非閉塞性腸管虚血症（non-occlusive mesenteric ischemia；NOMI）も造影 CT が推奨はされてはいますが，読影は容易ではなく，ベッドサイドでの判断を重視したほうがいいでしょう．

- 最後に，腸閉塞に関する重要なポイントとして，以下 2 点を確認します．

☑ 腸閉塞 vs イレウス

- 言葉の定義を確認しておきましょう．「絞扼性腸閉塞」ではなく「絞扼性イレウス」のほうが聞き慣れている人もいるかもしれませんが，あえて本項では絞扼性腸閉塞と記載してきました．腸閉塞とイレウス，これは画像こそ似ているものの，まったく異なる概念なのです．腸閉塞（intestinal obstruction）は閉塞部位が存在するのに対して，イレウス（ileus）は麻痺性イレウス（paralytic ileus）と同義であり，これは閉塞部位は存在せず二次性に生じた病態を指すにすぎません．イレウスと診断し思考停止してはいけません．急性膵炎，虫垂炎，帯状疱疹（☞ p.300：帯状疱疹①）が原因かもしれません．

☑ 腸閉塞の原因

- 腸閉塞の 3 大原因は，①癒着，②ヘルニア，③大腸癌です．腸閉塞と診断したら，イレウスと同様に原因を突き止める必要があります．手術歴がない患者さんでは鼠径部に注目してヘルニアを見逃さないこと，大腸癌は常に鑑別に挙げること（特に高齢者）が重要です．

参考文献

1) Böhner H, et al : Simple data from history and physical examination help to exclude bowel obstruction and to avoid radiographic studies in patients with acute abdominal pain. Eur J Surg. 1998 Oct ; 164(10) : 777-84.
2) 田畑智丈, 他:術後絞扼性腸閉塞の絞扼スコアを用いた総合診断法. 日本臨床外科学会雑誌. 2007 ; 68(2) : 273-8.

診療の原則 80 ▶ 疼痛⑤

胸腰椎移行部をチェック！

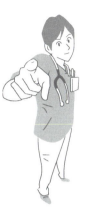

Case
80歳，女性．自宅で尻餅をついた後から腰痛を自覚した．自宅で様子を見ていたが痛みが強く外来受診．バイタルサインは普段と著変なく，食事も食べられている．

☑ 腰痛の原因は？

- 高齢女性が転倒後からの腰痛を訴えているのですから，誰もが椎体骨折（圧迫骨折）を疑いますよね．ここに疑問を持つ人はいないでしょう．椎体骨折は救急外来でしばしば出合いますが，誤った判断がなされていることが少なくありません．注意事項をまとめておきましょう．

- 椎体骨折は転倒などの外傷を必ずしも伴いません．「ぶつけてもいないのに折れるわけがない」と思うかもしれませんが，そんなことはないのです．椅子に腰かけようとして「ドン」と座ったときなどが典型的です．高齢者では大腿四頭筋の筋力が低下しているため，ゆっくりと腰を下ろすことができず，その拍子に骨折が起こるのです．それを知らずに，腰痛患者に対して「転んでいませんか？」とだけ確認し，「外傷がないから圧迫骨折ではない」と考えてはいけません．西伊豆健育会病院の仲田和正先生は，孫を抱いたり，畑で大根を引き抜いたり，背伸びをしたりしただけで圧迫骨折を認めた症例も経験があるとおっしゃっていました．高齢者（特に女性）では

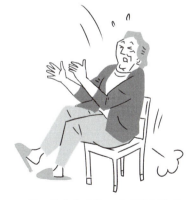

第14章 疼痛⑤ 233

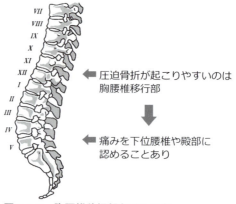

図 14-2 胸腰椎移行部をチェック

転倒などの受傷機転がなくても椎体骨折を疑う必要があるのです．

- 椎体骨折を疑ったら，椎体を一つひとつ打診していきます．打痛は腹臥位において誘発されやすいため，ベッドにうつ伏せになってもらい上から順に行います．

☑ どこのX線写真を撮る？

- Caseの患者さんが第4～5腰椎辺りに痛みを認めた場合には，どこの部位のX線撮影をオーダーしますか？ 腰椎2方向でしょうか？ 答えは胸腰椎移行部です．なぜだか分かるでしょうか？

- 胸腰椎移行部の骨折による疼痛は殿部に感じることが多いことを覚えておきましょう．これは胸腰椎移行部の神経根後枝が殿部付近の皮膚を支配するためです．腰椎2方向でも胸腰椎移行部が確認できることもありますが，椎体骨折が多い場所が胸腰椎移行部であるため，ここを中心とした画像を撮影する必要があります（図14-2）．施設ごとにオーダーの仕方は異なるかもしれませんが，胸腰椎移行部を中心に下位腰椎まで確認できるように撮影してもらうといいでしょう．

☑ 診断は正しいか？[1]

- 椎体骨折の診断は，簡単なようで難しいものです．新鮮骨折なのか陳旧性骨折なのか，転移性による病的椎体骨折ではないのかは必ず意識しなければなりません．また，そもそも骨折の存在の判断も容易ではないのです．

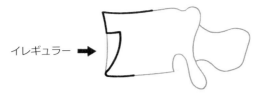

陳旧性骨折では，リモデリングのため，前縁がスムーズになる．
イレギュラーな場合は，新鮮骨折の可能性がある．
図 14-3 急性か慢性か─前縁をチェック

- 椎体骨折のある/なしを判断するためには，正常の椎体の特徴を理解しておくといいでしょう．胸椎から腰椎へかけて椎体は下に行くほど大きくなります．つまり，1つ上の椎体と見比べて小さければ潰れていると判断するのです（例外：第5腰椎は第4腰椎よりも小さいことがあります）．

- 新鮮骨折か否かを判断するためには，椎体の形に注目しましょう．**図 14-3** のように，椎体の前縁がスムーズな場合には陳旧性骨折，イレギュラーな場合には新鮮骨折が考えられます．

- 転移性か否かを画像によって判断するためには，最低限次の2つ ── 骨折の場所と単発か否かを確認します．肋骨に守られているため，通常は第5胸椎より上の椎体骨折は起こりません．これを認める場合には転移性を考える必要があります．また，1つではなく連続する椎体骨折を認める場合にも転移性を考えます．

- 以上のように，椎体骨折でも注意すべき点があるのです．これらをあたりまえのものとして対応するようにしましょう．椎体骨折そのものに対しては救急外来で行うことは鎮痛が主となりますが，その後の対応が原因によって異なります．「椎体骨折→帰宅可能」ではなく，適切なマネジメントができるように正しく診断し，原因を意識して対応するようにしましょう．

参考文献
1) 仲田和正：手・足・腰診療スキルアップ，第6版，シービーアール，2004．

診療の原則 81　疼痛⑥

肩脱臼は早急に整復せよ！

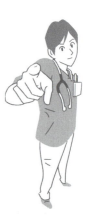

 28歳，女性．倒れてきた自転車を左腕で支えたところ，左肩が痛くなり手に力が入らなくなったために当院救急外来を受診した．患者さんは以前に肩関節脱臼を経験しており，「肩が外れたので何とかしてください」と訴えている．X線撮影をしたところ，患者さんの訴えの通り左肩関節脱臼であった．どうしますか？

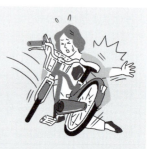

- 肩の脱臼は肩関節が外転・外旋することで起こります．ハイタッチのイメージです．X線撮影（**図14-4**）をすれば診断は容易ですが，すぐに撮影できないことも多く，病歴や身体所見から脱臼の診断ができるようになっておくといいでしょう．

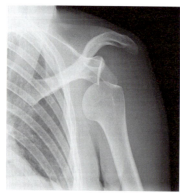

図14-4　典型的な肩関節前方脱臼

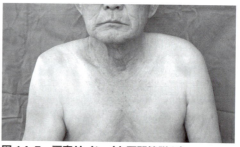

図14-5　肩章サイン（右肩関節脱臼）
　　　　　―左右差をチェック！

肩の前方脱臼が起こると，肩の丸みがなくなり，肩峰が飛び出し，肩章サイン（自衛官が肩に付けている階級章）が見られる．（西伊豆健育会病院　仲田和正先生のご厚意による．）

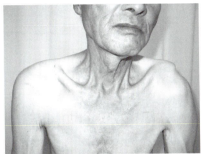

図 14-6　左肩鎖関節脱臼
(西伊豆健育会病院 仲田和正先生のご厚意による.)

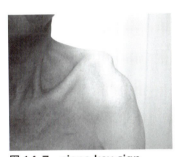 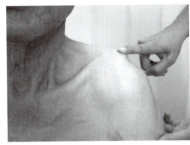

図 14-7　piano key sign
(西伊豆健育会病院 仲田和正先生のご厚意による.)

どこかに強く手をついたなどの外傷歴がある場合には，脱臼よりも骨折の可能性を考える必要があります．脱臼の既往があり同様の症状であれば，脱臼の可能性が高いでしょう．肩関節脱臼の身体所見では肩章サイン（図 14-5）が特徴的です．それに対して piano key sign を認める場合には肩鎖関節脱臼です（図 14-6, 7）．

☑ 脱臼 vs 骨折

- 肩の脱臼と骨折，どちらのほうが緊急性が高いと思いますか？　骨折していなければ慌てる必要がないように思うかもしれませんが，脱臼のほうが緊急性が高いのです．これは脱臼した骨頭によって神経や血管が圧迫されてしまうことが理由です．そのまま放置しておくと障害が残ってしまいます．もちろん，骨折（図 14-8）も神経圧迫症状などが

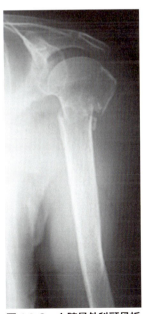

図 14-8　上腕骨外科頸骨折

ある場合や開放骨折の場合には緊急性が高いですが、そのような所見がなければ慌てる必要はありません。**脱臼は骨折よりも緊急性が高い**と覚えておきましょう。

☑ 整復方法

- 整復方法には、Stimson technique, zero position, 二重牽引法, Hippocrates 法, FARES technique などがあります。どれでもかまいませんが、ポイントはリラックスです。患者さんの力が入ってしまうと整復はうまくいきません。どの方法で整復を行うにしても、大切なのは**患者さんをリラックスさせること**。これに尽きます。

    - **Stimson technique（図 14-9）**：最も古典的な整復方法です。すぐに対応できないときには、まずこの方法を試みてもらうのがいいでしょう。注意点は、重りを手に持たせてはいけません。重りを持つことで力が入ってしまうと整復は難しくなります。専用の重りがなければ、一般的な重りをタオルで巻き付けるなどして対応しましょう。
    - **zero position（図 14-10）**：肩周辺の筋肉が一番緩む姿勢です。
    - **二重牽引法**：図 14-11 の①、②の2

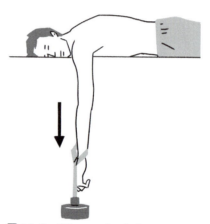

図 14-9　Stimson technique

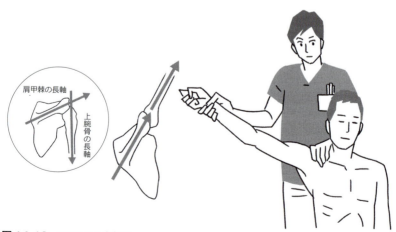

図 14-10　zero position

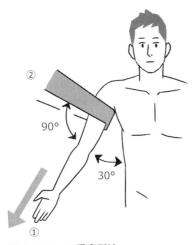

図 14-11　二重牽引法

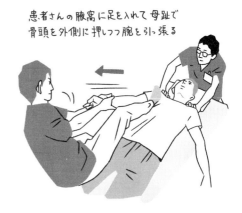

図 14-12　Hippocrates 法

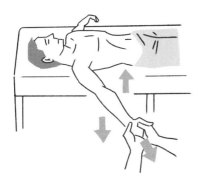

図 14-13　FARES technique

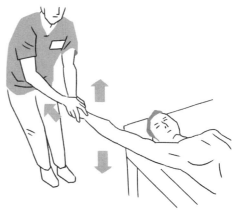

つの軸で引っ張ります．骨頭を戻す原理は他の方法と同じですが，この方法は最も患者さんが恐怖を感じる手法でしょう．

- **Hippocrates 法（図 14-12）**：ベッドに仰向けにし，術者の足を患者さんの腋下に入れ，母趾で骨頭を外側に押しつつ腕を尾方に引っ張ります．
- **FARES technique（図 14-13）**：上下に揺らしながら zero position くらいに近づけるイメージです．実施者のうち一人は対側から患者さんに病歴を聞くなど，リラックスさせながら行うと効果的です．

● Kocher 法も整復法として有名ですが，てこの原理を使用し整復する方法のため，

高齢者では上腕骨外科頸骨折のリスクが高く推奨されません[1]．その他，GONAIS method[2] など自己整復法も一度目を通しておくと，患者説明に役立つでしょう．

参考文献

1) 仲田和正：手・足・腰診療スキルアップ，第6版，シービーアール，2004．
2) Gonai S, et al : A new autoreduction method for anterior shoulder dislocation : the GONAIS method, Am J Emerg med, 2015.

第 15 章
頭部外傷
head injury

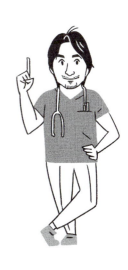

診療の原則 82 　頭部外傷①

後頸部の圧痛を確認せよ！

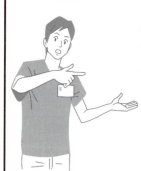

72歳，男性．地元の祭りで仲間たちと飲酒後，帰宅途中に転倒して頭部を受傷した．来院時，意識レベル 3/JCS（酩酊状態），血圧 108/64mmHg，脈拍 100 回/分，呼吸 24 回/分，SpO_2 95%（room air），体温 36.0℃，瞳孔 3/3mm，対光反射両側共に正常．何を考え，どのように対応しますか？

- 小児，高齢者の頭部外傷患者は非常に多く，救急外来ではしばしば対応することになります．飲酒関連の転倒も多く，対応に注意しなければ重大な診断エラーや後遺症を起こしかねません．

- 失神の項でも述べましたが，最も重要なことは「なぜ，受傷したのか」です（☞ p.162：失神①）．重症頭部外傷は交通事故など受傷機転が明らかなことが多く，また原因検索として様々な検査を自ずと行うことになるため，対応に困ることはあまりありません．それに対して，救急外来で出合う頻度の高い軽症頭部外傷では，vital signs が安定して重症感がないため，創部をチェックして止血が確認できた段階で帰宅可能と判断してしまいがちです．「軽症頭部外傷→止血確認→頭部 CT →頭蓋内出血なし→帰宅可能」というのが典型的な間違いです．「なぜ，受傷したのか」．これをとにかく同定しましょう．目撃者に話を聞くのも大切でしたね（☞ p.171：失神④）．

☑ 首を常に意識せよ！

- 頭部外傷患者を診たら，必ず後頸部の圧痛を確認しましょう．鈍的頭部外傷（打撲，転倒，衝突，墜落など）の 2～5%，GCS＜10（**表15-1**）[1]と重症度が増せ

ば 7.5 〜 9% は頸椎・頸髄損傷を伴います[1]．頸椎保護の適応は，JPTEC（Japan Prehospital Trauma Evaluation and Care）の脊椎運動制限の適応（**表 15-2**）[2]に準じて，該当する場合には否定できるまでは保護するようにしましょう．救急外来でしばしば出会い，そして頸椎保護を怠ってしまうのは，Case のような飲酒患者です．酩酊状態で頭部から血を流している患者さんは皆さんもよく経験するでしょう．その際に「またアルコール患者か」とおざなりに対応するのではなく，「首は大丈夫かな」と優しく対応するように心がけましょう．決して褒められるものではない態度もアルコールの影響によるところ大なのですから，「だらしない人だ」などと悪く思わず，人の振り見て我が振り直せの精神で対応するのです．

表 15-1　頭部外傷
― 意識障害と重症度

重症度	GCS
軽症	14 〜 15
中等症	9 〜 13
重症	3 〜 8

（日本外傷学会，日本救急医学会・監，日本外傷学会外傷初期診療ガイドライン改訂第 4 版編集委員会・編：外傷初期診療ガイドライン JATEC，改訂第 4 版．へるす出版，2012．p.145-63．）

表 15-2　脊椎運動制限の適応

①脊椎・脊髄損傷の可能性がある受傷機転
例）高速の自動車事故 ・高所からの墜落事故（身長の 3 倍以上の高さ） ・飛び込みによる損傷 ・脊椎周辺の穿通創 ・頭頸部へのスポーツ外傷
②脊椎・脊髄損傷を疑うべき所見
例）頸部・背部の疼痛や圧痛 ・対麻痺・四肢麻痺などの神経学的異常 ・頭部・顔面の高度な損傷 ・意識消失の病歴
③正確な所見が得られない傷病者
例）事故や受傷による精神的動揺がある ・意識障害 ・アルコール・薬物の摂取，中毒 ・身体部位のいずれかに強い痛みを訴える

（JPTEC 協議会・編：JPTEC ガイドブック，改訂第 2 版．へるす出版，2016．p.99．）

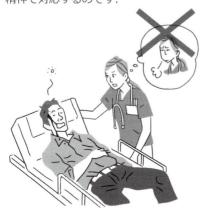

●レントゲンや CT を撮影しても骨折や脱臼を認めないにもかかわらず，頭部外傷後に上肢のしびれを訴える患者さんは多く，これを SCIWORET（spinal cord injury without radiographic evidence of trauma）または spinal cord injury without bone injury と呼びます[1]．以前は SCIWORA（spinal cord injury without radiographic abnormality）と呼ばれていましたが，高齢者は画像上異常所見がないことは少ない（脊柱管狭窄などの所見を認めることが多い）ことから呼び名が変わりました．高齢者の頸髄損傷の約 70% は本病態と考えられ，両上肢優位のしびれを訴える患者さんでは，画像上新規の異常を認めないから心配ないと説明す

るのではなく，SCIWORETという状態であることを伝えるようにしましょう．患者さんは症状の原因を理解していないと不安を感じるものです．丁寧に説明し，患者さんの不安を取り除くように心がけましょう．SCIWORETの場合，両上肢を優しく触っても患者さんはひどく嫌がります．触るだけで電気が走るような症状を認め，「触らないでくれ」と強く訴えることが多いのが特徴です．

● これらの知識を得ると，前額部に挫創を認める頭部外傷患者は要注意であることが分かります．前額部を打ちつけるようにして受傷し，頸椎が過伸展すると頸髄損傷を起こしやすく，完全型脊髄損傷（脊髄が損傷を受けた部位以下の知覚運動機能が完全に麻痺する状態）とならなくてもSCIWORETなど不完全型脊髄損傷を認めやすいのです．「頭からプールに飛び込んで受傷」「つまずいたときに手が出ず前額部を打ちつけるようにして受傷」などが代表的な例です．

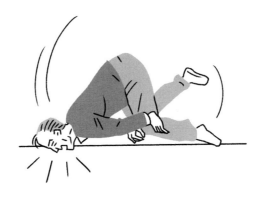

参考文献

1) 日本外傷学会，日本救急医学会・監，日本外傷学会外傷初期診療ガイドライン改訂第4版編集委員会・編：外傷初期診療ガイドラインJATEC，改訂第4版，へるす出版，2012，p.145-63．
2) JPTEC協議会・編：JPTECガイドブック，改訂第2版，へるす出版，2016，p.99．

診療の原則 83　頭部外傷②

CTを撮るべきか, 撮らざるべきか, それが問題だ！

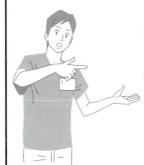

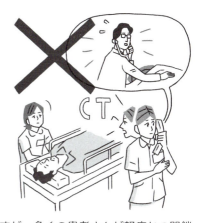

- 救急外来で頭部外傷や頭痛患者に対してルーチンに頭部CT検査を行っていないでしょうか？　本邦ではCTが非常に普及しており, 夜間であっても頭部CTが撮影可能な施設が多いですが, ルーチンではいけません. 必ず「この検査は必要である」という根拠を持ってオーダーしなければなりません. 診察する前にオーダーを出すなんて言語道断です.

- 中等症以上（GCS ≦ 13）, 開放性の頭部外傷など, 画像検査が必要な場合もありますが, 多くの患者さんが軽症かつ閉鎖性の頭部外傷であり, そのほとんどで画像検査は不要です. 小児の頭部外傷では親が画像検査を強く希望する場合もありますが, 被曝の問題もあり, 不要な検査は極力避ける必要があります. 頭部CTを2, 3回撮るだけで脳腫瘍のリスクが3倍になりうるという報告もあるくらいです[1]. 頭部CTの適応を正しく判断しましょう.

☑ 頭部外傷におけるCTの適応

- 各国のガイドラインが存在します. 代表的なclinical decision ruleとして, 成人ではCanadian CT head rule（**表15-3**）[2], 小児ではPediatric Emergency Care Applied Research Network（PECARN）low-risk clinical decision rules（**表15-4**）[3]を頭に入れておきましょう. これらの項目を評価しどれも該当しなければ

表 15-3　Canadian CT head rule
臨床所見（1つでも満たせば頭部 CT を撮影）

受傷 2 時間後の GCS＜15
頭蓋骨開放骨折または陥没骨折を疑う
頭蓋底骨折を疑う所見あり[※1]
2 回以上の嘔吐
65 歳以上
受傷以前 30 分間以上の健忘
危険な受傷機転[※2]

感度	特異度
98.4%	49.6%

※1：鼓室内出血，脳脊髄液瘻，raccoon eyes，Battle sign．
※2：車対歩行者の歩行者，車外放出，0.9m 以上または階段 5 段以上からの転落．
・raccoon eyes：頭蓋底骨折などに見られる眼瞼周囲の皮下出血．
・Battle sign：頭蓋底骨折に見られる耳介後部の斑状出血．
〔Stiell IG, et al : The Canadian CT Head Rule for patients with minor head injury. Lancet. 2001 May 5 ; 357(9266) : 1391-6.〕

表 15-4　PECARN rule

年齢	臨床所見 （すべてを満たせば CT は不要）
2 歳未満	意識清明
	親から見て普段と同様
	意識消失なし[※1]
	重篤な受傷機転なし[※2]
	前頭部以外の血腫なし
	頭蓋骨骨折を疑う所見なし
2～18 歳	意識清明[※3]
	意識消失なし
	重篤な受傷機転なし[※4]
	嘔吐なし
	重度の頭痛なし
	頭蓋底骨折を疑う所見なし[※5]

	感度	特異度
2 歳未満	100%	53.7%
2 歳以上	96.8%	59.8%

※1：5 秒未満の意識消失は除く．
※2：0.9m を超える高さからの墜落，強い衝撃による頭部打撲，車外放出，同乗者の死亡，横転事故，歩行者またはヘルメットを装着していない二輪車対車の事故．
※3：不穏，傾眠，健忘，同じ質問を繰り返す，言語指示に対する反応が鈍いことがない．
※4：1.5m を超える高さからの墜落，強い衝撃による頭部打撲，車外放出，同乗者の死亡，横転事故，歩行者またはヘルメットを装着していない二輪車対車の事故．
※5：鼓室内出血，脳脊髄液瘻，raccoon eyes，Battle sign を認めない．
〔Kuppermann N, et al : Identification of children at very low risk of clinically-important brain injuries after head trauma : a prospective cohort study. Lancet. 2009 Oct 3 ; 374(9696) : 1160-70.〕

原則頭部 CT は不要です．

● ただし，注意点があります．Canadian CT head rule では，受傷から 24 時間以

内の目撃情報のある鈍的頭部外傷患者（GCS ≧ 13）が対象であり，受傷機転が不明な患者さんは除外されています．また，本邦に多い抗血栓薬（ワルファリンや DOAC：direct oral anticoagulants など）を内服している患者さんや妊婦も除外されています．そのため，筆者は，救急外来で出会う頭部外傷患者では**表 15-5** の項目を意識し対応するようにしています．各項目のポイントを数点述べておきます．

表 15-5　頭部外傷患者における CT の適応

①受傷原因不明
②意識障害
③意識消失
④痙攣
⑤神経局在所見
⑥健忘
⑦高エネルギー外傷
⑧頭痛
⑨抗血栓薬内服
⑩高齢者
⑪繰り返す嘔吐
⑫飲酒・薬物
⑬転倒歴
　　　　　　etc.

1. 受傷原因不明

- なぜ外傷を負ったのか分からない場合には，その背景に失神や痙攣，薬剤の影響を疑い，本人だけでなく目撃者からの病歴聴取も怠ってはいけません．

2. 意識障害を認める場合

- 意識障害患者として対応しましょう（☞ p.134：意識障害④；表 10-7）．低血糖否定後に頭部 CT を撮影するのでしたね．頭部外傷が意識障害の原因なのか結果なのか，病歴がはっきりしない状態では分かりませんから．

3. 抗血栓薬内服中

- 抗血栓薬内服中の患者さんでは，じわりじわりと後に出血を認めることが珍しくありません．例えば，ワルファリンを内服している患者さんであれば，PT-INR ≧ 3 と延長していると受傷 24 時間後に頭部 CT で異常を認める可能性が高いとも報告されています[4]．抗血栓薬の効果が目標値を超えて延長している場合には出血のリスクも高く，CT を撮影したほうがいいでしょう．さらに，DOAC 内服中患者の頭部外傷後の頭蓋内出血による死亡率はワルファリンよりも低いというデータはあるものの絶対的なデータはなく，また PT-INR や aPTT の数値では DOAC の正確な効果の判断ができません[5]．以上から，抗血栓薬を飲んでいるから絶対に撮影するというわけではありませんが，多くの内服患者は高齢者であり，受傷原因が不明なことも多いため，抗血栓薬の内服を軽視しないことが重要です．

4. 繰り返しの転倒歴

- 今回の転倒における評価とともに，過去の転倒歴の評価が必要になります．また，そもそも何で転倒してしまうのかを解明する必要があります．慢性硬膜下血腫以外にパーキンソン病などの変性疾患や水頭症が関与しているかもしれません．救急外来で経験する原因の多くはベンゾジアゼピンなどの薬剤の影響です．

- 表15-5に該当する場合にはCT撮影を考慮するわけですが，vital signsが安定していることが大前提です．ABC（airway, breathing, circulation）の安定，そして撮影する場合には頭蓋内出血のリスクが高いと判断して撮影するわけですから，可能な限り付き添ってvital signsや症状の経過を慎重に観察しましょう．意識状態の悪化，痙攣の合併などを想定しておく必要があります．

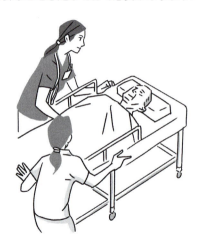

☑ 経過観察も治療の一環

- 最後に，経過観察も治療の一環であることを意識しましょう．例えば，Canadian CT head ruleを利用すると65歳以上は全例頭部CTを撮影することになります．また該当しなくてもワルファリンを内服している場合には頭部CTを行うことを考えるでしょう．頭蓋内出血を見逃さないためには，表15-5に該当する症例では全例頭部CTを撮影するという選択肢もあるとは思います．ただ，撮影し出血を認めない場合でも，「現段階では出血は認めませんが，今後出血を認める可能性があります．慢性硬膜下血腫といって……」と，経過を診なければ本当に問題がないのかは判断がつかないことを患者さんや家族に説明しているはずです．このように考えると，病歴や身体所見から頭蓋内出血や骨折を疑わない症例に関しては，その時点では頭部CTを撮影せず経過を診るという選択肢もあって然るべきではな

いでしょうか．もちろん一人暮らしである，認知症であるなどの患者背景や，本人・家族が心配し頭部CTを強く希望している場合には撮影します．頭部CTを撮影するという選択肢だけではなく，症例ごとに本当に頭部CTが必要かを吟味することが大切です[6]．

参考文献

1) Pearce MS, et al : Radiation exposure from CT scans in childhood and subsequent risk of leukaemia and brain tumours : a retrospective cohort study. Lancet. 2012 Aug 4 ; 380(9840) : 499-505.
2) Stiell IG, et al : The Canadian CT Head Rule for patients with minor head injury. Lancet. 2001 May 5 ; 357(9266) : 1391-6.
3) Kuppermann N, et al : Identification of children at very low risk of clinically-important brain injuries after head trauma : a prospective cohort study. Lancet. 2009 Oct 3 ; 374(9696) : 1160-70.
4) Menditto VG, et al : Management of minor head injury in patients receiving oral anticoagulant therapy : a prospective study of a 24-hour observation protocol. Ann Emerg Med. 2012 Jun ; 59(6) : 451-5.
5) Feeney JM, et al : Compared to warfarin, direct oral anticoagulants are associated with lower mortality in patients with blunt traumatic intracranial hemorrhage : A TQIP study. J Trauma Acute Care Surg. 2016 Nov ; 81(5) : 843-8.
6) 坂本壮：救急領域のChoosing Wisely．レジデントノート．2017 19(9)．

診療の原則 84　頭部外傷③

リスクを評価し抗血栓薬の再開を！

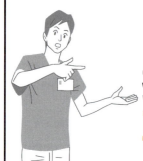

- どこかで見たことのあるタイトルですね．この内容は消化管出血の章でも述べました（☞ p.31：消化管出血⑤）．これは救急外来で働く者として非常に重要なことなので，もう一度取り上げます．特に消化管出血の場合には，抗血栓薬の再開を医師自身の目で確認してから退院となることが多いのですが，頭部外傷ではそうはいかないことも多く注意が必要なのです．代表的な抗血栓薬であるアスピリンやワルファリンの内服中止に伴う影響は以下の通りでしたね．止めることは簡単ですが，それによって患者さんが不利益を被る可能性があることを，あらためて意識しておきましょう．

① アスピリン
- 休薬すると心血管イベント，脳梗塞の発症リスクが約3倍に増加する[1]．
- 再開しなければ消化管出血の頻度は低下するが死亡率は上昇する[2]．

② ワルファリン
- 休薬すると約1%の患者さんが血栓塞栓症を発症する[3]．
- 再開しなければ消化管出血の頻度は低下するが死亡率は上昇する[4]．

☑ 再開のタイミングを具体的に指示せよ！

- 消化管出血と頭部外傷の違いは，消化管出血患者の多くは入院管理となるのに対して，頭部外傷患者はほとんどが軽症であるため，救急外来で処置を行って帰宅の判断となることが多いという点です．入院管理となれば抗血栓薬の再開時期は具体的に決定されますが，帰宅となった場合にも具体的な指示を出さなければ脳梗塞など重大なイベントを起こしかねません．

- 頭部外傷患者における内服再開のタイミングは「止血が確認できたら速やかに」です．これは消化管出血の場合と同様ですが，難しいのは初診時の画像検査で頭蓋内出血を認めないからといって，その後の頭蓋内出血の可能性を評価することが難しい点です．消化管出血の場合には内視鏡を施行すれば再出血しやすい所見がある程度判断可能ですが，頭部外傷の場合にはそうはいかないのです．前述の通り，ワルファリン内服中の患者さんのPT-INRが目標値を超えている場合には受傷後に問題がなくてもその後出血を認める可能性が高いことが報告されています（☞ p.245：頭部外傷②）[5]．

- 明確な決まりはありませんが，再開する必要があると判断したならば，長くても2週間以内に再開します．とにかく「止めっぱなし」はいけません！

☑ 軽症頭部外傷患者への実際の対応

- 極論を言えば，心配であれば入院とし，頭部CTを再検して止血を確認すればいいのですが，軽症頭部外傷患者を入院させるほど空床はないことが多く，また患者自身も問題なければ帰宅を希望することがほとんどです．重要なことは，リスク評価です．抗血栓薬を継続するリスクだけでなく，抗血栓薬を止めるリスクも併せて評価することが大切なのです．

- 心原性脳塞栓症の予防のためにワルファリンを飲んでいる患者さんと，理由がはっきりしない，おそらく一次予防目的にアスピリンを内服している患者さんでは，抗血栓薬を中止するリスクはまったく異なります．また，抗血栓薬を数種類内服している患者さんでは，単剤内服している患者さんと比べて当然出血は認めやすくなります．具体的な決まりがないため，患者さんごとにリスク評価を行い，患者本人・家族へ説明し，内服中止・再開を考える必要があるのです．

参考文献

1) Sibon I, Orgogozo JM : Antiplatelet drug discontinuation is a risk factor for ischemic stroke. Neurology. 2004 Apr 13 ; 62(7) : 1187-9.
2) Sung JJ, et al : Continuation of low-dose aspirin therapy in peptic ulcer bleeding : a randomized trial. Ann Intern Med. 2010 Jan 5 ; 152(1) : 1-9.
3) Blacker DJ, et al : Stroke risk in anticoagulated patients with atrial fibrillation undergoing endoscopy. Neurology. 2003 Oct 14 ; 61(7) : 964-8.
4) Witt DM, et al : Risk of thromboembolism, recurrent hemorrhage, and death after warfarin therapy interruption for gastrointestinal tract bleeding. Arch Intern Med. 2012 Oct 22 ; 172(19) : 1484-91.
5) Menditto VG, et al : Management of minor head injury in patients receiving oral anticoagulant therapy : a prospective study of a 24-hour observation protocol. Ann Emerg Med. 2012 Jun ; 59(6) : 451-5.

第 16 章

脳卒中

stroke

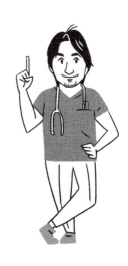

診療の原則 85　脳卒中①

発症時間を確定する努力を怠るな！

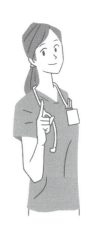

Case

72歳，男性．かかりつけの患者さん．高血圧および心房細動で右上下肢麻痺をきたし，救急搬送されてくるという情報が入った．救急隊到着時のvital signsは，意識レベルE4V4M6/GCS，血圧188/92mmHg，脈拍100回/分・不整，呼吸15回/分，SpO$_2$ 95%（room air），体温36.8℃．何を考え，どのように対応しますか？

● この症例では誰もが脳卒中，特に心原性脳塞栓症を疑うでしょう．心房細動に伴い左中大脳動脈領域に脳塞栓症を起こしたと考えるのが一般的です．このような連絡が救急隊から入ったら，どのように対応すべきでしょうか？

● 脳卒中診療においては，まずは「本当に脳卒中か？」ということが問題となります．脳卒中の診断精度はおおむね**表16-1**の通りで，救急隊の観察で脳卒中が疑われた場合には70%以上の確率で実際に脳卒中です[※]．

※本邦の救急隊は，一般的にCPSS（Cincinnati Prehospital Stroke Scale）を使用し脳卒中のスクリーニングを行っています．CPSSとは，①顔面の麻痺，②上肢の麻痺，③構音障害のうち，どれか1つでも異常が認められる場合には陽性と判断するもので，感度は比較的高く，どれも満たさない場合には脳卒中の可能性は低くなります．しかし，特異度は決して高くなく，低血糖など脳卒中もどき（stroke mimics）を否定する必要があります．CPSS以外にプレホスピタルで利用される脳卒中スケールにはLAPSS（Los Angeles Prehospital Stroke Screen），OPSS（Ontario Prehospital Stroke Screening Tool）などがあり，これらはCPSSよりも脳卒中の診断率は高いですが，痙攣や低血糖の否定を現場で行うことが条件に含まれているため，病着までの時間がかかってしまう可能性があります[1]．

表 16-1 脳卒中の診断精度

救急隊	救急外来		画像	
	初療医	脳卒中医	CT	MRI MRA
70%	80%	85%	90%	95%

表 16-2 Time is brain！
―来院 60 分以内に治療開始

初期評価	10 分以内
頭部 CT 施行	25 分以内
読影終了	45 分以内
アルテプラーゼ（rt-PA）開始	60 分以内

（Jauch EC, et al : Guidelines for the early management of patients with acute ischemic stroke : a guideline for healthcare professionals from the American Heart Association/American Stroke Association. Stroke. 2013 Mar ; 44(3) : 870-947.）

☑ Time is brain！

- 本邦では脳卒中の中で脳梗塞が圧倒的に多く（脳卒中全体の 75% 程度），脳梗塞には血栓溶解療法や血栓回収療法という時間的制約のある治療法があることが重要な点です．血栓溶解療法の適応症例（発症 4.5 時間以内）では，来院 60 分以内に治療開始することが推奨されています**（表 16-2）**[2]．診断の遅れのため，血栓溶解療法の適応のある患者さんから治療の選択肢を奪ってはいけません．

- 病着後，早期の治療介入を目指しながらも，stroke mimics の鑑別を怠らず，病歴，vital signs，身体所見を確認します．確定診断は画像検査で行うことになりますが，病歴，vital signs，身体所見で真の脳卒中かはおおむね見当が付きます．ここでは病歴聴取の注意点を理解しておきましょう．

☑ 脳卒中診療の病歴聴取

- 「**発症時間**」を診療早期の段階で突き止めましょう．発見時間ではありません．発症時間です．とにかく血栓溶解療法の適応症例をいかに拾い上げるかがポイントになります．病歴を本人から聴取するのはもちろんですが，意識障害や失語があって正確な情報を聴取できないことが多いですね．家族が帰宅したら自宅のリビングで倒れていたなどで発症時刻が正確に分からない場合には，「**普段通りであった最終時刻**」を突き止めることが重要です．「買い物に出かける前には普段と変わり

なかった」などと確認できれば，その時間を発症時刻として対応しましょう．

● 脳卒中は就寝中にも起こり得ます．「目覚めたときから左手足に違和感があった」という病歴を聞いて，その段階で血栓溶解療法の適応がないと判断してはいけません．「普段通りであった最終時刻」が就寝時で4.5時間以上経過している場合には適応はありませんが，「数時間前にトイレに起きたときには何ともなかった」という病歴が確認できれば適応ありです．高齢者は，最低1回は夜間トイレに行くために目を覚まします．これを逆手に取り，「夜間トイレに起きたときには普段と変わりありませんでしたか？」と本人や家族に確認するといいでしょう．

● 外出先からの救急搬送症例も少なくありません．その場合には現場で目撃した人からの病歴聴取が非常に重要になります．目撃者の話を救急隊に詳しく聞いてもらいたいところですが，現場滞在時間を極力短くして早期に病院搬送することも大切です．可能な限り目撃者には救急車への同乗を依頼し，それが難しい場合には可能な範囲での病歴聴取にとどめ，救急車内や病着後に電話を利用して病歴の穴を埋めましょう．救急隊に目撃者の連絡先を聞いておいてもらうことは非常に役立ちます．

● 一過性脳虚血発作が前駆した場合には，症状がいったん完全に消失し，二度目に症状が発現した時刻を発症時刻と定義します[3]．

● 発症時刻は治療選択に大きく影響します．画像検査でもある程度の発症時間を推定できますが，病歴には勝りません．本人だけでなく，家族や目撃者など第三者からも病歴聴取を行い，正確な発症時間をつかむ努力を惜しまないようにしましょう．

参考文献

1) Brandler ES, et al : Prehospital stroke scales in urban environments : a systematic review. Neurology. 2014 Jun 17 ; 82(24) : 2241-9.
2) Jauch EC, et al : Guidelines for the early management of patients with acute ischemic stroke : a guideline for healthcare professionals from the American Heart Association/American Stroke Association. Stroke. 2013 Mar ; 44(3) : 870-947.
3) 日本脳卒中学会脳卒中医療向上・社会保険委員会 rt-PA（アルテプラーゼ）静注療法指針改定部会：rt-PA（アルテプラーゼ）静注療法適正治療指針，第2版，2012年10月（2016年9月一部改訂）．

診療の原則 86　脳卒中②

stroke mimics を除外せよ！

- 脳卒中，特に血栓溶解療法の適応のある脳梗塞を意識して初療を行うと，どうしても早期に血栓溶解療法を行うことに最大の力を注ぐために，忘れがちなことがあります．それが stroke mimics の鑑別です．これを意識していなければ，頭部 MRI で高信号域（high intensity area；HIA）を認めなくても「超急性期だから画像では分からないのだ」と考えたり，HIA を認めた段階で身体所見と画像所見が合わなくても新規の脳梗塞の存在しか考えられなかったりしてしまうのです[※1]．急ぎながらも，「本当に脳梗塞か？」「画像所見と身体所見に矛盾がないか？」を意識する必要があります．

- ここでは，脳梗塞を正しく診断するために，脳梗塞と誤診しやすい stroke mimics[※2] を拾い上げるポイントを整理しておきましょう．

☑ stroke mimics の代表例

- まずは stroke mimics にはどのような疾患や症候が含まれるかを頭に入れておきましょう[1]．救急外来で意識しておくべき疾患や症候は，①低血糖，②大動脈解離，③痙攣/てんかん，④頭部外傷です．そのほか，敗血症や片頭痛，失神，中毒なども stroke mimics として有名ですが，①〜④は疑わなければ診断できないこと，常に意識しておかなければ容易に見逃すことから，この4つをまずは覚えることをお勧めします．

※1：痙攣や低血糖でも HIA を認めることがあり，症状と画像所見が合わないときには要注意です．
※2：一般的に stroke mimics というと，脳卒中全般と誤診されやすい疾患全体を指します．ただし，脳出血やくも膜下出血は，急性期であれば頭部 CT を撮影すればほぼ診断することが可能であるため，ここでは脳梗塞と誤診しやすい stroke mimics について述べます．

☑ stroke mimics らしい病歴

- 突然発症の病歴は脳卒中全般的に矛盾のないものですが，**発症時に痛み**を伴う場合には要注意です．この場合には大動脈解離を考えなければなりません．特に頭痛以外の痛み，すなわち頸部痛，胸痛，腹痛，背部痛を認める場合には，積極的に疑って精査する必要があります．

- 痙攣も要注意です．stroke mimics の代表例で，かつ診断が難しいのが痙攣です．明らかな痙攣の目撃があれば疑うことは簡単ですが，発見時には鎮痙している場合も多く，常に意識しておかなければ鑑別にすら挙がりません．また，目には見えない nonconvulsive seizure というものもあります．痙攣らしい病歴や身体所見については，別章を参考にしてください（☞ p.181：失神⑦）．痙攣は血栓溶解療法の慎重投与項目に該当します．脳梗塞に伴う急性症候性発作の可能性もあるため，痙攣を認めるから血栓溶解療法の適応なし，というわけではありませんが，時間経過とともに麻痺や意識の改善を認めるなど，痙攣を示唆する経時的な変化には十分注意して対応する必要があります．

☑ stroke mimics らしい vital signs

- 血圧や瞳孔に注目するのはあたりまえでしたね（☞ p.127：意識障害①；表10-1）．血圧が高い場合，瞳孔に左右差を認める場合には，頭蓋内疾患らしいのでした．逆に，これらが認められない場合，特に血圧が高くない場合は，stroke mimics を疑う重要なポイントとなります（☞ p.127：意識障害①；表10-2）．

- 脈拍も要注意です．血栓溶解療法の適応となりやすいのは脳梗塞の中でも心原性です．心房細動の存在がつかめれば，目の前の患者さんが心原性脳塞栓症である可能性が高くなります．脈拍が整か不整かは，この点から非常に重要なのです．救急隊の観察上，片麻痺＋心房細動（脈の不整）が確認されれば，その患者さんは心原性脳塞栓症である可能性が高いでしょう．

- 大動脈解離では，血圧が高い場合もあれば低い場合もあります．血圧の左右差は大動脈解離らしい所見です．確認しておくといいでしょう．絶対的な指標にはなりませんが，左右の血圧を脳卒中症例で測定する癖を付けておくことは，大動脈解離の見逃しの防止となります．

☑ stroke mimics らしい身体所見

- stroke mimics を否定するためには，低血糖，大動脈解離，痙攣/てんかん，外傷を疑わせる身体所見がないかを確認すればいいわけです．
  - **低血糖の身体所見**：冷や汗や動悸の有無を確認しましょう．これらは低血糖らしい所見です．また，左右差を認めないことが多いですが，数%は麻痺や失語を認めることも覚えておきましょう．
  - **大動脈解離の身体所見**：四肢の左右差，大動脈弁の雑音を意識しましょう．認める場合には，解離の可能性が高くなります．
  - **痙攣の身体所見**：経時的に意識や麻痺が改善傾向にある場合には積極的に疑います．そのほか，舌咬傷や尿失禁なども痙攣らしい所見です．
  - **外傷の身体所見**：頭部だけでなく四肢や体幹部に外傷痕がないか確認しましょう．数時間倒れたまま動けずに圧挫傷をきたし，麻痺を認めることもあります．必ず頭皮をかき分け，服を脱がせて確認しましょう．

- 脳卒中疑い患者が来院したら，最低限，**表 16-3** の内容は意識しつつ頭部 CT へ移りましょう．これらをあたりまえに行うことで，多くの stroke mimics にだまされなくなると思います．

表 16-3　脳卒中かな？と思ったら

vital signs を確認 ―意識状態の推移，血圧，脈の不整の有無
発症時の痛みの有無を聴取
低血糖の否定
痙攣の関与を常に意識

参考文献

1) Long B, Koyfman A：Clinical Mimics：An Emergency Medicine-Focused Review of Stroke Mimics．J Emerg Med．2017 Feb；52(2)：176-83．

診療の原則 87　脳卒中③

各部署と連携し迅速に対応せよ！

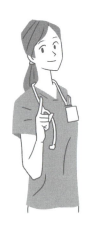

- 皆さんは自分の施設でどのように血栓溶解療法が行われているか知っていますか？　例えば，目の前の患者さんが適応症例だと判断した場合，「自分が取るべき行動」を理解しているでしょうか．急性期脳梗塞に対する血栓溶解療法は発症4.5時間以内が適応ですが，治療開始が早いほど良好な転帰が期待できます[1]．理想は来院後60分以内です．これは簡単なようで難しく，役割分担や様々な部署の協力が不可欠です．

- 実際に，病着後どこで時間がかかるのでしょうか？　施設ごとに多少の違いはあるかもしれませんが，以下の4点が代表的です．

☑ 正しい診断

- これが最も重要ですね．stroke mimics を常に意識して対応しましょう．らしい所見/らしくない所見は前項を確認してください（☞ p.257：脳卒中②）．前項**表16-3**「脳卒中かな？と思ったら」の4点は特に重要です．発症時に痛みを認めた，血圧の左右差がある，エコー上疑わしい所見（フラップ，心嚢液ありなど）を認める場合など，大動脈解離が否定できない場合にはCTを撮影したほうがいいでしょう．

☑ 採血

- 血算や生化学だけでなく凝固能も評価する必要がありますが，これは検査結果を得るまでに他の項目に比べて時間がかかるのが一般的です．迅速に結果を出してもらいたいことを検査室に直接伝え，対応してもらうのがいいでしょう．

☑ 薬剤の準備

- アルテプラーゼ（グルトパ® 注）は体重に応じて投与量が異なるため，事前に体重換算法を準備しておくといいでしょう．そのつど計算していると投与量を誤りかねません．

☑ 病状説明

- これが最も時間がかかります．ある程度時間がかかることは覚悟しながらも，極力急ぐ必要があります．具体的には，実際に患者対応をする医師と，病状説明をする医師は分けたほうがいいでしょう．病状説明は脳卒中診療に精通している医師が行い，分かりやすい説明を心がける必要があります．

*

- 以上の点に特に気を配り，あらかじめ血栓溶解療法適応の患者さんが来院した状況をシミュレーションしておきましょう．すべて 1 人でやろうとせず，看護師や臨床検査技師をはじめ，各部署との連携が極めて重要です．

- 「rt-PA（アルテプラーゼ）静注療法 適正治療指針 第二版 2012 年 10 月（2016 年 9 月一部改訂）」[2] は一度目を通しておきましょう．血栓溶解療法に関して，背景や来院後の流れ，患者さんへの説明などが分かりやすくまとまっています．少なくともアルテプラーゼ静注療法のチェックリスト **（表 16-4）**[2] は頭に入れておく必要があります．

- 脳梗塞は院内でも発症します．医師であれば誰もが血栓溶解療法の適応と対応を把握していなければならないのです．

表 16-4 アルテプラーゼ静注療法のチェックリスト

適応外（禁忌）	あり	なし
発症〜治療開始時刻 4.5 時間超 ※発症時刻（最終未発症確認時刻）[:] ※治療開始（予定）時刻 [:]	□	□
既往歴 　非外傷性頭蓋内出血 　1 か月以内の脳梗塞（一過性脳虚血発作を含まない） 　3 か月以内の重篤な頭部脊髄の外傷あるいは手術 　21 日以内の消化管あるいは尿路出血 　14 日以内の大手術あるいは頭部以外の重篤な外傷 　治療薬の過敏症	□ □ □ □ □ □	□ □ □ □ □ □
臨床所見 　くも膜下出血（疑） 　急性大動脈解離の合併 　出血の合併（頭蓋内，消化管，尿路，後腹膜，喀血） 　収縮期血圧（降圧療法後も 185mmHg 以上） 　拡張期血圧（降圧療法後も 110mmHg 以上） 　重篤な肝障害 　急性膵炎	□ □ □ □ □ □ □	□ □ □ □ □ □ □
血液所見 　血糖異常（＜50mg/dL，または＞400mg/dL） 　血小板 100,000/mm³ 以下	□ □	□ □
血液所見：抗凝固療法中ないし凝固異常症において 　PT-INR＞1.7 　aPTT の延長（前値の 1.5 倍［目安として約 40 秒］を超える）	□ □	□ □
CT/MR 所見 　広汎な早期虚血性変化 　圧排所見（正中構造偏位）	□ □	□ □

慎重投与（適応の可否を慎重に検討する）	あり	なし
年齢　81 歳以上	□	□
既往歴 　10 日以内の生検・外傷 　10 日以内の分娩・流早産 　1 か月以上経過した脳梗塞（とくに糖尿病合併例） 　3 か月以内の心筋梗塞 　蛋白製剤アレルギー	□ □ □ □ □	□ □ □ □ □
神経症候 　NIHSS 値 26 以上 　軽症 　症候の急速な軽症化 　痙攣（既往歴などからてんかんの可能性が高ければ適応外）	□ □ □ □	□ □ □ □
臨床所見 　脳動脈瘤・頭蓋内腫瘍・脳動静脈奇形・もやもや病 　胸部大動脈瘤 　消化管潰瘍・憩室炎，大腸炎 　活動性結核 　糖尿病性出血性網膜症・出血性眼症 　血栓溶解薬，抗血栓薬投与中（とくに経口抗凝固薬投与中） 　　※抗 Xa 薬やダビガトランの服薬患者への本治療の有効性と安全性は確立しておらず，治療の適否を慎重に判断せねばならない．	□ □ □ □ □ □	□ □ □ □ □ □
月経期間中	□	□
重篤な腎障害	□	□
コントロール不良の糖尿病	□	□
感染性心内膜炎	□	□

〈注意事項〉
1. 一項目でも「適応外」に該当すれば実施しない．
2. 一項目でも「慎重投与」に該当すれば，適応の可否を慎重に検討し，治療を実施する場合は患者本人・家族に正確に説明し同意を得る必要がある．
3. 「慎重投与」のうち，下線をつけた 4 項目に該当する患者に対して発症 3 時間以降に投与する場合は，個々の症例ごとに適応の可否を慎重に検討する必要がある．

NIHSS：National Institutes of Health Stroke Scale
(日本脳卒中学会脳卒中医療向上・社会保険委員会 rt-PA（アルテプラーゼ）静注療法指針改定部会：rt-PA（アルテプラーゼ）静注療法適正治療指針，第 2 版，2012 年 10 月（2016 年 9 月一部改訂）．)

参考文献

1) Lees KR, et al : Time to treatment with intravenous alteplase and outcome in stroke : an updated pooled analysis of ECASS, ATLANTIS, NINDS, and EPITHET trials. Lancet. 2010 May 15 ; 375(9727) : 1695-703.
2) 日本脳卒中学会脳卒中医療向上・社会保険委員会 rt-PA(アルテプラーゼ)静注療法指針改定部会：rt-PA(アルテプラーゼ)静注療法適正治療指針，第2版，2012年10月(2016年9月一部改訂).

診療の原則 88　脳卒中④

stroke chameleonsを見逃すな！

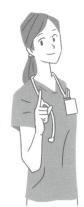

- 脳卒中は画像を撮れば診断できるかというと，そうではありません．脳卒中らしくない脳卒中が 4〜5% 程度存在します[1]．皆さんも「疑ってはいなかったものの，頭部の画像を撮影したら脳卒中であった」という経験があるのではないでしょうか．明らかな片麻痺や構音障害を認める場合には見逃すことはありませんが，症状がわずかな場合，典型的な症状ではない場合に見逃しがちです．救急外来で意識しておくべきことは以下の 2 点となります．

☑ 軽度の意識障害を見逃さない

- 意識障害の章でも述べましたが，「普段と異なる」ことを軽視してはいけません（☞ p.130：意識障害③）．E4V5M6/GCS だとしても，0/JCS ではなく 1/JCS の場合には要注意です．これを見逃さないようにするためには，普段の患者さんの状態を知る人に確認することが大切です．多くの場合，家族が「普段と違うので心配で……」と患者さんを連れてきます．ここで，意識障害というプロブレムリストを立てられるか否かがポイントです．意識障害であることが認識できれば，「10 の鉄則」（☞ p.134：意識障害④；表 10-7）に則り鑑別を進めれば，おのずと脳卒中を診断できるでしょう．

☑ 歩くことができない場合には要注意

- 脳卒中を見逃してしまう，もう一つの代表的な症候がめまいでしょう．「回転性であれば末梢性」「浮動性であれば中枢性」と学生の頃は習いましたが，現実はそう単純ではありません．潜時や，安静にしていれば数秒から 1 分以内に症状が消失するという，良性発作性頭位めまい症（benign paroxysmal positional vertigo；

Balance : gait
Eyes : visual symptoms
Face drooping
Arm weakness
Speech difficulty
Time to call 911

BとEの2項目を足すと，脳卒中の見逃しの確率が
14.1% → **4.4**%

図 16-1　BE-FAST —脳卒中を見逃すな！
（Aroor S, et al：BE-FAST（Balance, Eyes, Face, Arm, Speech, Time）: Reducing the Proportion of Strokes Missed Using the FAST Mnemonic. Stroke. 2017 Feb; 48(2): 479-81.）

BPPV）らしい所見が確認できれば，Epley 法などの耳石置換法を行って症状の改善を図ってもいいですが，安静にしていても症状が持続する場合，そして歩くことができない場合には脳卒中，特に小脳病変を考える必要があります．小脳梗塞の 70%[2]，小脳出血の 60%[3] はめまいを認めるため，症状が軽度であっても持続している場合には年齢や基礎疾患などのリスクも踏まえ画像検査を行う必要があります．

● 目の診察も怠らないようにしましょう．めまい患者では眼振を認めることが多いですが，注視誘発性眼振，純粋な垂直性眼振，純粋な回旋性眼振は中枢性を考える所見です[4]．めまい患者の多くは開眼を拒みますが，必ず確認しましょう．また，視野の異常から歩行困難を訴える場合もあります．

● CPSS（☞ p.254：脳卒中①）と同様にプレホスピタルで用いられる，FAST という脳卒中スケールがあります．FAST の項目（F, A, S の 3 項目が該当）だと脳卒中の見逃しが 14% 程度存在することから，これに Balance（歩行）と Eyes（視覚症状）の 2 項目を追加した BE-FAST（**図 16-1**）を用いると，見逃しが 4.4% へ減少するかもしれないという報告があります[5]．

mimics 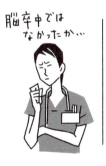　chameleons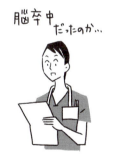

歩行困難や目の症状の訴えは脳卒中と密接な関係があることが分かりますね．テント下の病変は急性期には MRI を撮影してもはっきりしないことがあります．身体所見に重きを置き，脳卒中患者を見逃さないようにしましょう．

参考文献

1) Dupre CM, et al : Stroke chameleons. J Stroke Cerebrovasc Dis. 2014 Feb ; 23(2) : 374-8.
2) Tohgi H, et al : Cerebellar infarction. Clinical and neuroimaging analysis in 293 patients. The Tohoku Cerebellar Infarction Study Group. Stroke. 1993 Nov ; 24(11) : 1697-701.
3) Fisher CM, et al : Acute hypertensive cerebellar hemorrhage : diagnosis and surgical treatment. J Nerv Ment Dis. 1965 Jan ; 140 : 38-57.
4) 城倉健：めまい診療シンプルアプローチ，医学書院．2013．p.86-106.
5) Aroor S, et al : BE-FAST(Balance, Eyes, Face, Arm, Speech, Time) : Reducing the Proportion of Strokes Missed Using the FAST Mnemonic. Stroke. 2017 Feb ; 48(2) : 479-81.

第 17 章
心房細動
atrial fibrillation

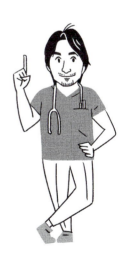

診療の原則 89 心房細動①

発作性だからといって安心するな！

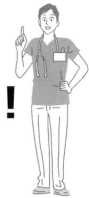

Case 72歳，男性．咳嗽，発熱を主訴に来院し，肺炎の診断で入院となった．入院時に施行した心電図で心房細動を認めた．本人に確認したところ，今まで心房細動を指摘されたことはないという．この心房細動，どうしますか？

☑ 血行動態が安定している心房細動を見つけたら？

- 何らかの理由で施行した心電図で，心房細動を認めることは珍しくありません．モニターで不整なリズムに気付き，心電図を施行したら心房細動だったということもよくありますよね．心房細動の罹患率は年齢とともに増加し，本邦では70歳以上が50％を占めます．高齢者が多く訪れる救急外来で心房細動に出合うのは必然なのです．

- 心房細動は**表17-1**[1]のように分類されます．なぜ，このように分ける必要があるのでしょうか？　発作性と持続性，長期持続性は何が異なるのでしょうか？　発

表17-1　心房細動の分類—心房細動は慢性進行性疾患である

初発心房細動	心電図上，初めて心房細動が確認されたもの 心房細動の持続時間を問わない
発作性心房細動	発症後7日以内に洞調律に復したもの
持続性心房細動	発症後7日を超えて心房細動が持続しているもの
長期持続性心房細動	持続性心房細動のうち発症後1年以上，心房細動が持続しているもの
永続性心房細動	電気的あるいは薬理学的に除細動不能のもの

（日本循環器学会，他：心房細動治療（薬物）ガイドライン（2013年改訂版）.）

作性は持続しているわけではないので，持続性（永続性）と比較すると軽症なのでしょうか？

- そもそも，目の前の患者さんの心房細動がいつから始まったのか分かりますか？ 患者さんが初めて指摘されたと訴えても，実は以前から認めている可能性もあります．逆に，以前に指摘されたことがあると訴えても，「不整脈」という指摘は受けていても，それが心房細動ではなく期外収縮など他の不整脈であることや，詳細がよく分からないことも多いものです．エコーで左心房の拡大所見がある患者さん，定期的に外来でフォローを行っている患者さんであればある程度の予測は立ちますが，それでもいつから始まったのか正確に把握することは困難というのが現状でしょう．

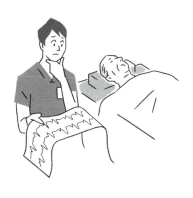

- 血行動態が安定している心房細動を見つけたときに，まず意識するべきことは以下の3つです．

1. 症状の有無

- 患者さんにとってつらいのは，心房細動のせいで動悸や呼吸困難などの自覚症状がある場合です．動悸と，それに伴う不安が代表的です．「ドキドキし出して，このままどうにかなってしまうのかと不安でした」「心臓の鼓動を感じて眠れません」という訴えはしばしば耳にします．このような場合には，症状緩和目的に薬剤の調整が必要になります．もちろん，不整脈としての症状以外に，それを引き起こした原因検索や脱水などへの介入も考えます．脱水を認める患者さんに行うべき最初のアクションは細胞外液の投与であって，カルシウム拮抗薬，β遮断薬，もしくはジギタリスなどの rate control 薬ではありません．

2. 抗凝固療法の適応

- 心房細動患者で必ず意識しておかなければならないのは脳梗塞の予防です．心原性脳塞栓症は脳梗塞の中でも重篤化しやすく，発症してしまうと 90 日以内の死亡率は約 10%，mRS（modified Rankin Scale）≧ 3 が 50% と予後不良です[2]（**表 17-2**）．脳塞栓症を起こさせないように心房細動患者を管理する必要があります．

表 17-2　modified Rankin Scale

0	まったく症状なし
1	何らかの症状はあるが障害はない：通常の仕事や活動はすべて行える
2	軽微な障害：これまでの活動のすべてはできないが，身の回りのことは援助なしでできる
3	中等度の障害：何らかの援助を要するが援助なしで歩行できる
4	中等度から重度の障害：援助なしでは歩行できず，身の回りのこともできない
5	重度の障害：寝たきり，失禁，全面的な介護
6	死亡

- ここが最大のポイントですが，心房細動が発作性であっても持続性であっても脳塞栓症のリスクはあるのです[3]．つまり，発作性だからといって脳塞栓症の予防をしなくていい理由にならないわけです．抗凝固療法の判断は，心房細動の分類ではない点に基づいて行わなくてはいけないのです（☞ p.272：心房細動②）．

3. 原因検索

- 甲状腺機能亢進症は必ず鑑別しましょう．甲状腺機能亢進症があれば，甲状腺機能の正常化を優先します．心房細動の治療は β 遮断薬を使用し，心拍数調節に努めます．甲状腺機能が正常に復した後，約 70％ は心房細動の自然停止が見られます．甲状腺機能が正常化した後，3 か月以上洞調律化しないものは除細動の対象となります[1]．

☑ 血行動態が不安定な場合は焦るべし！

- Case のように自覚症状がまったくない場合には焦る必要はありません．焦るべきなのは血行動態が不安定な場合です．この場合には電気的除細動を考慮する必要があります．一般的に，発症 48 時間以上経過していると考えられる心房細動では，除細動の前にヘパリンを開始し，aPTT を 1.5～2 倍に延長させた状態での除細動が推奨されています．48 時間以内に始まったものに関しては，投薬なしの電気的除細動が可能です．

- しかし，先述の通り，心房細動がいつ始まったかを正確に把握することは難しく，細胞外液投与や薬剤投与でも血行動態が安定しない場合には，aPTT の延長を待たずして電気的除細動を行わざるを得ないこともあります．ちなみに，発症 48 時間以内の心房細動においても 0.7％（12 時間未満では 0.3％，12～48 時間では 1.1％）は血栓症を起こすため，リスクがない患者さんは存在しないことを知って

おきましょう[4].

参考文献

1) 日本循環器学会, 他：心房細動治療（薬物）ガイドライン（2013年改訂版）.
2) Paciaroni M, et al : Early Recurrence and Cerebral Bleeding in Patients With Acute Ischemic Stroke and Atrial Fibrillation : Effect of Anticoagulation and Its Timing : The RAF Study. Stroke. 2015 Aug ; 46(8) : 2175-82.
3) Senoo K, et al : Residual Risk of Stroke and Death in Anticoagulated Patients According to the Type of Atrial Fibrillation : AMADEUS Trial. Stroke. 2015 Sep ; 46(9) : 2523-8.
4) Nuotio I, et al : Time to cardioversion for acute atrial fibrillation and thromboembolic complications. JAMA. 2014 Aug 13 ; 312(6) : 647-9.

診療の原則 90 心房細動②

スコアではなく患者さんを診よ!

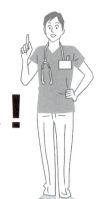

- 心房細動患者の予後に最も影響を及ぼすのは心原性脳塞栓症であるため,そのリスクのある患者さんに対しては抗凝固薬による発症予防を行う必要があります.しかし,心房細動患者全例に抗凝固療法を行う必要があるでしょうか.

- ワルファリンや DOAC(direct oral anticoagulants:直接作用型経口抗凝固薬)による抗凝固療法を開始するのは簡単ですが,当然意識しなければならないのは消化管出血や脳出血に代表される出血性病変です.予防のために飲んでいる薬で患者さんの ADL を低下させてはいけません.

☑ 患者さんを診よ!

- $CHADS_2$ score(表 17-3)[1],CHA_2DS_2-VASc score(表 17-4)[1] は,心原性脳塞栓症のリスク評価として有名ですね※.これらはあくまで脳塞栓症を起こしやすい患者さんを拾い上げるためのものであり,出血のリスクを考慮したものではありません.出血のリスクは HAS-BLED score(表 17-5)[3,4] を使って評価しましょう.

- スコアを付けて安心してはいけません.$CHADS_2$ score,CHA_2DS_2-VASc score が高値の患者さんは HAS-BLED score も高値のことが多く,心原性脳塞栓症を起こしやすい患者さんはまた出血も起こしやすいことがわかります.$CHADS_2$ score,CHA_2DS_2-VASc score が 1 点以上の場合には抗凝固薬が推奨されていますが,本当にそれでいいのでしょうか[5].

※非弁膜症性心房細動の脳梗塞リスクは $CHADS_2$ score により評価し,それでは評価できないリスクを CHA_2DS_2-VASc score でカバーします[2].

表 17-3　CHADS$_2$ score

	評価項目	点数
C	うっ血性心不全（Congestive heart failure/LV dysfunction）	1
H	高血圧（Hypertension）	1
A	75歳以上（Advanced age）	1
D	糖尿病（Diabetes mellitus）	1
S$_2$	脳梗塞，一過性脳虚血発作の既往（history of Stroke/TIA）	2

点数	1年以内の脳梗塞率
0	1.9%
1	2.8%
2	4.0%
3	5.9%
4	8.5%
5	12.5%
6	18.2%

（January CT, et al : 2014 AHA/ACC/HRS guideline for the management of patients with atrial fibrillation : executive summary : a report of the American College of Cardiology/American Heart Association Task Force on practice guidelines and the Heart Rhythm Society. Circulation. 2014 Dec 2 ; 130（23）: 2071-104.）

表 17-4　CHA$_2$DS$_2$-VASc score

	評価項目	点数
C	心不全，左室機能不全	1
H	高血圧	1
A$_2$	75歳以上	2
D	糖尿病	1
S$_2$	脳梗塞，一過性脳虚血発作の既往 血栓塞栓症の既往	2
V	血管疾患（心筋梗塞既往，末梢動脈疾患，大動脈プラーク）（Vascular disease）	1
A	年齢65〜74歳（Age）	1
Sc	女性（Sex category）	1

点数	1年以内の脳梗塞率
0	0%
1	1.3%
2	2.2%
3	3.2%
4	4.0%
5	6.7%
6	9.8%
7	9.6%
8	6.7%
9	15.2%

（January CT, et al : 2014 AHA/ACC/HRS guideline for the management of patients with atrial fibrillation : executive summary : a report of the American College of Cardiology/American Heart Association Task Force on practice guidelines and the Heart Rhythm Society. Circulation. 2014 Dec 2 ; 130（23）: 2071-104.）

● これらのスコアに含まれる主な項目は年齢，基礎疾患です．例えば，CHA$_2$DS$_2$-VASc scoreが同じ点数の80歳の男性がいたとします．**図17-1**の2人の患者さんに対して，抗凝固薬は同じ基準で判断できるのでしょうか？　点数が同じであっても，患者さんの現在のADL（activities of daily living：日常生活動作）を意識する必要があると思いませんか？　高齢であっても，認知症もなく生活が自立している患者さんと，担癌患者や認知症で普段から寝たきりで全介助の患者さんでは，スコア以上に評価することがあるはずです．例えば，ワルファリンは飲んでいるだけでは意味がありません．PT-INRが至適範囲内にコントロールされていてはじめて意味があります．DOACも数日怠薬してしまうだけで効果はなくなってしまいます．患者さんの食事摂取状況や服薬アドヒアランスも考慮する必要があるのです．ADLが低下し食事摂取量も低下傾向にある患者さんに対して抗凝固薬

表17-5 HAS-BLED score

出血リスクは0点を低リスク（年間の重大な出血発症リスク1％），1〜2点を中等度リスク（2〜4％），3点以上を高リスク（4〜6％）と評価．リスクの高い症例では徹底的なリスク管理が必要．

	臨床像	ポイント
H	高血圧（収縮期血圧＞160mmHg）Hypertension	1
A	腎・肝機能障害（各1点）※ Abnormal renal and liver function	2
S	脳卒中 Stroke	1
B	出血 Bleeding history or predisposition	1
L	不安定な PT-INR Labile INRs	1
E	高齢者（65歳以上）Elderly	1
D	薬剤・アルコール（各1点） Drugs or alcohol	2

※腎機能障害：慢性透析や腎移植，血清クレアチニン 200μmol/L（2.26mg/dL）以上
　肝機能異常：慢性肝障害（肝硬変など）または検査値異常（ビリルビン値＞正常上限×2倍，AST/ALT/ALP＞正常上限×3倍）

(Pisters R, et al : A novel user-friendly score（HAS-BLED）to assess 1-year risk of major bleeding in patients with atrial fibrillation : the Euro Heart Survey. Chest. 2010 Nov ; 138（5）: 1093-100. /日本循環器学会，他：心房細動治療（薬物）ガイドライン（2013年改訂版）.)

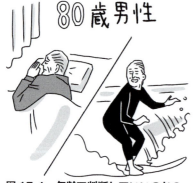

図17-1 年齢で判断していいのか？

表17-6 フレイルの定義

以下の5項目中3項目以上該当すればフレイル．

①意図しない体重減少 （1年間に10ポンド：約4.5kgの減少）
②主観的疲労感
③筋力（握力）低下
④歩行速度の減弱
⑤日常生活活動量の減少

(Fried LP, et al : Frailty in older adults : evidence for a phenotype. J Gerontol A Biol Sci Med Sci. 2001 Mar ; 56（3）: M146-56.)

を開始する意味はあるのでしょうか．明確な答えはありませんが，単純にスコアだけでは評価できないこともあることは理解できるでしょう．

☑ フレイルでは転倒リスクが高い

- 「フレイル（frailty）」という言葉を聞いたことがあるでしょうか？　フレイルは高齢者において認められる老年症候群です．**表17-6**[6]の項目を評価して判断しますが，フレイルに該当する場合には，そうでない場合と比較して転倒リスクが高く

表 17-7 転倒歴は超重要―抗凝固薬内服中の心房細動患者

	転倒歴あり	転倒歴なし
全死亡	3.91 (1.61 〜 9.51)	1
虚血性脳卒中 血栓塞栓症	5.18 (2.13 〜 12.61)	1
出血	3.7 (1.38 〜 9.97)	1

数値は HR(hazard ratio),括弧内は CI(confidence interval)
(Banerjee A, et al : Prior history of falls and risk of outcomes in atrial fibrillation : the Loire Valley Atrial Fibrillation Project. Am J Med. 2014 Oct ; 127(10) : 972-8.)

健康障害を招きやすい状態と考えられています．抗凝固療法を行うにあたり転倒歴はきわめて重要であり，転倒歴がある場合には，ない場合と比較して，死亡率が高く，抗凝固療法を行っていたとしても脳塞栓症を起こしやすいと言われています**(表 17-7)**[7]．また，フレイルに該当する患者さんでは大出血が多いことも報告されています[8]．スコアをつけるだけでなく，転倒歴の有無，フレイルか否かを評価することも重要であることがわかると思います．

● これらのことを本人だけでなく家族とも話し合い抗凝固薬の適応を決定してほしいのです．「リスクが高いから抗凝固薬開始」「転倒しやすいから抗凝固薬中止」という単純なものではなく，一人ひとりの患者さんにとって何が最適かを十分に吟味して総合的な判断をしてください．

参考文献

1) January CT, et al : 2014 AHA/ACC/HRS guideline for the management of patients with atrial fibrillation : executive summary : a report of the American College of Cardiology/American Heart Association Task Force on practice guidelines and the Heart Rhythm Society. Circulation. 2014 Dec 2 ; 130(23) : 2071-104.
2) 吉賀康裕:不整脈 Question 5(診療のヒント 100 [循環器最新情報]).
http://www.jhf.or.jp/publish/pro/hint/c3/hint005.html
3) Pisters R, et al : A novel user-friendly score (HAS-BLED) to assess 1-year risk of major bleeding in patients with atrial fibrillation : the Euro Heart Survey. Chest. 2010 Nov ; 138(5) : 1093-100.
4) 日本循環器学会，他:心房細動治療(薬物)ガイドライン(2013 年改訂版).
5) Lip GY, Lane DA : Stroke prevention in atrial fibrillation : a systematic review. JAMA. 2015 May 19 ; 313(19) : 1950-62.
6) Fried LP, et al : Frailty in older adults : evidence for a phenotype. J Gerontol A Biol Sci Med Sci. 2001 Mar ; 56(3) : M146-56.
7) Banerjee A, et al : Prior history of falls and risk of outcomes in atrial fibrillation : the Loire Valley Atrial Fibrillation Project. Am J Med. 2014 Oct ; 127(10) : 972-8.
8) Perera V, et al : The impact of frailty on the utilization of antithrombotic therapy in older patients with atrial fibrillation. Age Ageing. 2009 Mar ; 38(2) : 156-62.

第 18 章
尿路結石
urolithiasis

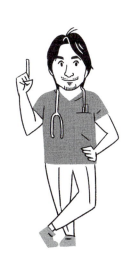

診療の原則 91 尿路結石①

尿検査ではなく エコーをやろう！

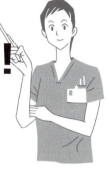

 Case
37歳, 男性. 忘年会から帰宅後, 自宅のソファーで寝ていたところ右脇腹の痛みを自覚し, 耐えられないために救急外来を受診した. vital signsは, 意識清明, 血圧138/78mmHg, 脈拍92回/分, 呼吸15回/分, SpO_2 99%（room air）, 体温36.6℃, 瞳孔 3/3mm, 対光反射両側共に正常. 独歩可能だが, 右側腹部の痛みがあり,「何とかしてくれ」と訴えている.

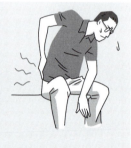

- この病歴から尿路結石を疑うのは簡単ですね. 尿路結石は救急外来で非常に頻度の高い疾患です. 忙しい救急外来がやっと落ち着き「仮眠を取ろうかな」と思った時間にやって来ます（午前4時32分に最も多いという報告もあります[1]）. そうしたときにでも正しく対応できるよう, アプローチを頭にたたき込んでおきましょう.

- 尿路結石のうち95%は上部尿路結石であり, 救急外来で問題となるのは尿管結石です.「尿管結石かな？」と想起するのは簡単ですが, それを確定するのは意外と難しいですよね.「CTを撮れば分かるのでは？」と思う人もいるかもしれませんが, CTが撮影できない施設ではどうしますか？ 手間をかけて, 撮影できる施設へ送りますか？

☑ STONE score

- 尿管結石の可能性を高めるのに有用なスコアとしてSTONE score（**表18-1**）[2)3)]が

表 18-1　STONE score — 目の前の患者さんは尿管結石か

		0 点	1 点	2 点	3 点
S	Sex（性別）	女性	—	男性	—
T	Timing（疼痛出現からの時間）	24 時間以上	6〜24 時間	—	6 時間未満
O	Origin（人種）	黒人	—	—	その他
N	Nausea（嘔気）	なし	嘔気のみ	嘔吐あり	—
E	Erythrocyte（尿中赤血球）	なし	—	—	あり

リスク（点数）	尿管結石の確率
low risk（0〜5 点）	9.2〜13.5%
moderate risk（6〜9 点）	32.2〜51.3%
high risk（10〜13 点）	72.7〜88.6%

（Moore CL, et al : Derivation and validation of a clinical prediction rule for uncomplicated ureteral stone — the STONE score : retrospective and prospective observational cohort studies. BMJ. 2014 Mar 26 ; 348 : g2191. /Wang RC, et al : External Validation of the STONE Score, a Clinical Prediction Rule for Ureteral Stone : An Observational Multi-institutional Study. Ann Emerg Med. 2016 Apr ; 67(4) : 423-432. e2. ）

あります．high risk（10〜13 点）では約 80% 程度の確率で尿管結石であると考えられ，絶対的なものではありませんが，覚えておくと参考になります．嘔気や嘔吐を伴う場合には消化管疾患を考えがちですが，それらは尿路結石でも認めるということを知っておきましょう．

☑ 尿検査

- 尿管結石は，除外したい状況よりも確定したい状況のほうが多いですよね．尿管結石であれば，NSAIDs 坐剤に代表される鎮痛薬を処方すれば，たいていは帰宅可能な状態へ症状が改善します．確定診断するためには，当然，感度が高い検査ではなく特異度が高い検査が必要です．尿管結石の診断に対する尿潜血の感度・特異度は，報告によってばらつきはあるものの，感度 80%，特異度 60% 程度です．確定診断には使用しづらいことが分かるでしょう．尿潜血は STONE score にも含まれる項目で，陽性の場合には「尿管結石らしさ」は上昇しますが，それのみでは判断できないのです．「陽性だから尿管結石」「陰性だから否定的」とは判断できないことを，あらためて理解しておきましょう．

- 尿検査を行わないわけではありません．次項で説明する腎盂腎炎の合併例では尿のグラム染色や尿培養は必須の検査であり，感染徴候を伴う場合には尿検査は必要です．

☑ CT

- CTは尿路結石のゴールドスタンダードな検査ですが，何でもかんでもCTをオーダーしてはいけません．多くの病院では夜間でもCT撮影が可能かもしれませんが，僻地の医療機関や夜間休日診療所では難しい場合もあります．また，CTは無害でなく，被曝の問題も考える必要があります．30歳代の女性でもCTを躊躇なく撮影しますか？　診断には非常に有用な検査ですが，ルーチンに行う検査ではないと心得てください．

- CTのメリットは，尿管結石の位置や大きさがある程度正確に把握できること，尿管結石以外の疾患を検索できることです．尿管結石と誤診される代表例は胆嚢炎であり，見逃したくない鑑別すべき疾患は腹部大動脈瘤や虫垂炎，腎梗塞，精巣捻転，卵巣捻転，憩室炎，異所性妊娠などです．CTを撮影すれば尿管結石らしいか否か，除外すべき疾患が認められるか否かが判断可能であるため有用なのです．CTを撮影した場合には，鑑別疾患も頭に入れて読影しましょう．

☑ エコー

- 尿管結石を疑ったら，まず行うべき検査はエコーです[4]．CTのように正確な位置や大きさを把握することは困難ですが，疼痛部位と一致する側の水腎症を認めれば，高い確率で尿管結石が原因だといえます．また，必ず除外するべき腹部大動脈瘤はエコーで確認可能です．エコー上，疼痛側の水腎症を認め，腹腔内の異常所見（大動脈瘤，腹水，胆嚢腫大など）が認められなければ，尿管結石の可能性が非常に高くなります．STONE scoreのlow risk, moderate riskの患者さんにおいて，エコーで水腎症が確認できた場合には，有意に尿管結石の可能性が高くなることが示されています[5]．

- エコーで得られる情報量はCTに比べて少ないかもしれませんが，ベッドサイドで検討可能かつ非侵襲的な検査を行わない理由がありません．「**尿管結石を疑ったらまずは腹部エコー**」を合言葉にしてください．

参考文献

1) Manfredini R, et al : Circadian pattern in occurrence of renal colic in an emergency department : analysis of patients' notes. BMJ. 2002 Mar 30 ; 324(7340) : 767.
2) Moore CL, et al : Derivation and validation of a clinical prediction rule for uncomplicated ureteral stone —

the STONE score : retrospective and prospective observational cohort studies. BMJ. 2014 Mar 26 ; 348 : g2191.
3) Wang RC, et al : External Validation of the STONE Score, a Clinical Prediction Rule for Ureteral Stone : An Observational Multi-institutional Study. Ann Emerg Med. 2016 Apr ; 67(4) : 423-432. e2.
4) Smith-Bindman R, et al : Ultrasonography versus computed tomography for suspected nephrolithiasis. N Engl J Med. 2014 Sep 18 ; 371(12) : 1100-10.
5) Daniels B, et al : STONE PLUS : Evaluation of Emergency Department Patients With Suspected Renal Colic, Using a Clinical Prediction Tool Combined With Point-of-Care Limited Ultrasonography. Ann Emerg Med. 2016 Apr ; 67(4) : 439-48.

診療の原則 92 ▶ 尿路結石②

急性閉塞性腎盂腎炎を見逃すな！

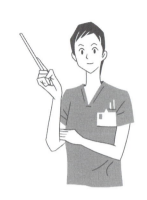

- 尿路結石の痛みは強く，患者さんが楽な姿勢を探そうとストレッチャーの上で「ああでもない，こうでもない」と姿勢を変えることが特徴的です．これは消化管穿孔とは対照的ですね．痛みはつらいですが，それのみで命に関わることはまずありません．しかし，そこに感染症が重なると大変です．つまり，急性閉塞性腎盂腎炎の状態となると，閉塞を解除しない限り一気に敗血症性ショックへ陥ります（☞p.82：尿路感染症③）．

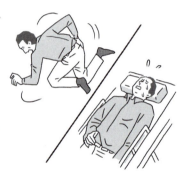

- **尿路結石患者に感染徴候が認められたら要注意**と覚えておいてください．感染徴候を見逃さないためには vital signs に注目するのがいいでしょう．SIRS criteria や qSOFA（☞p.37：敗血症①）が陽性の場合には，積極的に腎盂腎炎の合併を考慮して対応します．

- 以上を意識して，実際に「尿路結石疑いの患者」に対するアプローチを考えてみましょう．

☑ 尿路結石を疑った際の具体的アプローチ

1. 診断

- 「尿路結石かな？」と思ったら，まずは vital signs を確認します．痛みのため頻脈

をきたすことがあるかもしれませんが，さらに呼吸数の増加や発熱を認める場合，意識障害を認める場合には要注意です．そして，次に行うべきはエコーです（vital signsが不安定な人はCT撮影のために移動できませんね）．疼痛側に一致した水腎症を認め，大動脈瘤，腹水，胆嚢腫大を認めなければ原因は尿管結石らしくなります．

- SIRS criteriaやqSOFAを満たす場合には，尿路結石単独ではなく，腎盂腎炎の合併や胆管炎など，その他の原因による敗血症を積極的に考えて対応しましょう．閉塞性腎盂腎炎の具体的な対応方法は，p.82（尿路感染症③）を参照してください．

2. 治療

- 感染徴候がなく，尿管結石と診断した場合には，早期に疼痛コントロールを行いましょう．第一選択はNSAIDs坐剤です．第二選択にはアセトアミノフェンやモルヒネが挙げられますが，使い勝手や疼痛緩和の時間を考えるとアセトアミノフェンの点滴がお勧めです．

3. 帰宅後のマネジメント

- 疼痛が軽快・消失すれば帰宅可能となり，多くの尿管結石患者は入院を要することはありません．しかし，症状が再燃する可能性は十分にあるため，帰宅後の具体的な対応を説明して理解してもらう必要があります．痛みのみであれば坐剤などの鎮痛薬で経過を見てもいいと考えますが，以下の場合には注意が必要です．

①感染徴候を認める場合

- 痛みが再燃し，発熱や悪寒戦慄を伴うなど感染徴候を認める場合には，閉塞性腎盂腎炎の可能性があるため，早期に受診するように伝えましょう．

②自然排石が望めない場合

- 診断の際にCTを施行している場合には，結石の位置や大きさが把握可能です．自然排石が望めないからといって必ずしも治療を行うわけではありませんが，結石の位置が下位よりも上位のほうが，また大きいほど今後再燃のリスクが高いため，それらの条件を満たす場合には痛みが再度出現するのを待つのではなく，泌尿器科受診を促すべきでしょう．また，繰り返し痛みを訴えている場合にも，専門的加療を考慮したほうがいいでしょう．患者さんには泌尿器科への紹介状に加え，撮影した画像や検査結果を渡し，専門医にフォローしてもらいましょう．

4. 再発予防

- サイアザイド系利尿薬やアロプリノールは，結石の種類によっては予防効果がありますが，救急外来で導入する必要はないでしょう．最も簡便で有効な再発予防は，十分な水分摂取を行って尿量を確保することです．1日当たりの尿量が2.5L以上になるように水分補給を行うと，再発リスクは低下します[1]．しかし，伝え方には注意が必要です．患者さんに「水分をたくさん摂ってください」とだけ伝えると，「水分なら何でもいい」と考えて，アルコールや糖質が多く含まれる飲料水を必要以上に飲んでしまう場合があります．飲酒は逆効果であること，ソフトドリンクは種類によっては高血糖の危険性があることなど注意する必要があります．筆者は以下のポイントを説明しています．
    - 基礎疾患なし：脱水に気をつけること．過度の飲酒は避けること．飲酒した場合にはそれと同量の水を飲むこと．
    - 糖尿病患者：血糖管理を適切に行って体重増加を防ぐこと．
    - 高齢者：夏場など熱中症に陥りやすい時期には体重測定を毎日行い，体重を管理すること．

- 副甲状腺機能亢進症や遠位尿細管性アシドーシス，高カルシウム血症が尿路結石の原因となることもあります．救急外来でこれらの疾患を積極的に疑って精査することは少ないと思いますが，尿路結石を繰り返している場合や，これらの疾患に合致する症状や検査結果を認める場合には，一度は気にかけるといいでしょう．

☑ 侮れない尿路結石

- 自然排石が期待された尿管結石の位置が，なかなか変わらなかったときには何を考えますか？ そこには排石されない理由があるはずです．頻度は高くはありませんが，尿管癌の可能性を一度は考えましょう．石があるものの全身状態が良好な場合には，位置や大きさのみを気にしがちですが，常になぜ詰まっているのか，なぜ流れないのかを意識してフォローしていくことが重要です．

参考文献

1) Finkielstein VA, Goldfarb DS : Strategies for preventing calcium oxalate stones. CMAJ. 2006 May 9 ; 174 (10) : 1407-9.

第 19 章
アナフィラキシー
anaphylaxis

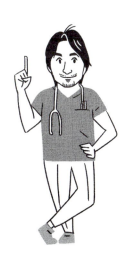

診療の原則 93 アナフィラキシー①

消化器症状に要注意

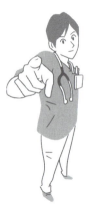

Case
34歳，女性．旅行先で海鮮丼を食べた後から嘔気，腹痛を認め，徐々に息苦しくなり救急要請．当院到着時，意識清明，血圧108/64mmHg，脈拍100回/分，呼吸24回/分，SpO_2 95％（room air），体温36.0℃，瞳孔3/3mm，対光反射両側共に正常．何を考え，どのように対応するべきでしょうか？

☑ 皮疹だけでなく消化器症状に要注意！

- 嘔気や腹痛という主訴を聞くと，誰もが胃腸炎を考えると思います．しかし，Caseは胃腸炎には合致しません．どこが合わないか分かるでしょうか？ 呼吸困難の訴えを認めることが，まずは胃腸炎では説明が付きませんね．また，胃腸炎は食後からすぐに症状が出ることは通常ありません．もしも食べた直後から嘔気・嘔吐を認めるのならば，それは胃腸炎ではなく中毒でしょう．Caseでは，食事摂取後に症状が出現していること，消化器症状に加えて呼吸器症状も伴っていることから，アナフィラキシーが容易に想定できると思います．しかし，呼吸器症状を認めなかった場合には鑑別にアナフィラキシーを挙げることができるでしょうか？ 疑って皮膚所見をきちんと確認できますか？

- アナフィラキシーの典型的な症状（**表19-1**）[1]は，蕁麻疹に代表される皮膚症状や，喉頭浮腫，喘鳴などの呼吸困難の訴えですが，これらは必ずしも認めるわけではありません．また，それ以外にも注意すべき症状があることを頭に入れておきましょう．忘れがちな症状として嘔気・嘔吐，腹痛，下痢などの消化器症状が挙げられます．

表 19-1 アナフィラキシーの症状と出現頻度

	症状	頻度
①皮膚症状	蕁麻疹，血管浮腫，紅潮，瘙痒感，麻疹様発疹	80–90%
②呼吸器症状	呼吸困難，喘鳴，鼻漏，くしゃみ，嗄声，胸部絞扼感，チアノーゼ	70%
③心血管症状	胸痛，頻脈，徐脈，低血圧，不整脈，心停止	45%
④消化器症状	嘔気・嘔吐，腹痛，下痢	45%
⑤中枢神経症状	意識障害，めまい，頭痛	15%

(Zilberstein J, et al : Anaphylaxis. J Emerg Med. 2014 Aug ; 47(2) : 182-7. より引用改変)

表 19-2 アナフィラキシーの診断基準
以下の 3 つの基準のうち 1 つを満たした場合に可能性が高い．

①皮膚症状，粘膜症状，または両方の症状が急に出現し，少なくとも下記の 1 つ以上の症状が続く a．呼吸障害（呼吸困難，喘息，ピークフロー低下，低酸素） b．血圧低下または虚脱，失神，失禁などを伴う
②アレルゲンと思われる物質に曝露後，急激に以下の 2 つ以上の症状を伴う a．皮膚・粘膜症状 b．呼吸障害 c．血圧低下または虚脱，失神，失禁など d．持続する消化器症状（腹痛，嘔吐）
③確定しているアレルゲン物質に曝露後，数分から 2～3 時間後に血圧低下 a．乳児および小児：収縮期血圧の低値または 30% 以上の低下 b．成人：収縮期血圧 90mmHg 以下または日常値の 30% 以上の低下

(Sampson HA, et al : Second symposium on the definition and management of anaphylaxis : summary report — Second National Institute of Allergy and Infectious Disease/Food Allergy and Anaphylaxis Network symposium. J Allergy Clin Immunol. 2006 Feb ; 117(2) : 391-7.)

● 消化器症状を主訴に来院した場合，鑑別にアナフィラキシーが挙がっていれば皮膚症状を確認しますが，挙がっていなければどうでしょうか．呼吸器症状は「息苦しい」「呼吸がしづらい」などの訴えがあることがほとんどなので見逃すことは少ないと思いますが，皮膚症状は消化器症状が強い場合には訴えが乏しいことがあります．夏の時期など患者さんが薄着の場合には皮膚所見を確認しやすくても，冬場で服を何枚も重ねて着ている場合には，それを脱いでもらい皮膚所見を確認することを怠ってはいないでしょうか？　皮膚所見を確認することなく安易に胃腸炎と判断してはいけません．病歴から「アナフィラキシーかも？」と疑ったら，仰臥位にして ABC（Airway, Breathing, Circulation）の確認をするとともに，四肢だけでなく体幹部も含めて皮疹を探しましょう．

☑ アナフィラキシーの診断基準

- アナフィラキシーの診断基準を知っていますか？ **表 19-2**[2] を一度は確認しておきましょう．**表 19-1**[1] のアナフィラキシーの症状①〜⑤のうち2つ以上を満たす場合には，鑑別に挙げて対応すると覚えておけばいいでしょう．

- 抗原に曝露している場合，皮疹を認めなくても呼吸困難や失神，消化器症状を認めれば，アナフィラキシーの可能性があることを頭に入れておきましょう．

参考文献

1) Zilberstein J, et al : Anaphylaxis. J Emerg Med. 2014 Aug ; 47(2) : 182-7.
2) Sampson HA, et al : Second symposium on the definition and management of anaphylaxis : summary report — Second National Institute of Allergy and Infectious Disease/Food Allergy and Anaphylaxis Network symposium. J Allergy Clin Immunol. 2006 Feb ; 117(2) : 391-7.

診療の原則 94　アナフィラキシー②

アドレナリンを躊躇するな！

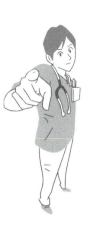

- 前項で示した Case（☞ p.286）に対して，まず行うことは何でしょうか？　呼吸器症状に加えて消化器症状を認め，vital signs の異常も認められます．瞬時にアナフィラキシーの可能性を考えて対応する必要がありますね．

- 救急では ABC の安定化が絶対です．患者さんを仰臥位にして，細胞外液の投与を行うとともに，最も重要であるアドレナリンの投与を行います．アナフィラキシーが悪化すればショック状態へ移行します．アナフィラキシーショックは distributive shock（血液分布異常性ショック）であるため，当然細胞外液が必要になります．

- アナフィラキシーに対してアドレナリンを使うことは誰もが知っていることと思います．しかし，実際に目の前の患者さんにアドレナリンを投与するべきか悩んだ経験も，誰もが持っているのではないでしょうか．どのような状態の患者さんに投与するべきなのか，どこに，どれだけのアドレナリンを投与するべきなのかを正確に理解しましょう．

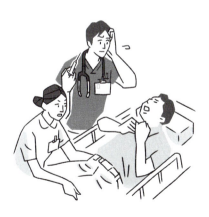

☑ アドレナリンの適応

- アドレナリンの適応は，**表 19-3**[1] の通りです．アナフィラキシーショックに陥っていなくても投与する必要があることに注意してください．アドレナリンは心停

第 19 章　アナフィラキシー②　289

表 19-3　Dr. 林のアナフィラキシーの ABCD
—アドレナリン投与のタイミングを逃すな！

全身性蕁麻疹 or 抗原曝露＋**ABCD** いずれかの所見を認めたらアドレナリンの投与！

A	Airway	喉頭浮腫
B	Breathing	喘鳴，呼吸困難
C	Circulation	ショック
D	Diarrhea	嘔気，下痢，腹痛等の消化器症状

（林寛之：ステップビヨンドレジデント 3　外傷・外科診療のツボ編，羊土社，p.144-149，2006．）

止患者に使うイメージが強く，恐ろしい薬という印象があるかもしれませんが，アナフィラキシー患者においてもあたりまえのように用いる薬であり，正しく使用すれば怖くありません．抗ヒスタミン薬やステロイドも治療に使うことがありますが，根本的な治療薬はアドレナリンだけです．これは絶対です．

☑ アドレナリンの投与部位

● アドレナリンは**大腿外側広筋（または殿部）に筋注**します．大腿外側広筋（または殿部）に投与するのは，大きな筋肉でなければ効果発現に時間がかかってしまうためです．肩のほうが露出しやすいかもしれませんが，それでは不十分です．

● 皮下注ではなく筋注です．アドレナリンが最高血中濃度に達するまでの時間は，筋注であれば 8 分前後なのに対して，皮下注では 30 分以上かかってしまいます．これでは救命できません．筋注したつもりで皮下注になってしまうこともあります．体格の大きな患者さんでは，通常用いる 1mL のシリンジの針を長いものへ付け替えて筋注することもあることを知っておきましょう．

● 静注も選択することがありますが，原則として初回から静注することはありません．明らかなアナフィラキシーショックからの心停止や著明な血圧低下では用いますが，基本的には筋注で対応し，状態の改善に乏しい場合には静注すると覚えておきましょう．静注の方法に決められたものはありませんが，10 倍希釈などして投与することが多いと思います．静注のリスクは心血管イベントです．筋注の場合には 1% 程度ですが，静注の場合には 10% 程度の発症リスクがあります[2]．静注は最終手段として用いましょう．

表 19-4　アドレナリンが効かないとき─何を考え，どのように対応するか

原因	対応
①進行が急激である	アドレナリン筋注を繰り返す グルカゴンを追加する アドレナリン静注を考慮する
②アドレナリンの作用を阻害する薬剤を内服している	アドレナリンに加えてグルカゴンを使用する
③体位が適切でない	アナフィラキシーを疑った段階で仰臥位へ

✓ アドレナリンの投与量

- アドレナリンを投与しても量が不適切では意味がありません．成人では 0.3〜0.5mg を筋注します．小児は 0.01mg/kg です．

✓ アドレナリンの効果が乏しかったら……

- アドレナリンを適切に使用（大腿外側広筋に適切なタイミングで 0.3mg を筋注）しても症状の改善が認められなかった場合には，何を考え，どのように対応するべきでしょうか？ **(表 19-4)**．

1. 何を考えるか

- アドレナリンが効かない理由としては，①アナフィラキシーの急激な進行がある，②アドレナリンの作用を阻害する薬剤を内服している，③体位が適切でない，が考えられます．

2. どのように対応するか

①アナフィラキシーの急激な進行がある

- まずはアドレナリンの筋注を繰り返します（5 分ごと）．それでも間に合わないような病状の進行がある場合にはアドレナリン静注です．静注しなければならない症例はまれですが，時々は経験します．救急外来でアドレナリンを静注する場合は，心停止，敗血症性ショックでノルアドレナリンでは不十分な状態，そしてアナフィラキシーショックぐらいです．静注するのには勇気がいるかもしれませんが，タイミングを逃すとあっという間に心停止に陥るため，目の前でどんどん血圧が低下していくような状態の患者さんでは躊躇してはいけません．

- 静注の具体的な投与量や投与方法に決まりはありませんが，すぐに準備でき，投与量の間違いが少ないことを意識した組成であることが望ましいと思うので，「アドレナリン 1mL（1mg）を生理食塩水で 10 倍に希釈して○ mL ずつ（○ mg）静注する」など，各施設で決めておくといいでしょう．

②アドレナリンの作用を阻害する薬剤を内服している
- β 遮断薬，α 遮断薬，ACE 阻害薬などを内服している患者さんでは，それらの薬剤がアドレナリンが作用する受容体をブロックしているため効果が乏しくなります．その場合にはアドレナリンとは機序が異なる薬剤を使うことがあります．それが後述するグルカゴンです．

③体位が適切でない
- アナフィラキシーショックは，敗血症性ショックと共に distributive shock の代表的な疾患です．当然，体位は仰臥位にしなければなりません．アナフィラキシーで呼吸困難の訴えを認める場合に座位で対応したくなる気持ちは分かりますが，病態からは仰臥位とするべきなのです．
- 座位や立位では大静脈や心室（ventricle）が empty となり，アドレナリンが体内を循環せずアドレナリンの効果が乏しくなります．これを empty ventricle syndrome と呼びます．

☑ グルカゴンの使用方法

- グルカゴンは，アドレナリンでは効果が認められない場合に使います．経静脈的に 1〜5mg（小児では 0.02〜0.03mg/kg，最大 1mg）投与します．その後は持続で投与するのが一般的です．

- グルカゴンは，アドレナリンとは異なる機序で作用します．β 遮断薬など本来アドレナリンが作用する部位を阻害するような薬を内服している患者では，グルカゴンを使うことを始めから意識しておく必要があります．しかし，グルカゴンはアナフィラキシーの first choice の薬にはなり得ません．それは，グルカゴンには末梢を開く作用があり，単独で使うとさらに血圧が低下してしまうからです．何が何でもアナフィラキシーにおける first choice はアドレナリンです．アドレナリンを繰り返し使っても効果が乏しい場合，そして内服薬の影響が考えられる場合に，グルカゴンを選択すると覚えておくといいでしょう．合言葉は「アドレナリン，アドレナリン，それでもダメならグルカゴン！」です[3]．

参考文献

1) 林寛之：ステップビヨンドレジデント3 外傷・外科診療のツボ編，羊土社，p.144-149, 2006.
2) Campbell RL, et al : Epinephrine in anaphylaxis : higher risk of cardiovascular complications and overdose after administration of intravenous bolus epinephrine compared with intramuscular epinephrine. J Allergy Clin Immunol Pract. 2015 Jan-Feb ; 3(1) : 76-80.
3) 坂本壮：救急外来 ただいま診断中！，中外医学社，2015, p.90-108.

診療の原則 95 アナフィラキシー③

再燃・再発を予防せよ！

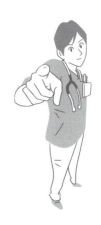

- アナフィラキシー症状が改善して vital signs が安定したら，それで治療終了でしょうか？ 意識しなければならないことは，二相性反応（biphasic reaction）と患者教育などの再発予防です．

☑ 二相性反応

- 二相性反応とは，抗原に曝露してから 1 〜 72 時間以内にアナフィラキシー症状が再燃することを指します．正確な頻度は不明ですが，アナフィラキシー症例よりもアナフィラキシーショック症例において多く認められ，最も起こりやすいのは初回の症状出現から 1 〜 8 時間以内と言われています．二相性反応が起こりやすい症例としては**表 19-5**[1]）の報告がありますが，絶対的なものではありません．これらの理由から，一般的にはアナフィラキシーの症例は 6 〜 8 時間の経過観察，アドレナリンを要した症例，アナフィラキシーショック症例では 24 時間程度の経過観察が望ましいと考えられます．

表 19-5 二相性反応の危険因子

①アナフィラキシーショック症例
②抗原曝露から症状発現までが短時間
③血圧低下あり
④喉頭浮腫あり
⑤二相性反応の既往あり
⑥アドレナリンの不適切使用

（Tole JW, Lieberman P : Biphasic anaphylaxis : review of incidence, clinical predictors, and observation recommendations. Immunol Allergy Clin North Am. 2007 May ; 27(2) : 309-26, viii.）

- 二相性反応がある一定の割合で認められることから，アナフィラキシー症例のマネジメントには悩まされます．「二相性反応が認められる可能性があるから入院」と考えて対応するのは簡単です．ベッドが空いていて，本人と家族が入院に合意

している状態では悩むことはありませんが，ベッドが満床で転院マネジメントが必要，本人も「仕事があるから」と入院を拒否するなど，現実は一筋縄ではいきません．筆者はアドレナリンを用いた症例では原則入院管理としていますが，それ以外に**表 19-6**[2] の項目を総合的に評価

表 19-6　帰宅 or 入院の判断における評価項目

帰宅可能条件
①二相性反応が起こる可能性が低い
②症状，vital signs が改善している
③原因が判明している
④経過を観察できる人が存在する
⑤医師，患者・家族が帰宅に対して不安がない

（坂本壮：救急外来 ただいま診断中！，中外医学社，2015，p.90-108.）

して判断しています．特に「④経過を観察できる人が存在する」は重要です．高齢者の一人暮らし症例は要注意でしょう．入院が困難な状態であっても，数時間は救急外来のベッドで経過を見るなど対策を取ることをお勧めします．

- 仕事や家庭の事情でどうしても入院できない場合には，二相性反応が最大 5 人に 1 人程度認められること，3 日間は可能性があることを説明し，本人と家族に理解してもらっています．

☑ 再発予防

- アナフィラキシーを繰り返させてはいけません．造影剤による anaphylactoid reaction であれば，それ以降は同様の造影剤の使用を避けることで日常生活への影響はないかもしれませんが，食品や蜂などが原因の場合には再発を防止する必要があります．また，原因が同定できない場合には，原因検索を待機的に行う必要があります．

- 多くの病院が電子カルテを導入していると思いますが，まだまだ紙カルテの病院もあると思います．以前にアナフィラキシーや薬剤投与に伴うアレルギー症状を示したことのある患者さんは，誰が見ても瞬時に判断できるような工夫をしておく必要があります（電子カルテでは患者プロファイルや掲示板に記載，紙カルテでは表紙に目立つように記載など）．また，造影剤，輸血，抗菌薬，解熱鎮痛薬などを実際に投与・処方する際には，アナフィラキシーの可能性を常に考えて患者さんに問診し，かつ投与・内服後の経過を確認することを怠らないようにしましょう．

- 帰宅可能と判断したアナフィラキシー患者に指導するべきこととして，SAFE approach（**表 19-7**）[3] を徹底しましょう．抗原曝露が困難な場合や原因が同定できていない場合には，エピペン®の処方が必要でしょう．手間を惜しまず指導しま

表 19-7 SAFE approach

S	Seek support	患者さんに付き添う家族，友人がいる
A	Allergen identification and avoidance	できる限り原因を同定し回避する
F	Follow-up for specialty care	かかりつけ医やアレルギー専門の医師に follow してもらう
E	Epinephrine for emergencies	エピペン® を処方し指導する

(Lieberman P, et al : SAFE : a multidisciplinary approach to anaphylaxis education in the emergency department. Ann Allergy Asthma Immunol. 2007 Jun ; 98(6) : 519-23.)

しょう．誰もが処方できるわけではありませんが，オンラインで20分程度の講習を受ければ処方できるようになります[4]．必要なときに処方できるようになる登録講習を受講しましょう．

参考文献

1) Tole JW, Lieberman P : Biphasic anaphylaxis : review of incidence, clinical predictors, and observation recommendations. Immunol Allergy Clin North Am. 2007 May ; 27(2) : 309-26, viii.
2) 坂本壮：救急外来 ただいま診断中！，中外医学社，2015，p.90-108.
3) Lieberman P, et al : SAFE : a multidisciplinary approach to anaphylaxis education in the emergency department. Ann Allergy Asthma Immunol. 2007 Jun ; 98(6) : 519-23.
4) https://pfizerpro.jp/cs/sv/epipen/howto/index.html

診療の原則 96　アナフィラキシー④

曝露後すぐに起こるとは限らない！

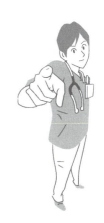

- アナフィラキシーの症状や初期対応，その後のフォローに関しては理解できたと思います．最後に，アナフィラキシーではなさそうな病歴だけれどもアナフィラキシーである症例，アナフィラキシーのようではあるけれどもアナフィラキシーではない症例があることを理解しておきましょう．

☑ FDEIA（food-dependent exercise-induced anaphylaxis, 食物依存性運動誘発アナフィラキシー）

- アナフィラキシーは，肥満細胞や好塩基球から放出されたヒスタミンやロイコトリエンなどのケミカルメディエーターによる急激な全身反応（即時型のⅠ型アレルギー反応）であり，通常は食事などの抗原に曝露した直後に症状が出現します．食事中または食後にアナフィラキシー様症状を認めれば鑑別に挙げることは簡単ですが，ある程度時間がたってからもアナフィラキシーは起こりうることを知っておきましょう．

- FDEIAは，特定の食物摂取後の運動負荷などにより誘発され，食後2時間以内，運動負荷後1時間程度で発症することが多いと言われています．子どもが給食後に運動を行い，「息が苦しい」「お腹が痛い」という訴えを認めた場合には，鑑別に挙げる必要があります．アナフィラキシー様症状（☞ p.287：アナフィラキシー①；表19-1）を認める場合には，食事と運動の時間関係を問診して正確に把握しましょう．

☑ ヒスタミン中毒

- アナフィラキシーや蕁麻疹の患者さんで，「前に食べたときは大丈夫でしたが……」

と言われたことはありませんか？ 特に高齢者でそれまで繰り返し食べたことのある食べ物（特に魚）を摂取後に症状を認めた場合には，アナフィラキシー以外に考えるべき病態があります．それがヒスタミン中毒です．

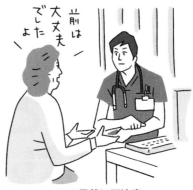

この言葉に要注意

- ヒスタミン中毒は，鮮度が下がった食べ物では，旨味成分であるヒスチジンがヒスタミンへ変化することで引き起こされます．これはヒスタミンによる反応であり，アレルギー反応ではありません．つまり，同じ食べ物を再度摂取しても，ヒスタミンが蓄積していない限り同様の症状は出現しません．食べた物が**表 19-8** に該当するものであればヒスタミン中毒を鑑別に入れ，食べた物の鮮度も確認しましょう．「購入してから時間がたっていた」「常温で保存していた」などの病歴には要注意です．何より，「それまで食べて問題なかった」という患者さんの訴えに耳を傾けましょう．これらの訴えでは，何らかのアレルゲン物質が含まれていたと考えがちですが，それよりもヒスタミン中毒の可能性のほうが高いでしょう．

表 19-8　ヒスタミン中毒を起こす可能性のある食品

サバ科	サバ，マグロ，サンマ，カツオ etc.
サバ科以外	シイラ，イワシ，ニシン，カタクチイワシ，マカジキ，アミキリ，サーモン，ブリ，オキスズキ，ハマチ etc.
魚類以外	鶏肉，ハム，チェダーチーズ，ドライミルク etc.

*

- FDEIA とヒスタミン中毒は，どちらも初療は同様です．ヒスタミン中毒のように思えても実はアナフィラキシーだったということもあります．アドレナリンのタイミングを逃さないためにも，FDEIA ではもちろん，ヒスタミン中毒の可能性があっても，アドレナリンが必要と判断したら適切に投与してください（☞ p.289：アナフィラキシー②）．治療と同時に原因検索を行って鑑別することを忘れないことが重要です．ヒスタミン中毒であれば鮮度に気を付ければいいだけで，好物を避ける必要はありません．

第 20 章

帯状疱疹

herpes zoster

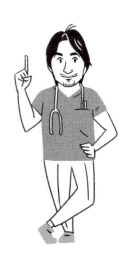

診療の原則 97　帯状疱疹①

帯状疱疹 症状多彩！

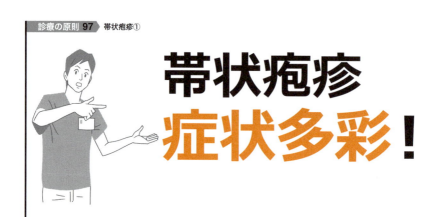

Case　74歳，男性．高血圧でかかりつけとなっている患者さん．来院当日の起床時から，左側頭部から後頭部にかけての痛みを認めた．徐々に痛みが強くなってきたため，娘と共に内科外来を受診した．意識清明，その他 vital signs も普段の外来時と変わりはない．頭痛の既往はなく，皮疹や側頭動脈の圧痛は認めない．本人と娘は，最近テレビで特集されていた片頭痛ではないかと心配している．

☑ 症状多彩！　疑わなければ診断できない

- 高齢者が頭痛を訴えて外来受診することは多いですよね．頭痛は救急外来でも出合う頻度の高い症候の一つです．この患者さんの頭痛の原因は何でしょうか？ 片頭痛を心配していますが，片頭痛は若年女性に好発し，高齢男性の初発の頭痛で片頭痛ということはまずありません．

- この患者さんは帯状疱疹でした．皆さん，鑑別に挙がっていましたか？　帯状疱疹の患者さんは，**図 20-1** のような体幹部の皮疹や疼痛を主訴に来院することが多いですが，それ以外の主訴で来院することも少なくありません．帯状疱疹は出合う頻度の高い疾患であるため，診断への複数の入り口を持っておくことが重要です．

- 帯状疱疹は，小児期に水痘に罹患した誰もが発症する可能性があります．高齢者ほど発症率が高く，80歳以上の3人に1人は発症すると言われるほど高頻度で，発症数は増加しています[1]．女性にやや多く，発症部位は体幹，腹部，骨盤部が多いと報告されています．しかし，頭部や四肢にもそれぞれ20〜25%程度認めら

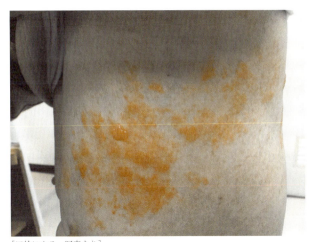

[口絵にカラー写真あり]
図 20-1 典型的な所見

表 20-1 帯状疱疹の疼痛の特徴

paresthesia	触ると異常知覚
dysesthesia	自発的異常知覚
allodynia	異痛性 疼痛刺激でなくても痛みを感じる
hyperesthesia	知覚過敏 疼痛刺激に対し痛みが誇張,持続する
pruritus	痒み

(Cohen JI : Clinical practice : Herpes zoster. N Engl J Med. 2013 Jul 18 ; 369(3) : 255-63.)

れ,身体のどこにでも起こり得ることを忘れてはいけません[2].疼痛を訴える患者さんでは,一度は帯状疱疹の可能性を考える癖を付けておくといいでしょう.

- 帯状疱疹の疼痛の特徴は**表 20-1**[3] の通りです.患者さんは「ピリピリします」「何となく突っ張る感じがあります」などと訴えることが多いです.**図 20-1** のような明らかな所見を認めれば,誰もが帯状疱疹を疑うことができますが,発症後数日は皮疹が目立たないため,患者さんの痛みの性状から疑う必要があります.Case の患者さんは,2 日後に外来で頭部を確認すると,**図 20-2** のような皮疹が認められました.頭皮を直接観察できる場合には,患者さん自身も気付きやすく見逃しは少ないと思いますが,髪の毛で頭皮が隠れている場合には,疑って髪をかき分け頭皮を直接確認しなければ容易に見落とします.必ず自分の目で確認しましょう.

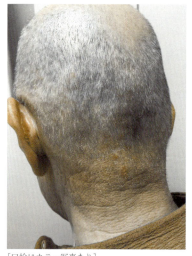
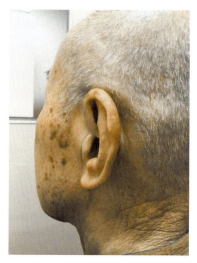

[口絵にカラー写真あり]
図 20-2　皮疹は遅れて現れる─疑って診ること

表 20-2　痛み以外の初発症状─帯状疱疹を疑えるか

部位	症状
三叉神経第 2, 3 枝〜第 3 頸髄神経領域	同側の顔面神経麻痺, 味覚障害, 内耳障害（Ramsay-Hunt 症候群）
腹部	便秘
仙骨神経領域	尿閉, 便秘
脊髄前角	運動障害（上肢に多い） 肩が挙がらない etc.

☑ 痛みを訴えない患者さんはどうする？

- 原因が特定できない疼痛患者，特に高齢者において一度は帯状疱疹を考えることは，意識しておけばできると思います．問題は，痛み以外の訴えで来院する帯状疱疹の患者さんです．痛み以外の初発症状として最低限，**表 20-2** の内容は押さえておきましょう．顔面神経麻痺は有名ですね．その他，便秘や尿閉，肩が挙がらないなどの運動障害を訴えて来院することもあります．**図 20-3** は，右手がだるく挙がらないことを主訴に来院した患者さんの数日後の所見です．これは疑わなければ診断できません．

- 帯状疱疹は通常，痛みなどの初発症状に遅れて皮疹を認めるのが典型的です．しかし，発疹が出現しない帯状疱疹が存在することも知っておきましょう．これは，

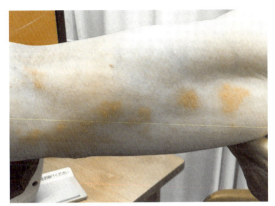

[口絵にカラー写真あり]
図20-3 運動障害を主訴に来院した症例

zoster sine herpete と呼ばれます（sine はラテン語で without の意味です）．こうなったらもう何でもありですよね．皮疹だけで痛みを訴えない患者さんもいますが，この場合は典型的な皮疹，皮疹の部位を確認すれば診断に困ることはないでしょう．

● 帯状疱疹は高齢者では頻度が高く，他の原因が分からない疼痛患者や**表20-2**を主訴に来院した患者さんを診たときに，「もしかして帯状疱疹？」と考え，自身の目で所見を確認することが重要です．

参考文献
1) 神谷 齋，他：帯状疱疹とその予防に関する考察．感染症誌．2010；84：694-701.
2) Kawai K, et al：Increasing Incidence of Herpes Zoster Over a 60-year Period From a Population-based Study. Clin Infect Dis. 2016 Jul 15；63(2)：221-6.
3) Cohen JI：Clinical practice：Herpes zoster. N Engl J Med. 2013 Jul 18；369(3)：255-63.

診療の原則 98　帯状疱疹②

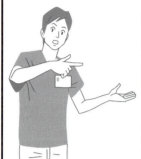

誰もが腎障害を起こしうる！

☑ 抗ヘルペスウイルス薬の使い方

- 前項のCase（☞ p.300）の患者さんに対して，治療はどうすればいいでしょうか？ 帯状疱疹の治療は，抗ヘルペスウイルス薬で行います．本邦ではアシクロビル（ゾビラックス®），バラシクロビル（バルトレックス®），ファムシクロビル（ファムビル®）の3剤が内服薬として処方可能です．正しく処方することができますか？

- バラシクロビルは，肝初回通過効果※により速やかにアシクロビルに変換されるプロドラッグ（アシクロビルのL-バリンエステル）です．bioavailability（生物学的利用率）が50～60％とアシクロビルと比較して高く（アシクロビルの3～5倍），有効性はアシクロビルと同等かそれ以上です．内服回数もアシクロビルが1日に5回なのに対して，バラシクロビルは3回と少なくて済みます（腎機能正常時）．そのため，現在は帯状疱疹に対して多くの医師がアシクロビルではなくバラシクロビル（もしくはファムシクロビル）を処方しているのが現状です．

- 抗ヘルペスウイルス薬の有名な副作用を知っていますか？　バルトレックス®の添付文書[1]には以下のようなコメントが記載されています（以下，赤字は著者による）．

  「本剤の活性代謝物であるアシクロビルの曝露量が増加した場合には，**精神神経症状**や**腎機能障害**が発現する危険性が高い．腎障害のある患者又は腎機能が低下している患者，高齢者においては，本剤の投与間隔及び投与量を調整し，患者の状態を観察しながら慎重に投与すること．」

※肝初回通過効果：薬物が体循環に入る前に，代謝を受けること．

- これを見て,「採血して腎機能量に応じて処方すればいいんでしょ?」と思っていませんか? 採血をして eGFR(推算糸球体濾過量)を見て……,それではいけません.そもそも,なぜ,アシクロビルの曝露量が増加した場合に,腎機能障害が発現する危険性が高いか分かりますか? それは,脱水や過剰投与時には,腎臓内でのアシクロビル,バラシクロビルの血中濃度が過度に上昇し,溶解度が低下することで,尿細管から集合管内で結晶化が生じ,その結果,閉塞性の急性腎障害を起こすからです[2].ポイントは血中濃度が上昇すること,つまり過剰投与を避けたとしても,脱水状態であれば濃度が上がり腎機能障害が出現しうるということです.

- バルトレックス® の添付文書[1]には,「高齢者への投与」として以下のようにも記載されています.
  「本剤は,活性代謝物のアシクロビルに変換された後,主として腎臓から排泄されるが,高齢者では腎機能が低下していることが多いため高いアシクロビルの血中濃度が持続するおそれがあるので,**投与間隔を調節し,患者の状態を観察しながら,慎重に投与**すること.また,本剤の投与中は**適切な水分補給**を行うこと.」

- あたりまえのことが記載されているように思うかもしれませんが,意外とここが軽視されがちです.投与間隔の調整は,バルトレックス® の場合には**表 20-3**[1] の通りですが,クレアチニンクリアランス(Ccr)であって eGFR によるのではないことに注意が必要です.同じ腎機能を評価するものですが,ここで Ccr と eGFR に関して復習しておきましょう.
  - Ccr(mL/min):血清クレアチニン,年齢,性別,身長,体重から算出される値です.注意点は,腎機能が良くて血清クレアチニンが低いのか,栄養状態が悪くて血清クレアチニンが低いのかは数値からでは分からないということです.
  - eGFR(mL/min/1.73m^2):血清クレアチニン,年齢,性別から算出されます.注意点は,長期臥床などで筋肉量が減少している場合や,栄養状態が悪い状態で

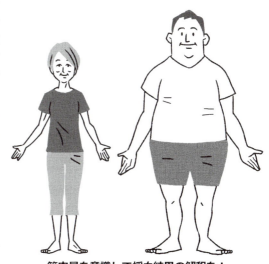

筋肉量を意識して採血結果の解釈を!

表 20-3　バルトレックス®の腎機能に応じた用法・用量（帯状疱疹の場合）

クレアチニンクリアランス（mL/min）	帯状疱疹への推奨投与法
≧ 50	1000mg を 8 時間ごと
30 〜 49	1000mg を 12 時間ごと
10 〜 29	1000mg を 24 時間ごと
<10	500mg を 24 時間ごと

（バルトレックス®添付文書）

は血清クレアチニンが低値となり，腎機能が過大評価されるということです．逆に，運動や肉類の摂取，薬剤投与などによって血清クレアチニンが高くなる場合には，腎機能が過小評価されます．体表面積が 1.73m^2（170 cm，63kg）と固定されているため，小柄な方では見かけ上の数値が良くなってしまうということを理解しておきましょう．

☑ 腎機能障害がなければ安心？

- 腎機能は上記の通り，Ccr と eGFR の注意点を理解したうえで評価することが重要です．しかし，腎機能を正しく評価し，問題なかったからといって安心してはいけません．腎機能が正常であっても，急性腎障害やアシクロビル脳症は起こり得ます[3]．なぜなら，前述の通り，普段の腎機能が正常でも，脱水状態となれば，アシクロビルの血中濃度が上昇するからです．特に高齢者では，口渇感の減弱，尿失禁や頻尿を危惧して飲水を制限することで水分摂取量の低下を認めやすく，また抗ヘルペスウイルス薬と同時に腎排泄型の薬剤（利尿薬，NSAIDs など）を内服していることが多く，注意が必要です．

- ならば高齢者では，腎機能障害を認めなくても，抗ヘルペスウイルス薬を減量して処方するほうがいいのではないかと考える人もいると思います．しかし，それは良い選択とは言えません．一般的な細菌感染と同様に，十分な投与量と治療期間が必須であり，軽症だから，高齢者だからという理由で投与量や投与期間を変更するべきではありません．帯状疱疹の推奨される治療方法は，「**皮疹出現後 72 時間以内に必要量を投与開始し，7 日間継続**」です．

- Case の患者さんは 74 歳と高齢でしたが，腎機能は CCr および eGFR を評価して正常，また飲水も十分にできる状態であったため，腎機能に応じたバラシクロビルを処方し，外来で経過を観察する方針としました．

参考文献

1) バルトレックス®添付文書
2) Roberts DM, et al : Acute kidney injury due to crystalluria following acute valacyclovir overdose. Kidney Int. 2011 Mar ; 79(5) : 574.
3) 佐川尚子, 他：バラシクロビル投与後にアシクロビル脳症および急性腎障害を発症した高齢者糖尿病患者の1例. 日本老年医学会雑誌. 2014；51(6)：581-5.

診療の原則 99 帯状疱疹③

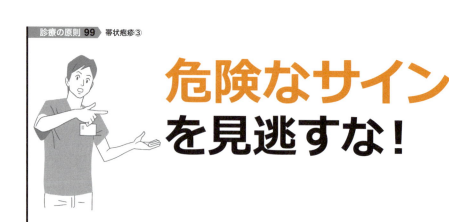

危険なサインを見逃すな！

☑ 危険なサインを見逃すな！

- 帯状疱疹は一般的に予後良好な疾患ですが，いくつか気を付けなければならない点があります．治療の注意点は前項の通りですが，それ以外に帯状疱疹と診断する際の注意点がいくつかあるのです．1つ目は合併症です．合併症は**表 20-4**[1]の

表 20-4 帯状疱疹の合併症

皮膚	内臓	神経	眼
散布疹（皮膚播種）	神経への拡大	帯状疱疹後神経痛	角膜感覚消失
細菌二次感染	気管支炎	無菌性髄膜炎	全眼球炎
瘢痕	食道炎，胃炎，大腸炎	髄膜脳炎	角膜炎
蜂窩織炎	膀胱炎	横断性脊髄炎	強膜炎
帯状疱疹肉芽腫	筋炎	上行性脊髄炎	ぶどう膜炎
敗血症	心膜炎	末梢神経麻痺	脈絡網膜炎
	胸膜炎	横隔膜麻痺	虹彩毛様体炎
	腹膜炎	脳神経麻痺	視神経症
	内臓播種	感覚消失	眼瞼下垂
	肺炎	難聴	散瞳症
	肝炎	前庭機能障害	眼瞼瘢痕
	心筋炎	肉芽腫性脳血管炎	続発緑内障
	関節炎		急性網膜壊死
			進行性網膜外層壊死

(Oxman MN : Clinical manifestations of herpes zoster. In : Varicella-zoster Virus : Virology and Clinical Management. Cambridge, UK : Cambridge University Press ; 2000. p246-75.)

通り多彩です．ここでは，比較的頻度の高い(**表20-5**)[2]，帯状疱疹後神経痛(post-herpetic neuralgia；PHN)，眼科合併症について理解しておきましょう．神経痛を主訴に救急外来を受診する患者さんは少ないですが，救急外来での初療がその後の神経痛を左右する可能性はあります．また，眼科合併症の可能性がある場合には眼科受診を指示しなければなりません．初療を適切に行うことができるように注意点を整理しておきましょう．

表 20-5　帯状疱疹の合併症の頻度

帯状疱疹後神経痛	7.9%
皮膚感染症	2.3%
角膜炎	2.0%
運動末梢神経障害	0.9%
ぶどう膜炎	0.7%
髄膜炎，中枢神経系血管炎	0.5%

(Gail K, et al：Thesequelae of herpes zoster. Arch Intern Med 1997；157：1209-13.)

1．帯状疱疹後神経痛

● 帯状疱疹後神経痛の危険因子を覚えておきましょう(**表20-6**)[3)4)]．高齢者，女性，症状が激しい場合に神経痛を伴いやすいことが分かりますが，これらはどうすることもできません．症状が出現したら早期に受診してもらうように啓蒙活動をするしかありませんね．診察時に意識することは，適切なタイミングで適切な期間，治療することです．皮疹の確認を怠って治療開始時期を遅らせたり，軽症だからと投与量を減量したりしてはいけません．ちなみに，危険因子の項目に含まれる重症度(**表20-6**の④)は**表20-7**[5)]の通りです．合併症を認める場合，免疫不全者は重症に分類されることを押さえておきましょう．また，皮疹を見つけたら，他の神経皮膚分節にも皮疹が認められないかを，重症度に関わるため必ず確認しましょう．全身に播種している場合には，接触感染だけでなく空気感染にも注意する必要があります．

表 20-6　帯状疱疹後神経痛の危険因子

①年齢	高齢者（60歳以上）＞若年者
②性別	男性＜女性
③発症部位	三叉神経領域
④皮膚病変の重症度	重症例＞軽症例
⑤皮膚病変の範囲	広範囲
⑥帯状疱疹発症時の痛み	強い＞弱い
⑦帯状疱疹発症時の神経障害性痛の有無	あり＞なし
⑧免疫不全状態の存在	あり＞なし
⑨抗ウイルス薬の投与期間	遅れ＞早期
⑩適切な痛み治療の開始	遅れ＞早期

(Higa K, et al：Severity of skin lesions of herpes zoster at the worst phase rather than age and involved region most influences the duration of acute herpetic pain. Pain. 1997 Feb；69(3)：245-53. / Jung BF, et al：Risk factors for postherpetic neuralgia in patients with herpes zoster. Neurology. 2004 May 11；62(9)：1545-51.)

表 20-7　重症度分類

軽症	神経節の支配領域に島状に数個病変がみられるもの
中等症	軽症と重症の中間のもの
重症	①病変が広範囲で，多くの神経皮膚分節にまたがって一面に発疹が出現しているもの ②個疹が大きく，血疱を形成している場合や水疱の周囲に赤みがなく，全身に水痘様の発疹が多数みられるもの ③合併症を伴うもの ④免疫不全者

(浅野喜造・編：水痘・帯状疱疹のすべて，メジカルビュー社，2012, p.128-35.)

- 抗ヘルペスウイルス薬の投与期間は，前項でも述べましたが，皮疹出現後 72 時間以内に必要量を投与開始し 7 日間です．しかし，72 時間を超えても抗ヘルペスウイルス薬投与を考慮する場合があります．それは，①皮疹の新生が続いている症例（7 日以上，皮疹新生が続く場合は免疫抑制状態を疑う），②皮膚以外の合併症がある症例，③帯状疱疹後神経痛のリスクが高い症例です[6]．ちなみに，皮疹出現後 72 時間以内に来院する患者さんは，帯状疱疹患者全体の約 50% とも言われています．つまり，急性期脳梗塞に対する血栓溶解療法のように時間が過ぎたら行わない治療ではなく，患者さんごとに治療の必要性があるかを考えなければならないのです．また，治療期間はどの薬剤を使用しても原則 7 日間ですが，免疫機能低下例や重症例では臨床症状を見ながら投与延長を考慮します．投与期間の短縮を支持するエビデンスはありません．

2. 眼科合併症

- 帯状疱疹はどの部位でも起こりうるため，当然顔面にも起こります．鼻根部に皮疹を認める場合には要注意と覚えておきましょう．鼻根部は三叉神経第一枝から分岐する鼻毛様体神経の支配領域であり，ここが帯状疱疹で侵されると，虹彩炎などの**眼科合併症**が著明に増加します[7]．眼科合併症が疑われた場合には眼科コンサルトが必要です．

*

- もう 1 つの注意点が，免疫不全者を見逃さないことです．例えば，あなたの目の前に 30 歳男性の帯状疱疹患者が来院したとします．必ず考えておかなければならない疾患は何でしょうか？　それはズバリ **HIV** です．もちろん，誰もが帯状疱疹に罹りうるため，若い男性の帯状疱疹患者が HIV の可能性が高いというわけではありません．鑑別に HIV を入れて，問診する必要があるということです．初診時に MSM（men who have sex with men）か否かを判断することは非常に難しい

ものです．性交渉歴や免疫不全を示唆する所見（帯状疱疹を繰り返す，治りが悪いなど）がないかを必ず確認しましょう．

参考文献

1) Oxman MN : Clinical manifestations of herpes zoster. In : Varicella-zoster Virus : Virology and Clinical Management, Cambridge University Press, 2000, p.246-75.
2) Galil K, et al : The sequelae of herpes zoster. Arch Intern Med. 1997 Jun 9 ; 157(11) : 1209-13.
3) Higa K, et al : Severity of skin lesions of herpes zoster at the worst phase rather than age and involved region most influences the duration of acute herpetic pain. Pain. 1997 Feb ; 69(3) : 245-53.
4) Jung BF, et al : Risk factors for postherpetic neuralgia in patients with herpes zoster. Neurology. 2004 May 11 ; 62(9) : 1545-51.
5) 浅野喜造・編：水痘・帯状疱疹のすべて，メジカルビュー社，2012，p.128-35．
6) Dworkin RH, et al : Recommendations for the management of herpes zoster. Clin Infect Dis. 2007 Jan 1 ; 44 Suppl 1 : S1-26.
7) Miedziak AI, et al : Therapy of varicella-zoster virus ocular infection. Ophthalmol Clin North Am 1999 ; 12 : 51-59.

第 21 章
病状説明
explanation of illness

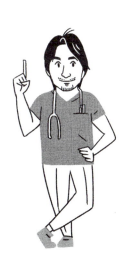

診療の原則100 病状説明①

患者さんは一人ではない！

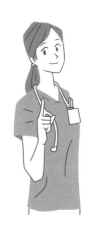

Case 78歳，男性．糖尿病性腎症による慢性腎不全で維持透析中．来院当日の起床時から呼吸が苦しくなり，横に寝ていた奥さんに助けを求めて救急要請．vital signsは，意識レベル10/JCS，血圧128/88mmHg，脈拍60回/分，呼吸28回/分，SpO₂ 91%（room air），体温35.8℃，瞳孔3/3mm，対光反射両側共に正常．うっ血性心不全，高カリウム血症の診断で緊急透析を行うことになった．待合には奥さんが不安そうな面持ちで待っている．どのようなことを意識して対応するべきでしょうか？

- 重症患者の対応をしていると，患者さんの治療に意識が向かうあまり，付き添って来院した家族を置き去りにしがちです．これはいけません．家族は心配で仕方がないのです．以下の3点を意識して病状説明を行いましょう．

☑ **分かりやすい**説明を —— 理解できなければ意味がない！

- 救急外来に限ったことではありませんが，患者さんや家族への病状説明は理解しやすい言葉で行う必要があります．医療用語の使用は極力控え，丁寧に説明しましょう．話すだけではなくイラストを用いて説明する，重要なことは文書に残して手渡すことも有効です．

- 皆さんもパソコンなどの電化製品を買いに行き，商品の特徴の説明を受けたものの，訳の分からない横文字に理解もしていないのに頷いてしまった経験があるのではないでしょうか．そして最終的に「一番お勧めのものをお願いします」などと相手に任せてしまうことも少なくないでしょう．病状説明を行うと「病気のこ

とは素人で分からないから先生の判断にお任せします」と家族から言われることがあります．定期外来通院中の患者・家族で担当医との信頼関係が構築されている場合には，「先生の判断にお任せします」という言葉は病状を理解したととらえていいかもしれませんが，初診の患者さんなど信頼関係が構築できていない場合には，「お任せします」は「一番お勧めのものをお願いします」と同義で，病状の理解は不十分かもしれません．

☑ こまめに説明を

- 救急外来では次から次へと患者さんが来るため，病状説明にあまり時間をかけることができないのは事実です．しかし，患者さんの家族の多くは長時間の説明を求めているのではなく，分かりやすい，そして適切なタイミングでの説明を求めているのです．30分かけて話しても理解されないような説明は意味がなく，たった3分であっても分かりやすい説明であれば患者さんの家族は納得してくれます．ただし，説明までの時間が長らく空いてしまうと，「どうなっているんだろう？」「お父さんは大丈夫なんだろうか？」「子どもたちには連絡したほうがいいのだろうか？」などといろいろ悩み困ってしまいます．

- 症例ごとに多少の差はありますが，筆者は診療開始後5～15分以内には必ず家族へ何らかの話をするようにしています．詳しい病歴を聞きながら，現段階で考えられる原因や行う検査の内容などについて説明します．そして，その後も15～30分ごとに声をかけるようにします．自分がどうしても手が離せない状態であれば，他のスタッフや研修医，看護師，事務職などへお願いすることもあります．「今は何をしているのか」「なぜ待つ必要があるのか」を伝え，余計な不安を取り除く必要があるのです．

☑ key person を同定せよ！

- Caseのように高齢の患者さんでは，付き添いの家族も高齢者ということが多く，その場合には注意することがあります．極端な例を挙げれば，妻が認知症でまったく現状が理解できない状態であれば，病状説明は行うべきではないかもしれません．

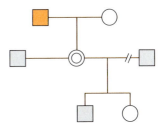

- 家族図を書き（イメージし），患者さんを取り巻く状況を理解しましょう．遠方の家族がいる，医師や看護師などの医療従事者が家族内にいる場合には，彼らがキーパーソンになるかもしれ

ません．病状説明の際には，「誰に説明するべきなのか」を意識しておきましょう．

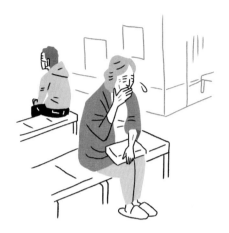

診療の原則 101　病状説明②

DNARの解釈は適切に

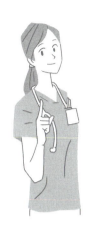

Case

82歳, 女性. 自宅で倒れているところを発見され, 精査の結果, 心原性脳塞栓症と診断された. 運動性失語, 右上下肢麻痺を認めるが, 現在は食事は介助すれば食べることができ, リハビリテーションの成果もあり車椅子移乗が可能な状態である. 主治医から家族に病状説明を行い, キーパーソンの息子からは心停止時には胸骨圧迫や気管挿管などの侵襲的処置は行わないでほしいと伝えられていた. ある朝, 担当医が訪室すると38℃台の発熱を認め, 診察上, 急性腎盂腎炎が考えられた. 尿のグラム染色, 培養, 血液培養をオーダーしていたところ, 担当の看護師から「先生, ○○さんはDNARですよね. それなのに培養を提出するのですか？」と質問された. どのように答えますか？

☑ DNARは何もしないということではない！

- DNR（Do Not Resuscitate）, DNAR（Do Not Attempt Resuscitation）という言葉は誰もが聞いたことがあるでしょう. しかし, この言葉の意味を正確に理解している人は意外と少なく, それがゆえに誤った対応を取ってしまっていることがあります. 皆さんはカルテに「急変時DNAR」と記載していないでしょうか. この記載はお勧めできません.

- DNARとは心停止時に心肺蘇生をしない指示であり, 通常の医療・看護, ケアに影響を与えないということを忘れてはいけません. 日本集中治療医学会からの勧告[1]が2016年12月に公表されています. 私たちが陥りやすい落とし穴への注意喚起です. 参考になるため一度目を通しておきましょう.

☑ DNAR指示のあり方　(枠内は文献1)より引用

> **1. DNAR指示は心停止時のみに有効である．心肺蘇生不開始以外は集中治療室入室を含めて通常の医療・看護については別に議論すべきである．**
> 注：心停止を「急変時」のような曖昧な語句にすり替えるべきではない．DNAR指示のもとに心肺蘇生以外の酸素投与，気管挿管，人工呼吸器，補助循環装置，血液浄化法，昇圧薬，抗不整脈薬，抗菌薬，輸液，栄養，鎮痛・鎮静，ICU入室など，通常の医療・看護行為の不開始，差し控え，中止を自動的に行ってはいけない．

- 例えば，DNARの指示が出ている担癌患者が胆管炎になったとします．病状的にはERCP (endoscopic retrograde cholangiopancreatography：内視鏡的逆行性胆管膵管造影) が必要であると判断したにもかかわらず，DNARだからERCPは行わないというのはおかしいですよね．ERCPを行うか否かはDNARの指示の有無で判断するのではなく，全身状態やそのときの患者・家族の意思などを十分に考慮して決定する必要があります．「DNARだから」という単純な判断は許されません．

> **2. DNARと終末期医療は同義ではない．DNAR指示にかかわる合意形成と終末期医療実践の合意形成はそれぞれ別個に行うべきである．**
> 注：終末期医療における治療の不開始，差し控え，中止に，心停止時に心肺蘇生を行わない (DNAR) 選択が含まれることもある．しかし，DNAR指示が出ている患者に心肺蘇生以外の治療の不開始，差し控え，中止を行う場合は，改めて終末期医療実践のための合意形成が必要である．各施設倫理委員会がDNAR指示と終末期医療に関する指針 (マニュアル) を明確に分離して作成することを強く推奨する．

> **3. DNAR指示にかかわる合意形成は終末期医療ガイドラインに準じて行うべきである．**
> 注：厚生労働省「人生の最終段階における医療の決定プロセスに関するガイドライン」，あるいは日本集中治療医学会・日本救急医学会・日本循環器学会「救急・集中治療における終末期医療に関するガイドライン〜3学会からの提言〜」の内容を忠実に踏襲すべきである．

> **4. DNAR 指示の妥当性を患者と医療・ケアチームが繰り返して話し合い評価すべきである．**
> 注：DNAR 指示は患者が終末期に到る前の早い段階に出される可能性がある．このため，その妥当性を繰り返して評価し，その指示に関与する全ての者の合意形成をその都度行うべきである．

● 患者さんの病状は大きく変わっていなくても，時間経過によって患者・家族の考えは変わります．一度方針を確認したらそれで終わりではなく，適切なタイミング（入院時など）で繰り返し確認する必要があります．

> **5. Partial DNAR 指示は行うべきではない．**
> 注：Partial DNAR 指示は心肺蘇生内容をリストとして提示し，胸骨圧迫は行うが気管挿管は施行しない，のように心肺蘇生の一部のみを実施する指示である．心肺蘇生の目的は救命であり，不完全な心肺蘇生で救命は望むべくもなく，一部のみ実施する心肺蘇生は DNAR 指示の考え方とは乖離している．

> **6. DNAR 指示は「日本版 POLST ― Physician Orders for Life Sustaining Treatment ―（DNAR 指示を含む）」の「生命を脅かす疾患に直面している患者の医療処置（蘇生処置を含む）に関する医師による指示書」に準拠して行うべきではない．**
> 注：日本版 POLST（DNAR 指示を含む）は日本臨床倫理学会が作成し公表している．POLST は，米国で使用されている生命維持治療に関する医師による携帯用医療指示書である．急性期医療領域で合意形成がなく，十分な検証を行わずに導入することに危惧があり，DNAR 指示を日本版 POLST に準じて行うことを推奨しない．

● 日本版 POLST がいけないというわけではありません．救急外来や急変といった限られた時間しかない場面で使用するものではないということです．重篤な病態で入院となった患者・家族に対して，日本版 POLST に準じて今後の方針を立てることは非常に重要であると考えます．

> **7. DNAR 指示の実践を行う施設は，臨床倫理を扱う独立した病院倫理委員会を設置するよう推奨する．**
> 注：日本集中治療医学会倫理委員会が評議員および医師会員を対象に施行した「臨床倫理に関する現状・意識調査」では，臨床倫理を扱う独立した倫理委員会が設置されている施設は 67.1% である．DNAR 指示は臨床倫理の重要課題であり，終末期医療の実践とともに DNAR 指示を日常臨床で行う施設は，独立した臨床倫理委員会を設置するよう推奨する．

● 「**DNAR は何もしないということではない**」．とにかくこれを理解してください．また，**現実を受け入れるのには時間がかかる**ということも忘れてはいけません．例えば，悪性腫瘍を抱えている患者さんの場合には，余命が本人・家族に宣告されていることもあります．しかし，最後の数週間でぐっと状態が悪化するため（図21-1），いくら覚悟をしていたとはいえ，そう簡単に「死」を受け入れることは難しいのです．また，心不全や誤嚥性肺炎は繰り返し，そのたびに全身状態は悪化していきます．この場合にも，「今回も良くなるはず」となかなか「死」を受け入れることはできません．このように，比較的時間があるように考えられる疾患ですら，家族は受け入れるのに時間がかかるのです．ましてや，心筋梗塞や脳卒中，敗血症性ショックなどあっという間に状態が悪化してしまう病態を，家族がその場（救急外来など）で受け入れられるはずがありません．家族の立場に立ち，つ

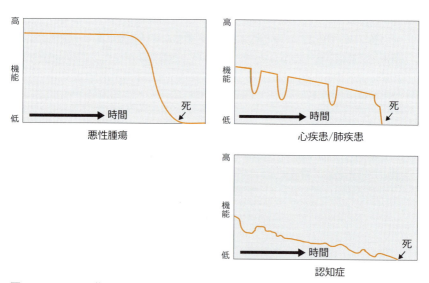

図 21-1　死への道のり

らい気持ちをくみ取ったうえで,病状を分かりやすく繰り返し説明し,自発的な同意を得ることが大切です.

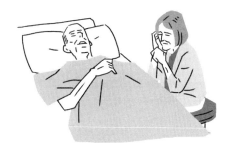

参考文献

1) 日本集中治療医学会：Do Not Attempt Resuscitation(DNAR)指示のあり方についての勧告.
　http://www.jsicm.org/kankoku_dnar.html

索引

数字・欧文

5D　44, 82
ADD risk score　225
A-DROP score　63
AIUEOTIPS　134, 152
BE-FAST　265
CAGE 質問スクリーニング　13
Canadian CT head rule　246
CHA_2DS_2-VASc score　273
$CHADS_2$ score　273
CIRCI　157
Clinical Scenario　207
COPD らしい所見　201
CPSS　254
CRBSI　109
　　——を疑ってカテーテルを早期抜去すべき状況　111
CT　141, 280
　　——の適応　245
CURB-65 score　63
D-dimer　218
Diehr rule　51
DNAR　317
EGSYS score　168
FAILURE　212
FARES technique　239
FDEIA　297
fever work up　45
finger test　106
Framingham criteria　203
Geckler の分類基準　54
Geneva score　216
Glasgow Coma Scale　131
Haemophilus influenzae　54
HAS-BLED score　274
Hb 値　20, 29
HEARTS　165
Heckerling score　51
Hippocrates 法　239
historical criteria　182

Japan Coma Scale　131
Legionella　65
local factor　118
LQQTSFA　222
Mallory-Weiss 症候群　21
Miller & Jones 分類　53
Moraxella catarrhalis　54
Nohria-Stevenson 分類　209
NPPV　210
OPQRSTA　17, 222
Ottawa ECG criteria　170
PECARN rule　246
piano key sign　237
postical state　151
qSOFA score　37, 145
Rankin Scale　270
reverse stethoscope　3
SAFE approach　296
SCIWORET　243
second look　32
sepsis bedside criteria　145
sepsis clinical criteria　145
shock index　24
SIMD　47
SIRS criteria　36, 148
SOFA score　38, 146
Stimson technique　238
STONE score　279
Streptococcus pneumoniae　54
stroke chameleons　264
stroke mimics　127, 138, 257
syncopal seizure　185
vital signs　23, 27, 40, 105, 126, 142, 214, 258
Wells rule　216, 218
Whipple の 3 徴　139
zero position　238

あ行

アスピリン　31, 250, 289
　　——が効かないとき　291

アナフィラキシー 285
　　──の症状と出現頻度 287
　　──の診断基準 287
アルコール依存症 12
　　──の診断基準 13
アルコールによる意識障害 149
（血中）アルコール濃度と症状 150
アルテプラーゼ静注療法のチェックリスト 262
意識障害 88, 125
　　左右差のない── 137
　　──「10の鉄則」 134
　　──の鑑別疾患 134
　　──の原因の大まかな判別に有用な所見 127, 185
胃洗浄 26
痛みの問診 OPQRSTA 17
一過性全健忘 158
イレウス 231
胃瘻 73
飲酒量 13, 149
インフルエンザ桿菌 54
エコー 84, 278, 280
壊死性筋膜炎 104
壊死性軟部組織感染症 104, 106
悪寒戦慄 42, 51, 85
悪寒の程度と菌血症のリスク 43, 147

｜か行

外傷 162
　　──の身体所見 259
化学性肺臓炎 71
喀痰 53
家族歴 7
肩脱臼 236
カテーテル関連血流感染症 109
カルバペネム 97
感染症 213
漢方薬 9
既往歴 5
気管挿管 128
　　──の適応 128
急性心不全の患者背景 202
急性心不全の臨床所見 202

急性閉塞性腎盂腎炎 282
胸腰椎移行部 233
虚血 212
緊急内視鏡 26
菌血症 39, 42, 81, 147
　　悪寒の程度と──のリスク 43
　　敗血症と──合併率 42
薬 8
くも膜下出血 136
グルカゴン 292
経口第3世代セフェム 122
頸静脈怒張の診方 204
痙攣 151, 177, 181, 183
　　──の身体所見 259
　　低ナトリウム血症と── 156
痙攣重積 190
下血 21
血圧 23, 126
血液培養 95
結核 68
血中アルコール濃度と症状 150
血糖測定 139, 142
血便 21
肩章サイン 236
高カリウム血症 15
抗凝固療法 269
抗菌薬 113
　　（抗菌薬）薬剤感受性例 116
抗痙攣薬 188, 193
抗血栓薬 31, 247, 250
抗ヘルペスウイルス薬の使い方 304
絞扼性腸閉塞 229
　　──の特徴 230
　　──を見逃さないポイント 231
高齢者の呼吸不全 201
高齢者の診察 3
誤嚥性肺炎 71
　　──と薬剤 75
呼吸困難 199
呼吸不全 201
黒色便 21
骨折 237
コンパートメント症候群 108

さ行

細菌性髄膜炎　89, 94
細菌性髄膜炎を疑った際の初回抗菌薬・抗ウイルス薬と投与量　101
細菌性副鼻腔炎の起因菌　120
ジアゼパム　187, 190
失神　27, 161
　——の原因　166
　——の定義　163
　——の病歴　169
　——の分類　164
出血　23, 26
　推定——量と vital signs の変化　23
消化管出血　19
症候別アプローチ　133
上部消化管出血　20
初期輸液　46
食事の再開　32
食道静脈瘤破裂　26
食物依存性運動誘発アナフィラキシー　297
ショックインデックス　24
腎機能障害　15
心血管性失神　164
　——を引き起こす疾患　165
腎障害　304
心電図　167
心拍出量低下を瞬時に判断する工夫　207
深部静脈血栓症らしい所見　217
心不全　206, 212
　——の原因・増悪因子　212
　——のリスク　202
　——らしい身体所見　203
　——らしい病歴　202
深部体温　153
心房細動　267
　——の分類　268
髄液所見　95
髄液のグラム染色　95
椎体骨折　233
髄膜炎　87
整復方法　238
脊椎運動制限の適応　243
赤血球輸血の適応　29
舌咬傷　182
鮮血便　21
前失神　175

た行

体温　153
　——測定の部位　154
代謝性アシドーシス　24
帯状疱疹　299
　——後神経痛　309
　——の合併症　308
　——の疼痛の特徴　301
大腸菌の感受性　118
大動脈解離の身体所見　259
脱白　236
脱水　55, 64
虫垂炎　226
　——に関する誤診パターン　227
　——の主な鑑別疾患　227
　——の症状の出現順　226
虫垂の位置　226
中枢性めまい　175
聴診　51
腸閉塞を疑う病歴・身体所見　229
低血糖　138
　——の原因　139
　——の身体所見　259
低体温　153
低ナトリウム血症と痙攣　156
てんかん　177, 193
　——重積状態の治療フローチャート　194
　——の鑑別　179
転倒歴　248, 275
頭蓋内疾患　126
瞳孔所見　127
疼痛　221
頭部 CT　141
頭部外傷　241
吐血　21

な行

内視鏡　26
内服薬　8

難聴　3
二重牽引法　238
二相性反応　294
尿検査　279
尿中抗原　60
尿路感染症　77
尿路結石　277
妊娠　10
認知症　3
脳梗塞　142
脳出血　142
　──らしい所見　141
脳卒中　253
　──診療の病歴聴取　255
　──の診断精度　255
脳卒中もどき　127, 138
ノルアドレナリン　46

は行

肺炎　49
肺炎球菌　54, 56, 97
　──感染症に対するペニシリンGの投与量　115
　──感染症に対するペニシリンG判定基準　115
バイオアベイラビリティー　122
敗血症　35, 144
　──と菌血症合併率　42
　──の診断基準　37, 146
敗血症性ショック　37
　──のfocus　79
　──の診断基準　38
肺血栓塞栓症　214
　──の症状　214
　──を疑う3つの所見　215
発熱　89
バルトレックス®の腎機能に応じた用法・用量　306
比較的徐脈　67
皮疹　286, 302

非侵襲的陽圧換気　210
ヒスタミン中毒　297
　──を起こす可能性のある食品　298
皮膚軟部組織感染症　103
病状説明　313
病歴　168, 222
病歴聴取　1, 167, 171
　脳卒中診療の──　255
貧血　213
頻呼吸　24
フェニトイン　195
フレイルの定義　274
ペニシリンGのブレイクポイント　98
弁膜症　213
蜂窩織炎　104
ホスフェニトイン　196
ポリファーマシー　8

ま行

麻痺　136
脈圧比　207
無症候性細菌尿　80
めまい　175
　──の分類　175
モラクセラ・カタラリス　54

や行

輸液　46
輸血　29
腰椎穿刺　91
腰痛の原因　233

ら行

リステリア　97
レジオネラ肺炎　65
　──の肺外症状　66
レベチラセタム　196

わ行

ワルファリン　31, 250

■著者紹介

坂本　壮
So Sakamoto

2008年	順天堂大学医学部卒業
2010年	順天堂大学医学部附属練馬病院 救急・集中治療科
2015年	西伊豆健育会病院 内科
2017年	順天堂大学医学部附属練馬病院 救急・集中治療科
	西伊豆健育会病院 内科 非常勤医
	救急科専門医，集中治療専門医，総合内科専門医
2011年，2013年	ベストチューター受賞

著書：
『救急外来ただいま診断中』（中外医学社，2015）
『内科救急のオキテ』（医学書院，2017）

座右の銘：
継続は力なり
No Passion, No Education !

あたりまえのことをあたりまえに
救急外来 診療の原則集

発　行	2017年11月13日 第1版第1刷 ©
著　者	坂本　壮（さかもと　そう）
イラスト	渡辺コージ（帯，本文内） 宿輪貴子（表紙）
装　幀	長谷川周平（長谷川事務所）
発行所	有限会社シーニュ 〒156-0041 東京都世田谷区大原2-13-10 TEL/FAX: 03-5300-2081
発行者	藤本浩喜
印刷・製本	（株）双文社印刷

ISBN 978-4-9909505-1-4

本書の無断複写は著作権法の例外を除き，禁じられております．